曹洪欣

著

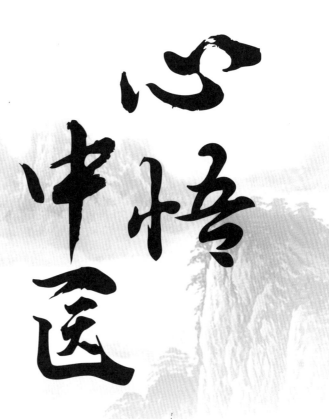

心悟中医

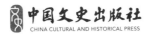
中国文史出版社
CHINA CULTURAL AND HISTORICAL PRESS

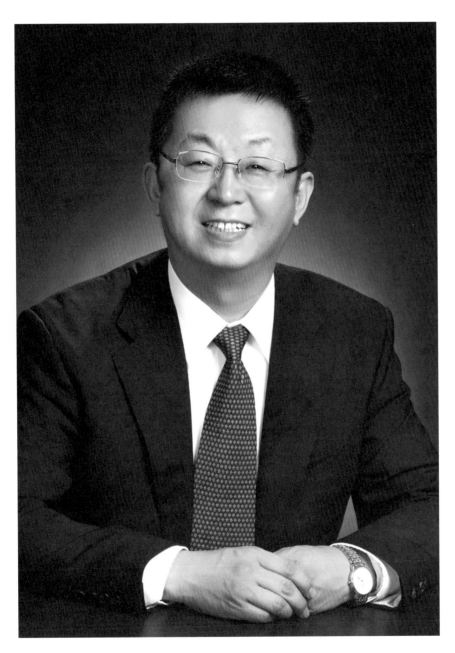

曹洪欣（2018年）

前　言

　　学习、实践中医40余年，深刻体会到中医学的博大精深与传承、弘扬、发展中医的任务艰巨和使命光荣。面对错综复杂的慢性病、疑难病、突发性疾病以及常见病或亚健康的诊疗，中医理论与实践的优势与确切疗效，或起死回生救人于危难之中，或防微杜渐而使人越来越健壮，领悟中医确切疗效而心旷神怡与治病救人的神圣使命和成就感，始终激励自己为中医药传承创新不懈努力、探索与实践。

　　2013年《中医心悟》由中国中医药出版社出版，分发展中医、研究中医与临证精华三部分，总结了自己从事中医医疗、科研、教育与管理的主要成绩与学术观点，得到领导、前辈、同道和朋友们的支持和赞誉。2018年中国文史出版社出版曹洪欣委员风采《悬壶贤哲大医精诚》，精选任十一届、十二届全国政协委员期间撰写的提案、会议发言以及新闻媒体的采访报道，反映了自己为发展中医参政议政的主要活动。从部分提案得到政府有关部门重视而成为相关政策措施得到推进，到2012年获全国政协优秀提案奖，奉献、付出取得的收获，更加坚定自己传承发展中医药的信心、责任、担当与使命。

健康中国战略的实施，把人民健康作为民族昌盛和国家富强的重要标志，为实践以医疗为中心向以健康为中心转变指明方向并提供政策保障。然而随着我国老龄社会的到来和慢性病、亚健康的高发，完善国民健康政策，为人民群众提供全方位全周期健康服务任务艰巨。全面提高民众健康素养、提高健康人群的数量、质量和预期寿命任重道远。必须切实转变健康理念，树立人人是健康维护第一责任人的意识和能力。发挥中医药作用，不断提高防病治病能力，满足人民不断增长的健康需求，是我们中医人面临的历史使命。

几十年来，我致力于推进了解中医、享受中医、发展中医的实践。从1996年被批准为博士生导师的20多年来，坚持培养博士研究生、博士后研究人员，努力为高层次中医人才培养贡献力量，已培养博士、博士后80余人。作为中央保健专家，在完成保健任务的同时，坚持为百姓诊病疗疾，践行传统中医的内、外、妇、儿全科诊疗模式，致力让百姓体验优质中医服务，医德医风得到社会的广泛赞誉。作为首批国家非物质文化遗产（中医生命与疾病认知方法）代表性传承人，紧紧围绕研究方向，不断深化中医治疗心血管疾病、病毒性疾病研究，"益气升陷法在病毒性心肌炎中的应用与研究"、"中医瘟疫研究及其方法体系构建"分别获国家科技进步二等奖，温阳益心法治疗冠状动脉狭窄取得可喜进展，金柴抗病毒胶囊成果转化，获中国专利优秀奖。大力推进古医籍抢救工程，主编出版《海外回归中医善本古籍丛书》《中医药古籍珍本点校丛书》《中医养生大成》《中医四大典籍》等，主编出版的《温病大成》获第三届中华优秀出版物奖提名奖，担任《中华医学百科全书》中医药类主编等。作为专家学者，积极弘扬传播中医文化与知识，组织京师人文讲堂中医讲座40余讲，为部级领导历史文化讲座、中央党校、北京市委宣讲团网以及国内外学术会议做专题报告200余场。作为全国政协委员，通过三下乡等活动，赴基层参加义诊或中医养生保健讲座。作为中国志愿医生，积极组织或参加中医药健康扶贫与义诊等社会公益活动，组织中医团队为50多个贫困县义务开展中医知识讲座、乡村医生中医适宜技术培训和为百姓义诊，为健康扶贫贡献力量。

通过广泛接触社会，深刻感受到中医药在广大民众中具有良好的社会基础与民众对中医药的广泛需求，也看到普遍存在着健康意识薄弱、对中医药认识肤浅乃至偏见的现状，存在着由忽视健康而致病、小病酿成大病、重病的案例不胜枚举，运用中医药解决因病致贫、因病返贫的现象意义重大。

如何有效发挥中医优势、运用中医维护健康？既是我们中医人的责任和使命，也是民众维护健康与建设健康中国的需求。从中医对生命、健康与疾病的认识出发，结合养生保健、防病治病的研究与实践，根据《全国政协委员文库》的编撰要求，整理有关中医养生、疾病防治研究与诊疗经验以及传播弘扬中医的文稿，汇集成《心悟中医》。

《心悟中医》立足突出特色，反映我们中医研究与临床实践的经验与学术观点，致力于理论与实践相结合、传承与创新并举、有效性与可行性并重的原则，相信对促进中医知识传播、发挥中医在防病治病中的作用有所裨益。然而面对博大精深的中医学与不断变化的疾病演变规律，限于自己的学术水平，难免有不当之处，敬请同道批评指正。

编撰过程中，得到我们团队博士后、博士的大力支持，在此表示衷心感谢！

感谢中国文史出版社领导和编辑的大力支持！感谢同道、患者朋友的信任与鼓励！

曹洪欣

2019 年 5 月 10 日

第三部分 传承与弘扬中医

第一部分

中医与养生

中医药是打开中华文明宝库的钥匙

2010年6月习近平总书记指出，中医药学凝聚着深邃的哲学智慧和中华民族几千年的健康养生理念及其实践经验，是中国古代科学的瑰宝，也是打开中华文明宝库的钥匙。如何理解习总书记讲话的深刻内涵，这是我们中医药工作者必须认真领会和回答的问题，也是我们服务民众健康、防病治病、推进中医药事业发展的战略重点。

一是中医药是中华优秀文化的宝贵资源。几千年中医理论与实践的发展过程，不断汲取历代中华文化精华，有效与人的生命与疾病防治规律相结合，形成了人文与生命科学相融的系统整体的医学知识体系。中医药学把中华优秀文化与健康维护的实践有机结合，升华了中华文化内涵，形成了鲜明的中医药文化特色。

二是中医药是中华优秀文化的重要载体。体现在几千年的防病治病实践，使中华优秀文化得到有效的弘扬与传播。如"仁者寿"的道德健康理念、"医乃仁术"的医德观、"大医精诚"的医生职业追求、动态平衡的健康维护、"治未病"的早期干预理念与扶正祛邪治疗法则等，不仅在防病治病中得到医患接受、弘扬光大，而且对其他领域也产生了深远的影响。

三是中医药是中西文明对话的窗口。西学东渐对中华文化的冲击，使国人失去了民族文化的自信与自觉。而中医药以包容的胸怀，通过中西汇通、中西医结合吸取西医学的科学理念，但并没有被西医淹没，在现代化时代，理论与实践不断丰富发展，并自觉走向世界，在服务人类健康中逐渐被世界人民认可而发挥其应有作用。

四是中医药是传统知识创新的优势领域。源于对人体生命现象系统观察与临床经验总结升华形成的中医学，对人的生命、健康与疾病的认知理论独树一帜，不断与时俱进，有效地指导着人们养生保健、防病治病，如青蒿素治疗疟疾对人类的贡献、三氧化二砷治疗白血病的突破均源于中医药，中医药治疗慢性病、病毒性疾病、代谢性疾病、肿瘤与突发性疾病中的作用等，彰显了中医药知识创新的优势。

五是中医药是维护民众健康的不竭动力。中医学的动态生命观、养生理论与实践、"治未病"的早期干预思想、以人为本的个体化诊疗模式、整体调节的综合治疗观念、丰富多彩的诊疗方法等在防病治病中效果确切、具有不可替代的作用。

中华文明宝库蕴含着深厚的哲学思想、人文知识与经济社会资源，凝聚着深厚的中华优秀文化，是中华民族的血脉和灵魂。打开中华文明宝库必须坚持文化自觉与自信，正如习近平总书记指出的人民有信仰、民族有希望、国家有力量。用中医药这把钥匙打开中华文明宝库，第一要全面理解习近平总书记讲话深刻内涵，坚持中医药理论自信、实践自信与学术自信，推进中医药事业的科学发展。第二在全面深化改革、建成小康社会、建设健康中国的伟大实践中，不断完善中医药事业发展的政策和机制，推进中医药保护、传承、利用和发展，弘扬中华优秀文化。第三坚持中医药主体发展与协同创新，不断丰富发展中医药理论与实践，提高防病治病能力，创新中医药医疗保健服务模式，满足人民不断增长的维护健康与医疗保健需求。第四以历史的责任感和使命感，推进中医药走向世界，在服务人类健康中，使中华优秀文化得到广泛传播，形成文化认同与共识，为实现中华民族伟大复兴的中国梦贡献力量。

（原载于《人民日报》2015 年 3 月 25 日）

中医对生命的认知与研究实践

习近平总书记指出："中医药学是中国古代科学的瑰宝，也是打开中华文明宝库的钥匙。"高度概括了中医药学的定位。党的十八大以来，以习近平总书记为核心的党中央，高度重视中医药的传承、创新和发展，国务院《中医药发展战略规划纲要（2016～2030）》与《中华人民共和国中医药法》的颁布实施，确定了中医药国家战略的发展方向与法律保障体系。正确认识中医药这一祖先留给我们的宝贵优秀文化精华，将其继承好、发展好、利用好，是建设健康中国的战略举措，也是传承弘扬中华传统优秀文化的有效途径，更是服务人类健康、促进中华民族伟大复兴的历史使命。

一、认识中医

（一）中医的内涵

说起中医，绝大多数人首先想到的是起源于中国、流传几千年的防病治病的一门学科，为中华民族繁衍昌盛做出历史贡献；其次是以诊脉为主，救死扶伤的名医或"郎中"；也有人会提起鲁迅对中医的片面认识，而后者是"新文化"时期国人对中医误读的一个真实写照。

随着中华民族的崛起和传统优秀文化的复兴，人们对于中医药蕴含的优秀文化与宝贵知识认知更加深刻。中华人民共和国成立后，以毛泽东为核心的党的第一代中央领导集体从中国国情出发，正确对待中医药在新中国社会发展中的地位和作用。毛主席指出："中国医药学是一个伟大宝库，应当努力发掘加以提高。"采取一系列措施如创建中医药高等院校、科研院所与建设中医医院等，使中医药事业逐渐走向复兴。党的十八大以来，习近平总书记大力倡导中西医并重，发展中医药事业，把中医药纳入国家发展战略，中医药进入全面发展新时代。

中医药包括民族医药，是我国各族人民在几千年生产生活实践和与疾病斗争中逐步形成并不断丰富发展的医学科学。中医药学是包括汉族和少数民族医药在内的我国各民族医学的总称，反映了中华民族对生命、健康和疾病认知的理论与实践。从上古时代的伏羲制九针、世代传颂的神农尝百草，到有文献可考的《五十二病方》和《黄帝内经》，证实中医药学是一门具有悠久历史传统和独特理论与技术方法的医学知识体系。

中医药学起源发展于中国，蕴含着丰富的中华优秀文化，有效地指导着人民健康维护与防病治病。很多周边国家，如日本、韩国等，将其称为"汉方医学""东洋医学""东亚医学"等，形成中医药名称去中国化的状况。2007年韩国将《东医宝鉴》作为"韩医"的一部分申报世界记忆工程名录并成功入选，引起我国政府对中医药文化遗产保护的高度重视，在文化部、国家中医药管理局等有关部门的大力推动下，2011年《黄帝内经》《本草纲目》成功入选世界记忆工程名录，体现了我国中医药的原创优势，彰显了中医药是中华优秀文化传承与弘扬的重要载体。

中医药学是中华民族的伟大创造，是人文与生命科学有机结合的系统整体的医学知识体系，是我国具有自主知识产权的优势领域。作为中华优秀文化重要组成部分的中医药文化，既是中医学理论与实践的精神财富和思想基础，也是发展中医药的灵魂和动力。

（二）中医的特征

中医学蕴含着丰富而深厚的中华文化精华，形成中医药文化特色，体现在哲学、人文科学与生命科学的有机结合。其特征主要体现在以下三方面。

1.科学性。中医学是研究人体生命、健康与疾病防治规律的医学科学，它的历史虽然古老，但其理念并不落后。中医药学以整体观念为指导，追求人与自然的和谐共生，从整体上系统把握人体健康，有效汲取哲学、人文、天文、地理等社会科学与自然科学成就，形成系统完整的生命科学知识体系。

几千年来，不断丰富发展的中医理论有效地指导着人们的养生保健与医疗实践，形成理、法、方、药有机统一的理论体系。在生理上，以脏腑经络、气血津液为基础，主张阴阳平衡、脏腑和调、气血调畅；在病机上，强调"正气"在发病中的作用，即"正气存内，邪不可干；邪之所凑，其气必虚"；在诊疗上以辨证论治为特点，重视因人、因时、因地制宜和疾病的动态变化；在方药上，根据药物性味归经，运用七情和合、君臣佐使的配伍法则，使方药起到整体调节、减毒增效的作用。这些特点符合现代医学的发展理念和方向，其科学内涵不断得到诠释，体现了中医药学的科学性、先进性。现代生命科学所遇到的诸多困难和挑战，能从中医药学中找到解决的思路和方法。

2.人文性。随着现代医学的发展，人们对"人"的认识越来越深刻，西医发展到今天也认识到单纯从自然科学这个维度认识"人"的局限性，人的精神、意识、思维活动等超脱了自然科学范畴，人文与科学的融合是未来医学发展的必由之路。

中医学恰恰适应于这种发展理念，其所蕴含的中华文化和人文精神，是中华优秀文化软实力的重要体现。"医乃仁术"的价值取向，"大医精诚"的医德医术是中医不懈追求的理念。治病救人是医生的道德底线，医德修养是衡量医生素质的基本要求，"大医精诚"是体现医生医德医术的至高追求。

3.艺术性。中医运用望、闻、问、切四种诊法，收集人体的外在信息，通过综合、分析、判断人体的整体状态（证候），确定相应的治疗原则和方法（论治），即"辨证论治"。诊病过程不是单纯靠问诊，也不是单纯靠望诊，更不是单纯地诊脉测病，而是通过望、闻、问、切四者合参，对人的整体状况进行综合分析。所以临床上，许多中医医生内、外、妇、儿科疾病都能治疗，但绝不是泛泛论治，而是把人的内科、外科疾病等综合考虑，采取急则治标、缓则治本或标本兼治的整体治疗调理。

四诊合参的诊疗模式，体现了人文和艺术相结合的关怀诊疗过程，这也是中医很少出现医患关系紧张状况的原因之一。辨证论治的理论与实践既充分体现以人为本的个体化诊疗模式，又能够有效实现早期干预的医学"战略前移"的目标，充分体现了中医诊疗方法的艺术性。

"医者意也。""意"指的是"意念""意会"，指合格的医生诊病时，绝非单纯地诊察人体的结构与功能，而是将逻辑思维和悟性思维有机结合，形成以辩证逻辑为主的诊断思维模式。从科学性、人文性和艺术性三方面理解中医，就能对中医有更加全面而深刻的认识。

（三）中医理论体系的形成

中医理论是中国古代自然科学和社会人文科学相互交叉而形成的综合性、系统性的知识体系，具有复杂性科学的特征，是我国最具原创空间的科技优势领域之一。春秋战国时代，中国社会急剧变化，政治、经济、文化都有显著发展。诸子蜂起，百家争鸣，学术思想空前活跃，儒、道、阴阳、墨等对后世影响巨大的学术流派相继诞生，元气论、自然观和阴阳五行学说等在战国时期也已显露雏形或渐臻成熟；天文、历算、气象、物候、生物、心理、逻辑等自然科学知识取得长足进步。这些为古代医家总结医学经验，建构医学理论，奠定了思想基础和方法工具。同时，从殷商始，医师专业分化，医疗经验积累增多，又为理论总结升华提供了条件。一些理论雏形，如病因学的"六气说"等相继出现。因此，先秦时期可以看作是中医理论体系的孕育阶段。

秦、汉大一统社会文化格局的形成，为中医理论体系的建构提供了思想文化基础。创作于战国、秦、汉之际，大约成书于西汉时期的《黄帝内经》，总结了西汉及以前的医学成就和临床经验，吸收了当时哲学、天文学、地理学、历算学、物候学、生物学、心理学、逻辑学等多个学科的成就，系统地阐述了人的生理病理与疾病诊断、防治等问题，确立了中医学理论原则，奠定了中医学理论基础。《黄帝内经》由《素问》和《灵枢》两部分组成，在系统阐述医学问题的基础上，还涉及哲学与其他自然科学知识。就医学内容而言，包括人体解剖、藏象、经络、气血津液、体质、病因病机、诊法、辨证、养生、治则、运气、医学心理、时间医学、地理医学、气象医学、针灸学以及临床各科的部分内容，因此成为中医理论发展及中医学科分化的母体。直至现代，《黄帝内经》的许多理论知识仍有重要的指导意义，故一直被奉为中医理论之圭臬。

东汉时期托名秦越人所撰的《难经》，是一部以问难方式探讨医学理论的专著，许多问题或答案源自《内经》，可视为《内经》之辅翼。《难经》的内容比较丰富，涉及生理、病理、诊断、病证和治疗等多个方面，尤其对脉学详细而精当的阐述、对经络学说以及藏（脏）象学说中命门、三焦的论述等，在《内经》的基础上有所发展，是继《内经》之后的又一部中医经典著作。

东汉末年著名医学家张仲景在《内经》《难经》的基础上，系统总结前人的医学成就，并结合自己的临证经验，撰成我国第一部临床医学专著《伤寒杂病论》，后世分为《伤寒论》和《金匮要略》两书。《伤寒论》着重探讨外感疾病诊治，归纳外感疾病发生、发展规律，分析疾病不同阶段的变化特点及诊疗要点，提出外感疾病的六经辨证纲领，记载方剂113首。《金匮要略》着重探讨内伤杂病诊治，以病分篇，论述40多种疾病的因、机、证、治，贯穿着内伤杂病的脏腑辨证方法，收载方剂262首。张仲景《伤寒杂病论》确立辨证论治的中医诊疗体系和理、法、方、药等运用原则，使中医理论与临床融贯一体，开辟了中医临床医学的先河。

总之，秦汉时期问世的上述经典医著，从不同方面奠定了中医理论体系基础，形成了中医学的学术范式，确立了中医学理论体系发展的基本脉络。

（四）中医的作用与价值

中医不仅对中华民族的繁衍昌盛做出巨大贡献，同时对世界文明也产生深远的影响。我们通过对我国古代555次疫病大流行状况分析，汉末三国与明末清初是瘟疫流行的高发时期，由此形成中医学史上两次划时代的理论创新——伤寒与温病理论形成。东汉时期伤寒病流行，推动《伤寒杂病论》问世；明末清初温病、瘟疫泛滥，促进形成温病理论——卫气营血辨证与三焦辨证，确立瘟疫的防治原则，新理论创建对有效控制瘟疫发挥了重要作用。恰是在伤寒、瘟疫流行严重时期，我国人口却得以大幅度增长，足以证明中医药在流行传染性疾病防治、维护民族健康方面发挥了重要作用。

1918～1919年西班牙H1N1流感流行，当时世界约有5亿人感染，死亡4000万～5000万人，而中国却没有出现高死亡率，得益于中医防治疫病作用的发挥。近年来，从"非典"、手足口病到甲流等突发传染性疾病的不断出现，中医始终坚持临床与科研有机结合，进入疫病防治第一线，以其确切的疗效，得到我国政府、社会和世界卫生组织以及广大民众的广泛认可。

2015年10月，因发现青蒿素治疗疟疾，屠呦呦研究员获诺贝尔生理或医学奖的历史性突破，是诺贝尔奖设立115年来第一个华人获得的诺贝尔生理或医学奖，也是第一个中国人获得的自然科学类诺贝尔奖，更是第一个以中药为研究源头的成果获得的诺贝尔奖。

青蒿素发明源于中医药治疗疟疾的理论与实践，早在《神农本草经》中就有青蒿杀虫的记载，《肘后备急方》载有青蒿治寒热诸疟，《本草纲目》有青蒿治疟功效等文献记载。《圣济总录》载有"常山饮"（常山、青蒿、乌梅、甘草）治疗瘅疟，《丹溪心法》载有"青蒿丸"（青蒿、冬瓜叶、官桂、马鞭草）截疟等治疗疟疾的方剂。《肘后备急方》提出"青蒿一握，以水二升渍，绞取汁，尽服之"。青蒿水渍的方法，为屠呦呦研究员低温提取青蒿素提供了理论支撑。屠呦呦研究员的突出贡献在于首次用乙醚低温提取出青蒿素（191、醚中干），首次实验研究证实青蒿素对疟原虫的杀伤作用，首次临床研究证实青蒿素对疟疾病人具有确切疗效。

屠呦呦研究员研发青蒿素并获得诺贝尔奖的重要意义体现在：一是中医药走向世界的亮点与切入点，其他研究如从砒霜到三氧化二砷治疗M3型白血病的疗效突破与作用机理揭示等，引起世界关注；二是中药现代化的有效途径之一，如黄连—黄连素—小檗碱治疗代谢性疾病已证实具有确切疗效；三是中医药医疗保健作用更加凸显，国内外更加关注中医药、需求中医药。同时体现了中医药是我国具有原创优势的科技资源，体现了利用现代科学技术发掘中医药宝贵财富是有效途径，体现了中医药对人类健康的巨大贡献。

二、中医对生命、健康与疾病的认知

（一）认知生命

整体观念与辨证论治被称为中医的优势，实际上，中医最根本的优势是基于人的观察、实践和研究，形成以人为核心的理论体系和诊疗模式。医学发展单纯依靠科学实验是不够的，在人身上发现问题、提出问题、解决问题，缩短从基础研究到临床实践的时间，是当代转化医学的基本模式。恰恰经几千年形成的这种基于人的诊疗模式，正是中医认知生命的具体体现。《灵枢·本神》记载"生之来谓之精，两精相搏谓之神"，意即父母媾精结胎成形之后，神气舍心就产生生命，所以中国有"虚岁"之说，中医认为从怀孕初始就有生命，因此中医非常讲究养胎、保胎、安胎、寿胎等胎养与胎教的理论与方法。

《内经》强调人"女七男八"的生长规律，是对人的生、长、壮、老、已的动态生命观的全面诠释。所谓"女子七岁，肾气盛，齿更发长；二七而天癸至，任脉通，太冲脉盛，月事以时下，故有子；三七肾气平均，故真牙生而长极；四七筋骨坚，发长极，身体盛壮；五七阳明脉衰，面始焦，发始堕；六七三阳脉衰于上，面皆焦，发始白；七七任脉虚，太冲脉衰少，天癸竭，地道不通，故形坏而无子也。丈夫八岁，肾气实，发长齿更；二八肾气盛，天癸至，精气溢泻，阴阳和，故能有子；三八肾气平均，筋骨劲强，故真牙生而长极；四八筋骨隆盛，肌肉满壮；五八肾气衰，发堕齿槁；六八阳气衰竭于上，面焦，发鬓颁白……"可以看出，女子以七岁为一个生命发展周期，先后经历换牙长发、月经与生育等过程，而男子则以八岁为生长周期，男女不同时期的生理病理不同，而养生、防病与治病的理论与方法不尽一致，这种动态的生命观与西方单纯的"生、老、病、死"的观点完全不同，它体现的是遵循"以人为本"的原则，依据人的性别与年龄等不同时期的生理病理变化，而采取有针对性的诊疗方案，为针对不同的人群制订不同的养生、保健与医疗方案奠定了坚实的理论基础。

中医对生命认知的优势，还体现在将人置于整个宇宙自然中，形成以天人相应、形神统一、脏象经络理论为核心的系统整体的理论体系。中医以脏象为核心，强调天人合一，重视自然界对人的影响，主张人要顺应自然，同时注重形神统一，即人体与精神、意识、思维活动的和谐统一。"天人相应""形神统一"的理念是中医理论与实践的精华。

中医藏（脏）象理论与西医对脏器的认识不尽一致，藏（脏）指藏于内，象应于外，五脏藏五神而有不同的生理病理变化，如心藏神，主神志、心主血脉、其华在面等。形成以五脏为中心，连接六腑，通过经络连接到体表官窍，从而通过体表、五官九窍与神志的变化，推测脏腑病变，即"司外揣内"的治病求本的诊疗模式。如中医治头痛不是单纯止痛，而是根据头痛的特点、性质、部位和时间，确定不同脏腑和经络病变引起的头痛，而采取清肝、活血、补肾与化痰祛湿等治法，真正体现"外内相联""局部与整体相关"的个体化整体调节的治疗原则。

（二）认识健康

中医对健康的认知可追溯到《内经》，《上古天真论》载有"上古之人，其知道者，法于阴阳，和于术数，食饮有节，起居有常，不妄作劳，故能形与神俱，而尽终其天年，度百岁乃去。"概括了中医维护健康的养生保健规律。意指上古时代的人，遵循自然界天地之间运行法则，懂得调养自己的方法，饮食起居皆有规律，不过分消耗自己，达到人体与精神协调一致，实现自然寿命超过100岁。由上可知，"法于阴阳，和于术数，食饮有节，起居有常，不妄作劳。"是古人养生保健经验的高度概括，是维护健康的基础，至今值得学习借鉴。

"恬淡虚无，真气从之，精神内守，病安从来？"是维护精神健康的良方，古人主张保持平和心态，在求得淡定与心神平静虚无的基础上，寻求"天人合一"，使精神恪守于内，从而保持脏腑经络和畅而不得病。

"阴平阳秘，精神乃治"是《内经》中论述人与自然、人体生理、病理变化关系的哲学思想，也是古代辩证法在医学中的具体应用。它要求我们人体必须经常保持相对的阴阳相互平衡、相互协调，才能维持人体正常的生理活动，从而使精力充沛、身体健康。

（三）认知疾病

中医认识疾病是对生命发生发展过程病理变化的高度概括，尽管在《内经》《伤寒杂病论》以及历代先贤的著作中记载的疾病有数百种，综合分析病因病机，认为"千般疢难，不越三条"，即外邪侵袭、情志饮食劳倦内伤、外伤与虫兽咬伤等三方面。

外邪包括风、寒、暑、湿、燥、火等六种邪气与疫疠之气，一旦邪气侵入人体，正邪相争，导致经络脏腑失和，气血运行不畅，出现伤寒、温病与疫疠等外感疾病。中医治疗外感疾病主要通过六经、卫气营血、三焦辨证，运用发汗解表、清热解毒、凉血活血、扶正祛邪等方法，把抑制病毒、细菌与调动人体抗病能力结合起来，而不是单纯杀菌杀毒的对抗治疗。

精神与情绪变化影响着人体脏腑功能与气血运行。中医认为"百病皆生于气"，"怒伤肝，喜伤心，思伤脾，忧伤肺，恐伤肾"，因此保持情绪稳定、心态平和有利于健康维护，反之则脏腑失调、气机不利、血行不畅而百病丛生。

饮食、起居是人赖以生存的根本，其行为不当也会引起疾病，中医学有"饮食自倍，肠胃乃伤""久行伤筋，久坐伤肉，久立伤骨，久视伤血，久卧伤气"的认识，即所谓"饮食有节""劳逸适度"则身心健康。有经验的人都会知道，人躺的时间长了会感到虚弱，原因是"久卧伤气"。同时也告诉我们，做事不要一种姿势太久，太久了就会引起身体不适，甚至导致疾病。睡眠对养生保健十分重要，中医很讲究睡眠方法，一年四季春夏秋冬对睡眠有不同要求，重视"子午觉"，高质量充足睡眠是健康的基础，失眠或睡眠不实是多种疾病的诱因或表现。

中医对疾病的认知是以外邪（六淫、疫疠等）、情志（喜怒忧思悲恐惊等七情变化）与饮食、劳逸失调以及外伤等导致气血津液失调、脏腑经络功能异常的病因病机理论，系统整体认识疾病的发生发展。

中医认为不同的疾病发生、发展规律不同，每种疾病涵盖不同的证候，如"脏躁""胸痹""郁证""消渴"等疾病的变化规律与证候分类有别，每种证候的临床表现不同，所以诊病模式是辨病与辨证两个层次，即疾病诊断与证候诊断。由于每种疾病的证候不同，所以"同病异治"，因不同的疾病可有相同的证候表现，又有"异病同治"之说。

中医治疗原则以扶正祛邪、平衡阴阳、和调脏腑、疏通经络为主，强调"汗、吐、下、和、温、清、消、补"八法的综合运用，通过药物或非药物疗法，整体调节人体功能，激发人体的抗病能力和康复能力，从而达到防病治病的目的。

（四）特色与优势

基于人的诊疗模式、整体观念、辨证论治是中医总体的特色和优势。同时中医"治未病"的理论体现了中医"治人"的思想。"上医医未病之病，中医医欲病之病，下医医已病之病。"中医重视从人的外在表象上加以分析、收集多方面信息，综合考虑人体各系统的机能状态，从多个环节对人体的整体机能状态进行调节，从而有效地指导临床治疗。其作用主要体现在未病养生，防病于先；欲病调治，防微杜渐；已病早治，防止传变；病后调摄，防其复发。"治未病"的理念体现了顺应四时、形神共养、动静结合、饮食起居、情志调节等养生方法与模式，以及"仁者寿"道德养生的健康维护，是当代人类健康维护追求的方向。

中医理论指导下的简、便、验、廉、安的诊疗手段与技术（食疗、药物与非药物疗法），可有效地解决健康需求不断增加、诊疗技术飞速发展与医疗保健费用不断增高等矛盾。

随着社会经济发展、人类生存环境、健康观念、疾病谱与医学模式的变化，中医对生命与疾病认知理论充分体现了以人为本、早期干预、整体调节的个体化诊疗的优势。

（五）影响健康与寿命的主要因素

1.健康的概念

1984年，世界卫生组织（WHO）在其《宪章》中提出健康新概念："健康不仅仅是没有病和不虚弱，而是身体上、心理上和社会适应能力上三方面的完美状态。"即健康包括身体健康、心理健康和社会适应能力良好，将精神健康分成了心理健康和社会适应能力两个方面。

1990年，世界卫生组织提出道德健康概念，即健康人必须具备四个条件——身体、心理、社会适应能力与道德。道德健康与中医"仁者寿"理念相应。

2.影响健康与寿命的主要因素

1992年，世界卫生组织提出，影响个人健康与寿命的诸多因素中，自我康复因素（生活方式等）占60%，遗传因素占15%，社会环境因素占10%，医疗因素占8%，气候因素占7%。

不难看出，对健康影响最大的是占60%的自体康复因素，它受饮食与起居习惯、情志变化、外邪侵袭（病毒、细菌等感染）、亚健康、老龄化进程、慢性病患者增加等多种因素的影响。中医把自我康复能力称为"正气"。《内经》云："正气存内，邪不可干，邪之所凑，其气必虚。"即人体正气强盛，就不易得病；反之人体正气虚弱，就容易生病。可见，对于人的健康维护来说，正气起决定作用。这是中医预防思想的最早表述，也是我国预防医学的总则。这些论述对于现代社会的养生保健，至今仍具有积极意义。

以北京某地区机关干部496人的健康状况观察为例，其中患慢性病人数超过20%，亚健康状态人数超过70%。其健康状况具有以下特点：三高——高血压、高血脂、高血糖，甚至高尿酸等人数众多，亚健康状态普遍存在（检查单项指标升高等）。分析原因，主要是不良生活方式（饮食、起居）和情绪调节失常等引起，特别是健康与养生知识的匮乏，缺少必要的保健方法，导致健康现状令人堪忧。

立足把握生命、健康与疾病的变化规律，提高对疾病认知与防病治病能力，在维护民众健康与治病救人中发挥作用，是我们中医人的责任和使命。20世纪90年代初，我给研究生讲课时，强调要珍惜诊治疾病的过程，年轻医生诊治一个病人，只有两次机会，病人第一次找你看病时说"大夫，我吃了很多药效果不好，只得请中医治疗"，治疗时第一次可以不见效，因为中医也需诊断治疗探索；第二次病人再来找你，说效果不明显，再请你诊治，此时诊脉处方一定要倍加细心，认真分析病情，找准疾病症结，处方用药精当，力争治疗见效。如二诊再无效果，则病人再不会找你诊病，即使你给病人开药，病人也不会再吃你开的药。这就说明诊病过程中，要珍惜患者对你的信任，把握好诊疗机会，不能有半点懈怠。对中医来说每次诊疗都是在人身上实践，调理人的身体状况包括健康人的保健和病人的治疗，通过实践检验疗效，不断提高防病治病能力，这是中医诊治疾病的根本。所谓"病人依从性"，实际上就是确切疗效，吸引病人对医生的信任。从事中医工作，通过诊治疾病，进一步体会中医的优势作用，就能更加热爱中医和把握中医诊疗规律，更好地为民众健康服务。

患者的信任为医生提高诊疗水平提供了机会，某种程度可以说患者是医生的老师，很多患者对疾病的切身体验比书本上写得更清楚，只有细心感悟才能不断进步。珍惜患者的信任，就会有更多机会发挥医生作用，给患者带来健康而赢得荣誉。因此，要珍惜每次诊病机会，无论什么时间、什么地点，只要患者求诊，就应该努力去实践，只有通过临床实践，才能掌握疾病的发展变化规律，才能有效提高诊病能力和水平。尽管借助现代科学技术可以逐步揭示中医药的作用机理，然而必须努力探索适合中医规律的研究方法，这就需要一批高水平的中医药人才，需要中医人不断探索研究实践，不断提高传承创新能力和水平。

三、中医认知理论与临床研究实践

30多年来，我们紧紧围绕中医理论传承创新、中医药治疗心血管疾病与中医药发展战略等方向开展相关研究。基本路径为：（1）基于临床实践的理论创新。多年来，我一直倡导并坚持培养的研究生一定要能治好病，在诊病过程中积累悟性，发现问题，提出问题，研究问题。在临床实践中提出问题，不断深化研究，传承发展中医理论。（2）基于文献研究的理论创新。中医许多精华蕴藏在医籍文献中，需要我们整理挖掘。所以要研究古医籍文献，这种创新模式应该说是中医和西医的不同，西医的理论或诊疗方法发现发明发表后，很快应用推广，而中医的精华常常汇集在专家著作中。如治疗瘟疫名方升降散，由僵蚕、蝉蜕、姜黄、大黄这四味药组成，单从药物组成分析理解不了这个药方的奥妙，如果系统分析清代瘟疫的演变过程，就会深刻领会升降散治疗瘟疫的配伍特色，可以说文献研究是发掘中医精华的有效途径。（3）利用现代科学技术引进吸收再创新。如我们治疗冠心病，过去靠心电图诊断，现在利用冠状动脉CT与造影诊断，对冠脉狭窄75%以上，运用中医药治疗，半年以上再经冠脉造影复查，狭窄程度降到30%以下，这应该是冠心病治疗方法的突破，治疗前后通过西医检查方法金指标明确诊断与评价疗效，更能反映中医的确切疗效。对疾病诊断标准，除有优势、独特的中医病名外，一般中、西医疾病诊断是统一的，然而在疾病治疗过程中需遵循中医诊疗思维，诊断上采用西医的诊断标准，治疗上突出中医对疾病的认知和诊治规律，这样才能更好地发挥中医优势、坚持中医主体发展，有效利用现代科学技术消化吸收再创新。

在科学研究、人才培养等方面，应该以提高中医防病治病能力为根本，科学研究应该以解决健康需求的问题为导向，不断提高中医药科技贡献率，不能片面地为了研究而研究。当前中西医科学研究都存在着为了研究而研究的现状，结果是创新项目多，标志性成果少，成果转化率低。改变这种状况，必须坚定信心，坚持以提高防病治病能力为核心，锐意传承创新，推进中医药在服务民众健康中发挥作用，才能有效促进中医药可持续全面发展。

（一）中医优势病种临床研究

中医优势病种指中医治疗有优势的疾病，这种优势疾病是通过中西医疗效的比较而言，如病毒性心肌炎，从发病急性期到慢性期、后遗症期，应用中医治疗能够治愈，这是中医治疗有优势的疾病；或中医治疗疾病有优势的某一阶段，如糖尿病、高血压病等疾病，仅从减低指标效果看西医有优势，任何一种降糖、降压的中药不如西药胰岛素、络活喜等见效快，这是西医治疗有优势的疾病；然而在控制高血压病程，延缓降压药用药，减少降压药副作用，控制糖尿病微血管病变，如糖尿病视网膜病变、糖尿病肾病、糖尿病冠心病等综合治疗，提高生活质量等方面，中医优势更加明显。中国中医科学院组织开展103个中医优势病种临床研究项目，每项投入20万元启动经费，几年后约获各级课题3亿～4亿资金的资助。中医优势病种临床研究，第一基于临床，符合中医诊疗思维；第二方法上以中医治疗干预方法为主或中西医结合方法；第三创新研究方法，提高疗效，丰富中医理论；第四建设临床研究平台，培养临床研究专家队伍。我们编制出版《中医优势病种临床研究》《中医循证临床实践指南》等专著，这类研究项目在中医研究领域发挥了引领和示范作用，国家科技部、国家自然科学基金委员会、国家中医药管理局等相继资助开展中医优势病种研究项目，有效推进符合中医治病规律、提高临床疗效、有利于服务民众健康的研究工作。

（二）中医药古籍抢救工程

以中国中医科学院医史文献所和信息所为依托，具体工作包括修订古籍总目，摸清中医古籍家底，抢救孤本善本，发掘海外中医古籍精华，回归整理出版，挖掘原创知识，建立知识库，促进理论研究创新。组织出版《中医古籍孤本大全》《海外回归中医古籍善本集萃》《珍版海外回归中医古籍丛书》，集现存中医温病医籍校正整理的《温病大成》，汇集古医籍养生保健精华的《中医养生大成》等。主持研究的"中医古籍抢救、发掘与利用"研究，获中华中医药学会科技进步一等奖。中医古籍抢救工程的推进，对《黄帝内经》《本草纲目》入选《世界记忆名录》具有积极作用。《黄帝内经》成书于两千多年以前的春秋战国时期，是中医理论的奠基之作，入选《世界记忆名录》，奠定了我国中医在世界传统医学中的领先地位；《本草纲目》在清代已经翻译成十多种文字出版，是世界传播最广的本草学集大成之作，对中医药走向世界做出了巨大贡献。

（三）益气升陷法治疗病毒性心肌炎的应用研究

在中医药治疗病毒性心肌炎经验积累的基础上，遵循从临床实践发现问题、总结升华中医理论、再验证于临床、通过临床疗效综合评价、应用现代科学技术揭示作用机理的研究思路，在治疗病毒性心肌炎的临床实践中，发现心肌炎患者，常有"咽中拘急""胸前下坠"等症状，结合《内经》"宗气者，积于胸中，出于喉咙，以贯心脉，而行呼吸焉"论述，分析病人表现，总结出病毒性心肌炎大气下陷的病机与证候特征，确立益气升陷法，以升陷汤加减治疗。研究证实该法对改善心肌供血、抗心律失常、恢复心功能等疗效确切，通过实验研究证实该法治疗心律失常类似胺碘酮作用，而胺碘酮通过钙离子单通道发挥作用易导致传导阻滞，中药通过多离子通道发挥作用而无传导阻滞的副作用；同时阐明中药截断病程、阻止其向心肌病转变的机理。这种研究模式体现了遵循中医规律与利用现代科学技术相结合，研究成果获国家科技进步二等奖。

（四）温阳益心法治疗冠心病研究

经过临床实践与研究，阐明心阳虚是冠心病的主要病理基础，冠心病心阳虚证是临床常见证候，确立温阳益心法是防治冠心病的基本法则。冠心病的病机特点是阳气不足、血脉瘀滞、痰浊内阻、心神不宁。温阳益心法，即温阳益气、活血化痰、宁心安神的治法。临床研究表明，温阳益心法治疗冠心病心阳虚证疗效显著，其降脂、保护血管内皮细胞作用，以及抑制血管痉挛、扩张血管、抑制血小板活化、降低血黏度、改善心肌供血等作用是其治疗冠心病的主要作用机制。温阳益心法在缓解症状、降低血脂、减停硝酸甘油、减少复发率、改善患者生存质量等方面疗效确切，特别是在改善重度冠状动脉狭窄、降低心血管事件发生等方面，具有明显优势。同时借助类似于人类动脉粥样硬化及心肌缺血损伤病理变化的动物模型，从细胞及分子水平进一步揭示与冠心病发生、发展预后转归密切相关的综合机制，全面深入地探讨温阳益心法防治冠心病的作用机理，为预防和治疗冠心病提供了科学实验依据。这种研究模式体现了中医对疾病的认知和科学研究的有机结合，研究成果获中华中医药学会李时珍医药创新奖。

（五）透邪解毒法治疗上呼吸道感染性疾病研究

通过中医药干预SARS研究，在"中医瘟疫研究及其方法体系构建"成果获国家科技进步二等奖的基础上，深入研究透邪解毒法为组方的金柴抗病毒胶囊的疗效与作用机制，通过体内流感动物模型、体外细胞模型，以肺指数、病死率等为评价指标，采用国际治疗流感主要药物达菲为阳性对照药，在明确抗流感疗效基础上，以病毒增殖过程中的吸附、膜融合、转录与复制；病毒—机体—免疫系统的相互作用过程中的免疫调节为切入点，从细胞、分子水平研究金柴抗病毒胶囊抗流感病毒的作用靶点，阐明抗流感病毒作用机制。证实金柴抗病毒胶囊对不同免疫状态流感动物模型均有明显作用，与达菲比较无显著性差异，不仅可直接干预病毒的增殖过程，还可调节机体免疫机能多环节、多向性发挥抗病毒作用。金柴抗病毒胶囊不仅具备与目前抗流感药物类似的抗病毒机制，即在病毒进入细胞后的某一环节发挥作用，更重要的是在病毒感染早期即吸附与膜融合环节进行干预，既发挥了抗病毒作用，又避免了对宿主细胞正常生理功能的损伤，在明显上调天然抗流感病毒蛋白抗病毒的同时，对机体产生一定的保护作用，体现了金柴抗病毒胶囊的整体治疗优势。研究成果获中国专利优秀奖。

发掘中医理论与实践精华，传承创新发展中医药，是我们中医药人的责任和使命。要立足学好中医、享受中医、发展中医，特别是攻读博士学位的同学，要不断丰富完善自我，把提高中医理论水平、防病治病能力和传承创新能力结合起来，为维护民众健康提供优质服务，成为发展中医药事业栋梁之材。

（中国中医科学院研究生院2017年博士生学术报告会上的主题演讲）

中医在防病治病中的作用

　　非常高兴来到哈佛大学参加首届中美健康峰会，报告中国中医药在防病治病中的作用。中医药是中华民族的瑰宝，起源发展于中国。几千年来，为中华民族的繁衍昌盛做出了巨大贡献，对世界文明也产生深远影响。它是中华民族研究人体生命过程以及维护健康、抵御疾病的科学。中医学蕴含着博大精深的中华优秀文化，是人文科学与生命科学有机结合的系统整体的医学知识体系。

　　如何认识、了解中医？首先，应该知道中医的三大特征，第一是其科学性，体现在中医防病治病理论，至今有效地指导着临床实践。第二是其人文性，中医强调医乃仁术、大医精诚的道德伦理观，这是医生的行为标准和至高追求。第三是其艺术性，体现在诊疗过程中，从望、闻、问、切诊断疾病到处方用药，形成理法方药和谐统一的整体，贯穿早期诊断、以人为本的个体化诊疗思想；中医讲求"医者意也"，通过医生逻辑思维与悟性思维的有机结合，形成了以辩证逻辑为主体，以病人需求为根本的诊疗模式；这种诊疗艺术也是现代医学的发展方向。

中医和西医有哪些不同？中医根据人体的健康状况和生命信息把握疾病动态变化，与西医完全不同。西医需要找到病原体，找到基因和蛋白的异常，而中医则是根据病原体侵犯人体之后机体的内在变化和反应来诊断疾病。这种通过望、闻、问、切来把握生命与疾病状态的方法，称作辨证论治，是实现早期干预与个体化诊疗的手段。比方说，病毒、细菌侵犯人体之后，中医关注的不是查出什么病毒、细菌，而是人体所产生的反应状态，通过分析、综合、判断来辨证论治，因而能够实现早期诊断、及时治疗的目的，如SARS、甲流等的中医治疗均证实了这一特点。

随着社会经济快速发展，人类生存环境的变化，疾病谱、健康观念与医学模式的转变，一方面中医理论与实践的先进性和优势更加凸显，另一方面也对中医药创新发展提出了更高的要求。为什么这么说？因为中医理论框架是强调系统、整体，现代医学的模式是还原分析，这两种医学的结合为中医的发展带来了难度和挑战。

中医在中国是主流医学之一，中国实行中西医并重的方针。近几十年来，中医药事业发展迅猛。目前，中国有高等中医药院校45所，在校生46万人，省市级以上研究机构有80多所，县级以上的中医医院有3000多所，病床40万张。中医能治多少病人？从县级以上医院统计是3亿多人，住院人数有8500万，而且还有大量的乡镇卫生院与中医诊所等基层中医医疗机构。在我国中医人数占医疗人才资源的10%，但他们却能够治疗中国近20%的病人。刚才一位教授提到精神病治疗，实际上在中国大量的精神病患者利用中医进行治疗，疗效确切而毒副作用很小。

很多人认为有一技之长的医生就是中医，实际上中医是有理论、有实践的。发展中医需要坚持中医药主体发展，以提高防病治病能力为根本，以提高自主创新能力为核心，以服务人类健康为目标。中医科技创新有三个方面。第一，中医源自临床实践，从古至今就是在人身上治病，在人身上发现问题、提出问题、解决问题，因此基于中医临床实践的自主创新是中医发展的源泉。第二，大量中医理论与实践精华都记录在浩如烟海的医籍文献中，基于文献与理论研究的原始创新是中医创新的有效途径。第三，有效利用现代科学技术，引进、消化、吸收后再创新，是中医创新发展的重要途径。

近年来中医药科学研究取得了许多创新成果，国家级成果近百项。众所周知的青蒿素治疗疟疾、三氧化二砷治疗白血病等，这些都是应用现代科学技术方法研究中药新药的范例。活血化瘀治疗冠心病，是中国治疗冠心病除支架搭桥外的首选治疗方法，是中医治疗慢性疾病取得重大进展以及中西医结合的成功典范。小夹板固定治疗骨折则是传统中医"动静结合"理论的示范，对骨折患者的功能恢复起到非常好的效果。在中国，慢性病治疗领域里产生很多中医药研究的成果，而且这些成果广泛应用于临床。

一般认为中医治疗慢性病有优势，然而SARS之后，中医治疗突发流行性疾病的优势凸显。在中国历史上，每次疫病流行，中医药都发挥了重要作用，如汉代和清代大疫流行，中医"伤寒学说"和"温病学说"问世，形成"六经辨证"与"卫气营血辨证""三焦辨证"等理论与方法，有效地指导着疫病防治。1918年西班牙甲流大流行，世界有约5亿人感染，死亡率达10%，而中国的死亡率不到5%。近年来在SARS、甲流、手足口病等防治方面，由中国中医科学院牵头的科研与临床治疗并进，中医疗效不仅得到科学证实，得到中国政府的大力支持，也得到世界卫生组织认可。

中医优势领域概括起来有四个方面。

一是养生保健。养生是中国特有的概念，指在中医理论指导下，运用各种方法，调整机体偏颇，提高生活质量，防止疾病发生而延年益寿。中国政府把中医"治未病"工程、构建中医养生保健服务体系作为国家重点工程，已经在全国全面推进。

二是亚健康状态调理。中国的抽样调查显示，有60%～70%的成人处于亚健康状态。亚健康有两方面含义：其一是指机体存在不适的反应且持续一段时间，而身体没有结构和功能的异常变化；其二是身体部分化验指标异常，但又不足以诊断为疾病。亚健康人群的治疗，中医恰恰能够根据病人的外在表现，早期治疗，调整亚健康状态而防止向疾病发展。

三是慢性疾病诊疗。对慢性病诊治，中医与西医截然不同。中医更注重天人相应、形神统一与脏腑经络气血等整体治疗。如中医治疗肝病，常常是"见肝之病，知肝传脾，当先实脾"。中医治疗慢性病的优势，即通过整体调节，调动人体自我康复能力，控制慢性病向大病、重病发展。自2006年始，我们中国中医科学院开展了103种中医优势病种的临床研究，定位在中医临床研究，即中医药干预手段，科学的评价方法，目的是提高临床疗效。国家中医药管理局推进了国家中医临床基地的建设项目，第一批启动包括中国中医科学院、北京中医药大学等23家医疗机构建设国家临床研究基地，把医疗和临床研究有机结合起来，把中医治疗慢性病优势作为临床研究的重点，有效地提高中医临床研究水平与慢性病治疗效果。

四是突发传染性疾病干预。中医诊疗方式在控制SARS疫情中发挥了重要作用，得到了世界卫生组织的认可。中国政府大力支持中医药防治突发传染性疾病的研究。由中国中医科学院牵头，建立了网罗全国各省市的中医药防治传染性疾病研究体系，其中包括西医传染病医院的中医科建设等，有效提高中医药防治突发传染性疾病的能力。

在中国中医科学院和全国几十所中医药大学，汇聚了一大批中医名家名师，同时也有部分有一技之长的民间中医活跃在基层。中医药在服务人类健康中发挥着不可替代的作用。中医药逐步通过多途径、多学科稳步发展，坚持中医药主体发展，不断提高中医药科技创新能力和防病治病能力，是中医药可持续发展的关键所在。更重要的是中医药的发展必须以服务人类健康为目标，只有在服务人类健康中发挥更大作用，才能更加体现中医药的科学价值，才能为人类健康做出更大贡献！

（哈佛大学中美健康峰会上的主题报告，2011年1月）

中医与中华优秀文化

　　党的十七届六中全会提出建设社会主义文化强国的战略目标，指明了党和国家文化发展的前进方向。推进文化改革发展，提高全民文化素养与共识，必须充分利用我国深厚的文化底蕴和丰富的文化资源，建设与其相适应的、凝聚中华民族力量的、体现社会进步与时代发展的富强民主和谐的文化强国。

　　2010年6月习近平总书记在澳大利亚皇家墨尔本理工大学中医孔子学院授牌仪式上指出，中医药学凝集着深邃的哲学智慧和中华民族几千年的健康养生理念及其实践经验，是中国古代科学的瑰宝，也是打开中华文明宝库的钥匙。2011年12月26日国家中医药管理局发布《关于加强中医药文化建设的指导意见》，是推进中医药文化发展的纲领性文件。

一、中医学与中华文化

　　中医学是我国各族人民在几千年生产生活实践和与疾病做斗争中逐

步形成并不断丰富发展的医学科学，它蕴含着丰富的中华优秀文化，是人文与生命科学有机结合的系统整体的医学知识体系。

中医学植根于中华文化土壤，它既有自然科学的内涵，也有丰厚的人文哲学底蕴。中医学在形成发展过程中，不断汲取中国古代儒、释、道等诸家文化的精华，形成了中医文化特色。中医文化作为中华文化的重要组成部分，是中医学理论与实践的精神财富和思想基础，也是中医学不断发展的灵魂和动力。

中华文化促进了中医理论的形成和发展，同时中医学也承载着中华优秀文化的核心内涵，体现在哲学、人文与生命科学的有机结合。中医学蕴含的中华文明动静结合的哲学思维、人与自然和谐的整体理念、形神统一的个体化辨证论治诊疗模式、理法方药有机统一的治疗艺术以及医乃仁术、大医精诚的道德修养，至今有效地指导着人们维护健康与防病治病，是中医理论与实践先进性的集中体现。

二、中医学凝聚着深厚的中华优秀文化

文化是民族的血脉，是人民的精神家园。在我国五千多年文明发展历程中，各族人民紧密团结、自强不息，共同创造出源远流长、博大精深的中华文化，为中华民族发展壮大提供了强大精神力量，为人类文明进步做出了不可磨灭的重大贡献。

中华优秀文化是中华传统文化的精髓，是中华民族凝聚力、向心力的思想基础，具有高度的民族文化自觉与广泛的社会认同，无论是"天行健，君子以自强不息"的拼搏精神，"地势坤，君子以厚德载物"的宽容理念，"通变""和合"的整体思维，还是仁、义、礼、智、信的文化修养等，在中医理法方药中都有鲜活的体现。

中华优秀文化在中医学中核心内涵的主要体现：

1.中医学的哲学思维：以天人合一、形神统一为核心，强调人体内

部、人与自然社会是一个有机的整体，生、长、壮、老、已的动态生命观，认为人体的生命活动是一个不断变化的动态过程。以阴阳平衡为理论基础的人体动态平衡观，认为"阴平阳秘，精神乃治，阴阳离决，精气乃绝"，疾病的发生是阴阳"两者不和"所致，强调"谨察阴阳所在而调之，以平为期"而达到"阴平阳秘"的人体平衡状态。

2.中医学的诊疗理念："治未病"的养生防病治病思想，有效指导未病先防、既病防变、病后防复的早期干预的健康维护目的；司外揣内、以象测内的逻辑思维与悟性思维相结合的辩证逻辑为主的诊断思维模式，体现以人为本的辨证论治为主的个体化诊疗思维，实现平衡阴阳、协调脏腑、扶正祛邪的整体治疗观念。

3.中医学的道德伦理观：一是"仁者寿"的道德养生观；二是"恬淡虚无，真气从之，精神内守，病安从来"的心理养生理念；三是"医乃仁术"的价值取向；四是"大医精诚"的医德医术追求。道德与心理健康既是个体养生的追求，也是社会进步的体现。治病救人是医生职业道德的底线，医德修养是衡量医生素质的基本要求，"大医精诚"是医生医德医术的至高追求。

三、中医学是弘扬中华优秀文化的重要载体

中医学根植于中华民族，中华文化是中医萌生、成长、发展的土壤。中医学融合古代"天人合一"的哲学思想、以阴阳五行作为生命和自然界的基本属性，以取类比象的方法来认识生命运动的基本规律，汲取历代优秀文化理念与人的生命现象和疾病的认知有机结合起来，形成中医学人文与生命科学相结合的理论特色。

中华文化既是中医理论形成的基础，又是发展中医理论的动力。《周易》、"河图""洛书"等形成的哲学观、宇宙观、整体观、变易观，是中医学理论体系形成的哲学基础。

《黄帝内经》把中华文化应用于认识健康与疾病，是中医学理论体系形成的标志。中医学的许多理念受《周易》影响，并逐步融入儒、释、道的文化精髓，吸收了自然科学成果，逐渐形成独特的医学理论体系。中医学有关医德的观念，深受儒家文化的影响，如"主中庸、倡中和""仁者寿"的理念，形成中医道德养生文化。中医学许多养生方法、技术和丸散膏丹的炮制与佛家和道家文化密切相关，如佛家"禅定"，道家"道法自然""恬淡虚无"与重视"精、气、神"的练气、保精、存神的养生方法以及倡导内丹（静功）、导引（动功）等促进中医养生理论的发展。

《伤寒杂病论》确立了中医辨证论治的理论体系，把中医理论应用于临床实践。其诊治疾病体现了整体思维、辩证思维与中和思维。如"千般疢难，不越三条"的病因观，"见肝之病，知肝传脾，当先实脾"的整体治疗观，"观其脉证，知犯何逆，随证治之"的辨证治疗观等。

历代中医名著的问世与重要中医理论的形成，既汲取当代中华文化的先进理念，又有机地结合了对人的整体把握与疾病发生发展规律的认识，促进了中医理论与实践的丰富发展。

中国医学史上，有"不为良相，愿为良医"之说，以张仲景"医圣"为代表的医学大家；也有许多著名的跨文化学者，如亦道亦医者葛洪、孙思邈，亦僧亦医者鉴真、慎柔，亦儒亦医者朱丹溪、陈修园等，他们深厚的文化底蕴和精湛的诊疗技术与中医理论的时代创新，对中医学术的发展起到积极的推动作用。

中医学与中华优秀文化水乳交融，从医家到病人，从养生到治病，从理论到实践，中医学有效地传承着中华优秀文化，尤其是在防病治病的医疗保健实践中，使中华文化不断传播并弘扬光大，为维护民族健康发挥了重要作用。

中医学承载着中华优秀文化又不同于其他传统文化，体现在中医学理论指导实践，实践中凝练升华理论，中华优秀文化有机地贯穿其中；

特点是中医学立足于人的健康与疾病的认识，融合于人的防病治病知识与人文理念，人文与生命规律、疾病的发生发展息息相关。如中医养生文化与道家、佛家养生文化的区别在于，中医养生追求的是健康防病、延年益寿，而道家与佛家养生追求的是成仙与成佛，不同的目标，成就了各自不同的养生理念与方法。再如中医和西医区别，中医学是治人的医学，在人身上发现问题、解决问题，更重视人文艺术与整体观念在防病治病上的作用，从人的整体上把握健康维护与疾病的防治；西医是治病的医学，是建立在科学实验的基础上，从动物到人，从微观上分析健康状况与疾病治疗。

中医学具有广泛深厚的民众基础和社会共识，历经几千年的历史而不断丰富发展，且日益受到世界医学界重视，显示出强大的生命力。一方面，是由中医理论与实践的先进性所决定，集中表现在至今有效地指导着人们的养生保健、防病治病；另一方面，中医学蕴含着丰富深厚的中华优秀文化底蕴，凝聚着中华民族从传统走向现代过程中追求维护健康、抵御疾病的智慧，得到中华民族的广泛认同，是有效传承、传播与弘扬中华优秀文化的重要载体。

四、维护健康，促进中华文化走向世界

正确认识中医，坚持中医理论与实践的主体发展，使中医学在维护健康、防病治病与繁荣发展中华文化中发挥更大作用。首先要深刻认识中医理论与实践的先进性与深厚的中华文化底蕴；其次要科学评价中医学在维护健康和弘扬中华文化中的重要作用；最后要致力传承创新，提高中医防病治病能力，不断丰富发展中医理论体系，使中医学在服务人类健康中传播弘扬中华文化。

（一）传播中医知识，繁荣中华文化

随着医学模式的转变、回归自然的呼声兴起与人们生活水平的提高和健康意识的不断增强，中医不仅对慢性病、复杂疑难性疾病以及突发传染性疾病有确切疗效，更能发挥"治未病"优势，对养生与亚健康防治关口前移的有效作用更加凸显。

采取民众看得见、听得懂、喜闻乐见的形式，科学推广中医知识，提高社会对中医知识的认知度。组织中医专家走基层、进社区、进农村、进家庭，通过为广大民众普及中医防病治病知识和方法技术，使民众了解中医药人文信息，掌握中医药防病治病方法，熟悉中医防病治病理念，冬病夏治机理、煎药流程、理疗途径、针灸推拿作用、中药膏方服用方法与中医养生知识等，让百姓真正体会到中医药方便、快捷、安全有效与整体调节的优势。营造社会重视中医药的良好氛围，引导民众早期应用中医防病治病的技术和方法，达到不得病、少得病、晚得病的目的，促进中医学在民众医疗保健服务中发挥更大作用。

高度重视中医文化建设的重要作用，加强中医药文物、古迹保护，做好中医药非物质文化遗产保护传承工作，加大对国家非物质文化遗产名录项目的保护力度，为中医人才传承培养创造条件，确保中医学术后继有人、代代相传。

积极围绕文化体制改革的发展方向，加强中医文化建设，弘扬"大医精诚"的职业道德，开展中医文化普及教育，加强宣传教育基地建设。加强中医文化资源开发利用，打造中医文化品牌。加强舆论引导，营造全社会尊重、保护中医知识传承与创新的氛围，通过中医知识的传播，繁荣发展中华优秀文化。

（二）发挥中医防病治病作用，弘扬中华文化

中医学根据人体的健康状况和生命信息把握疾病动态变化，运用

望、闻、问、切四种诊法，收集人体外在信息，通过综合、分析、判断人体的整体状态（证候），确定相应的治疗原则和方法。体现了以人为本、早期干预的个体化诊疗模式。这种诊疗模式对健康维护与治疗原因不明或多因素导致的疾病具有独特优势。因此，不断提高中医传承创新与防病治病能力，特别是在临床实践中，坚持中医在治人中升华理论，突出人文与生命活动结合的理论特色以及整体观念、辨证论治的优势，通过临床实践与研究，不断创新丰富中医理论，升华中华文化。

坚持中医主体发展，推进自主创新，不仅是发展中医学的根本途径，也是弘扬中华文化的有效措施，更是不断满足人类健康需求的巨大动力。必须以提高防病治病能力为根本，以提高自主创新能力为核心，以服务人类健康为目标。坚持基于中医临床实践的自主创新，坚持基于文献与理论研究的传承创新，坚持有效利用现代科学技术，引进、消化、吸收后再创新。在传承创新中，进一步发挥中医防病治病作用，使中医理论承载的中华文化不断赋予时代精神，传播弘扬中华优秀文化。

（三）服务人类健康，推进中华文化走向世界

中医学为中华民族繁衍昌盛做出了重要贡献，对世界文明进步产生了积极影响。随着全球社会经济进步、人类生存环境、健康观念、疾病谱与医学模式的变化，一方面中医理论与实践结合的优势更加凸显，另一方面也对中医学创新发展提出了更高的要求。

第一，立足国家层面规划中医药国际发展战略，探索中医文化走向世界的有效途径，展示中医药安全性、有效性、科学性、特殊性及其与西医药的互补性，使中医学与中华文化得到世界更广泛认同。第二，倡导中医外交理念，创造条件，通过中医防病治病的优势领域，为国外人民健康服务，实现中华文化的有效传播。第三，有计划建设一批与孔子学院相适应的高水平中医临床基地，构建中华文化可持续传播的有效载体。第四，充分利用现代信息技术和网络技术，构建中医与文化信息平

台，大力推进中医知识与中华文化传播。第五，加大对中医药学术期刊国际化进程支持，促进中医药期刊走向世界。第六，加强世界非物质文化遗产和世界记忆工程中医药项目的保护与传播。第七，着力培养造就一批具国际视野、临床能力强、科研水平高、具有对外交流能力的人才队伍，为中医走向世界、弘扬中华文化奠定坚实的人才基础。

综上所述，中医理论与实践体现了中华优秀文化的核心内涵，发挥中医药在养生保健、防病治病中的作用，对弘扬中华文化具有不可替代的作用，是促进中华民族伟大复兴的战略选择。

（原载于《求是创新》，中共中央党校出版社 2012 年 10 月）

中医药是我国具有原创优势的科技资源

中国中医科学院首席研究员屠呦呦荣获2015年诺贝尔生理学或医学奖，令人振奋而感慨万分。屠呦呦研究员获得诺贝尔奖并非偶然，是她几十年辛勤付出和团队共同奋斗的结果，充分体现了中医药是我国具有原创优势的科技资源。青蒿治疗疟疾的理论与实践是知识创新的源泉，从《神农本草经》青蒿杀虫、《肘后备急方》青蒿治寒热诸疟、《本草纲目》青蒿治疟功效等记载，到《圣济总录》治疗瘅疟复方"常山饮"（常山、青蒿、乌梅、甘草）、《丹溪心法》截疟"青蒿丸"（青蒿、冬瓜叶、官桂、马鞭草）等方剂应用，这些宝贵的文献资料是筛选青蒿药效物质基础的理论依据。《肘后备急方》"青蒿一握，以水二升渍，绞取汁，尽服之"的记载，阐明青蒿水渍炮制服用方法，是用乙醚低温提取方法发现青蒿素突破的有力支撑。

青蒿素发明充分体现了运用现代科学技术是发掘中医药宝库精华、发展中医药的有效途径之一。从青蒿到青蒿素，治疗疟疾适应症更加明确，对疟原虫杀伤率显著提高，防治疟疾的优势作用更加凸显，得到世界卫生组织的认可和推广，为挽救数百万疟疾患者做出巨大贡献。

屠呦呦研究员获得诺贝尔奖后，我们要更加深刻认识中医药是我国具有原创优势的科技资源。如何有效发掘这一宝贵财富为人类健康服务，是我们必须深入思考和努力解决的关键问题。

一、中医学是基于人的医学模式

中医学是在人身上发现问题，提出问题，解决问题；通过四诊、辨证论治、处方用药、理法方药有机统一，实践了转化医学的理念，缩短了基础研究、临床研究的过程，实践了以人为本的医疗保健服务模式。中医理论与方法技术是在长期临床实践与研究的基础上形成的，体现了它的原创性。

二、中医学蕴含着丰富的中华优秀文化

中医学是人文与生命科学有机结合的系统整体的医学知识体系。重视医学与人文的结合，并非追求人文而走向迷信。《汉书·艺文志》指出"信巫不信医者不治"，中医是中华文化的瑰宝，是传播中华优秀文化的重要载体，如大医精诚的价值观、医乃仁术与仁者寿的理念、扶正祛邪的治疗法则等，无论是治病还是治人至今仍具有时代意义。

三、人与自然社会相统一的理论与实践

中医学基于人的生命、健康与疾病规律的总体把握，天人合一、形神统一的整体观，人与自然、社会和谐、形体与精神意识统一等理论，有效地指导人们养生保健与防病治病。

四、重视对人"生、长、壮、老、已"的动态生命观和整体平衡观

中医认为"女子七岁，肾气盛，齿更发长。……男子八岁肾气实，发长齿更"，男女生理变化不同，女子以七岁、男子以八岁的周期划分，体现对人的生理病理变化规律的动态把握。当前，儿童用药问题备受关注，中医对儿童生理病理特点的认识，对治疗儿童疾病，具有原创优势。

五、早期干预的理念和个体化诊疗模式

中医学据有司外揣内、治未病的早期干预理念，秉持扶正祛邪、阴阳平衡、调和脏腑的治疗原则，因而有整体调节的治疗优势。在SARS、甲流H1N1、手足口病等突发性疾病诊疗中，中医可以根据病毒侵犯人体的不同反应，通过望闻问切分析病情，早期干预，而且对多原因、多因素导致的慢性病、疑难病，能够在辨证论治指导下有效干预。

六、丰富多彩的中医药疗法

包括中药、单验方、经典名方、中成药等药物疗法与针灸、按摩等非药物疗法，如三氧化二砷治疗白血病、黄连素治疗代谢性疾病、活血化瘀治疗冠心病等，在防病治病中安全有效，是具有原创优势的宝贵财富。

中药的原创优势资源主要体现在四个方面：一是几千年基于实践形成的中药性味功效理论，这是防治疾病的基础。二是基于疾病变化规律形成的经典名方，整体调节与多靶点作用，安全有效。三是中药配伍应用后，产生新的化学成分，形成新作用。四是中药配伍进入人体，经代

谢产生新的治病物质基础。这些是中药原创优势科技资源的不竭源泉。

屠呦呦研究员获得诺贝尔奖，更加坚定了我们传承创新发展中医药的信心与决心，随着中医药健康服务业的全面发展，中药材保护发展规划的实施，中医药必将实现跨越式发展，为人类健康做出更大贡献。

（原载于《光明日报》2015 年 10 月 17 日）

中医现代化发展

中医现代化概念由来已久，早在20世纪40年代，就已经有人明确使用中医现代化这个概念，认为中医现代化就是"应该毫无反顾地去接受新学理与新见解"，说明早在那个时代，中医界就有人主张以开放的胸怀、宽广的视野接纳新科学、新技术。然而几十年来，如何推进中医现代化一直是行业内外关注的问题。未来10～15年是中医发展的战略机遇期，统一认识，抓住机遇，明确方向和目标，全面推进中医现代化，对于中医的可持续发展具有重要意义。

一、中医现代化发展的困惑

近50年来，中医现代化得到全面发展，对中国医疗卫生事业做出了贡献，为保障社会稳定、促进经济建设发挥了重要作用。然而，面对我国经济、社会持续快速发展，生命科学日新月异的形势，持续半个多世纪的关于中医药现代化发展问题，至今争论不休。

20世纪50年代以来，有人提出中医现代化的主要方向是中医科学化。也有人提出，中医科学化的实质是中医西医化，认为中医"落后"于西医，中医"有技术而无科学"，中医不科学，需要改造，提出"中医现代化是用西医的理论来阐释中医的内涵，或者运用诸如数学方法、实验方法、系统科学方法等，对中医学理论进行合理的架构和重建"。对于这种观点，有人旗帜鲜明地指出："中医现代化就是否定中医，是打着现代化的旗号否定中医的优势和特色。"

也有人认为"中医的文化特征是中医现代化的最大障碍，首先应该剥去中医学概念、理论的文化哲学外壳，还原其医学内核，才能将其置于现代科技条件下来研究"；"中医现代化的目的在于把问题提出来，从传统思想的注解方式中开发出一条新途径，使之符合目前现代科学的标准，能够随着科学的发展而发展，与现代医学思想沟通并融合，对整体医学的发展起促进作用"；也有人认为中医现代化是坚持中医学理论体系，遵循自身的固有规律，实行自主发展。

更有甚者把中医事业发展中存在的问题，全部归咎于中医药现代化发展，否认中医发展的现实。

不能评价上述观点是否正确，纵观近50年中医药事业的发展，认真研究中医现代化发展思路，明确发展目标，仍是摆在我们面前的首要任务。

20世纪90年代末科技部、国家中医药管理局主持的《中医现代化科技发展战略研究》中指出，中医现代化"就是按照中医自身发展的规律，满足时代发展的需求，充分利用现代科学技术，继承和发扬优势与特色，使中医药学从理论到实践都产生新的变革与升华，成为具有当代科技水平的医学理论体系的发展过程。"2004年吴仪副总理在全国中医药工作会议上强调指出："要切实推进中医现代化。……要在中医理论的指导下，在不断实践的基础上，借鉴、运用现代科学理论和技术手段，对既有的经验进行系统总结，制订科学的评价方法和技术标准，逐步实现中医诊疗的规范化，促进中医的现代化发展"，这给中医现代化发展指明了方向。

二、中医现代化面临的机遇

进入21世纪，人类对健康的认识和追求发生了根本改变：对健康的要求不仅是避免疾病和伤害，更重要的是要求身心健康和与社会、环境和谐统一的生存质量；医学模式也从单纯"生物医学模式"发展为"生物—心理—社会—环境"模式。这些变化恰恰与中医学所强调的"治未病""天人合一"与"形神统一"理论有着相同的本质。从社会、经济、科学、文化发展的角度看，中医学正面临着前所未有的发展机遇。

（一）政策环境

我国实施的"科教兴国战略"和"可持续发展战略"给中医现代化发展提供了基本的政策保证。在国家中长期发展规划，涉及人口与健康的中长期发展战略研究中，已经十分重视中医药的现代化发展。特别是温家宝总理在第十届全国人民代表大会第三次会议上所作的政府工作报告中，明确提出"积极发展中医药事业"。体现出政府对中医发展工作更加重视，政府投入有所增加，为中医现代化发展营造了良好的政策环境。

（二）科技环境

生命科学是21世纪的前沿科学。顺应"生物—心理—社会—环境"医学模式，立足于整体探求生命和健康的奥秘是生命科学发展的方向。这符合中医理论特色和实践优势。近年来，在我国乃至世界科技界对中医药发展更加关注，国内外许多科研机构，从不同领域、不同角度开始探索中医原理、研究中医理论与技术，为中医现代化发展创造了科技环境。

（三）社会经济环境

"科学技术是第一生产力"的思想，促进了科技成果的转化和高新技术的产业化。国民经济的迅速增长，资源节约、环境友好型经济发展模式，健康需求的增高，农村潜在的巨大健康市场均为我国中医药产业的发展提供了良好的发展前景。重视发展天然药物，为我国具有传统优势的中医药产业发展创造了良好环境。

（四）国际环境

随着中医现代化水平的提高，其特色优势越来越被国际社会所广泛理解、接受和应用，越来越多的国家将重视中医的立法管理和标准化建设，相关国际组织、各国政府、大型医药企业将会广泛开展中医药医疗、教育、科学研究和产品开发，中医药诊疗技术将在世界范围得到更广泛的应用，中医将成为世界医学的重要组成部分，中医现代化必将促进国际化的步伐加快。

（五）特色优势

随着中医的发展和人们对医疗保健需求的增加，中医的特色和优势越来越凸显，如何保持和发扬中医的特色优势，不仅受到行业内的高度重视，而且也引起了行业外及国际社会的广泛关注。发挥中医特色优势是中医发展的需要，也是我国卫生保健事业发展的需要，也是中医现代化的重要内容和目标。

三、中医现代化是历史的必然抉择

中医现代化是中医发展的必然抉择。第一，现代科学技术不断向中医药领域渗透，传统中医必将向现代中医转变；第二，中医学与西医学及其他学科相互渗透，中医学必将逐步融入现代生命科学体系之中；第三，随着我国社会经济的飞速发展，人们对健康的追求不断提高，必将促进中医走向现代化；第四，中医国际化的加深必将加快中医理论、实践与技术的现代化进程。

中医现代化问题也得到党和国家的高度重视，《中共中央、国务院关于卫生改革与发展的决定》指出，"要正确处理继承与创新的关系，既要认真继承中医药的特色和优势，又要勇于创新，积极利用现代科学技术，促进中医药理论和实践的发展，实现中医药现代化"。《中华人民共和国中医药条例》明确规定，"发展中医药事业应当遵循继承与创新相结合的原则，保持和发扬中医药特色和优势，积极利用现代科学技术，促进中医药理论和实践的发展，推进中医药现代化"。国务院副总理吴仪指出，要切实推进中医现代化。中医在诊断治疗、预防保健、养生康复等方面积累了非常丰富的经验，要在中医理论的指导下，在不断实践的基础上，借鉴、运用现代科学理论和技术手段，对既有的经验进行系统总结，制订科学的评价方法和技术标准，逐步实现中医诊疗的规范化，促进中医的现代化发展。

国家中医药管理局立项专题开展"中医现代化发展战略研究"，该项目由中国中医科学院承担，设有"中医理论现代发展战略研究""中医现代化关键技术发展战略研究""中医标准化发展战略研究""中医医院内涵建设与办医模式研究""中医国际发展战略研究""中医现代化人才战略研究""中医知识产权保护战略研究""中医现代化政策保障研究"8个子课题，共有100余名专家参加了该项课题的研究。我作为项目负责人，经过深入思考、广泛征求意见、充分论证，形成基本共识，一致认为：中医现代化就是在新的社会发展条件下，按照中医自身发展规律，有效利用现代科学技术，继承和发扬中医优势和特色，丰富和发展中医理论，提高临床实践能力和水平，使中医在小康社会建设与人类医疗保健事业中发挥更大作用。

四、中医现代化的发展思路、战略重点和主要任务

中医现代化是中医事业发展的重要途径。中医现代化发展，必须把握如下原则：立足中医特色优势，突出发展重点，强调在继承中发展，目的在于发展；要立足传统中医理论，以中医理论、方法、技术、产品和装备的创新为根本发展途径，中医的基础研究、现代适用技术和高新技术研究合理布局，中医、中药协同发展；要在以中医特色、资源和知识产权的优势促进中医药健康经济发展的同时，注意资源的保护，实现人与自然的和谐、可持续发展；要面向人类健康的需求，积极推进中医药走向世界。

我们这一代中医药工作者，承担着中医发展承前启后的责任。一方面，要厘清中医现代化的发展思路，将中医发展引向一条正确道路；另一方面，要在涉及中医现代化过程中的重点领域有所突破，努力实践中医现代化。

（一）发展思路

中医现代化发展应以中医理论的完善和发展为主线，以提高中医科技水平和临床疗效为目标，充分吸纳现代科学技术的理论、方法、手段，以揭示中医药防病治病的科学原理为切入点，遵循"实践—认识—再实践—再认识"的科学发展规律；要以信息化带动中医现代化，以标准化建设促进中医现代化，突出"以人为本"的临床研究，建立多元化的人才培养模式，发展和完善辨证论治体系、技术创新体系、中医评价体系，提高中医对重大疾病的诊疗能力与水平，提高中医药应对突发公共卫生事件的能力，从而使中医药能够为我国的社会、经济发展和人类健康做出更大的贡献。

（二）战略重点

根据中医现代化发展存在的机遇与挑战，以全面提升中医现代化发展能力和质量水平为目标，实施主体战略、创新战略，加快中医现代化进程，促进中医可持续发展。

1.主体战略

必须坚定发展中医信念，强化中医主体发展意识，坚持突出中医特色优势，全面加强中医内涵建设，丰富和完善中医理论及研究方法，不断吸取现代科技成果，发展中医诊疗技术，加强适合中医特点的标准和评价体系建设，提高临床疗效，扩大在医疗卫生保健领域的服务范围，提升中医现代化发展能力和质量水平。

2.创新战略

以提高临床能力为目标，以中医理论的丰富发展与诊疗技术创新为重点，有效利用现代科学技术，完善与多学科融合的现代中医科学技术创新体系，促进中医自主创新，在中医重大科学问题、科学研究方法和关键技术方面有所突破，提升中医现代化发展动力。

（三）主要任务

未来10～15年，中医现代化的主要任务应包括：

1.中医理论与技术的传承和创新

中医理论的发展，要立足主体发展，面向人类卫生保健事业的重大需求和中医自身学术发展的重大需求，从整体论的高度确立中医理论现代发展的战略目标，从中医基础理论和方法论层次，发掘中医学理论的原创优势。对中医历代各家学术思想进行全面系统整理，丰富和完善中医学理论体系，在重大理论问题上与现代科技广泛交融，使中医研究方法上有所突破，促进中医学理论的自主创新，有效指导临床实践。

2.重大疾病及亚健康的防治

以中医优势病种的临床研究为重点，开展中医治疗重大疾病和疑难病症方法和技术的研究，制订和完善中医对慢性疾病和疑难病症的有效综合治疗方案，建立符合中医特点的诊疗与疗效评价体系，提高中医对重大疾病的整体治疗水平。

把对亚健康的干预作为中医发挥优势的重点领域。全面开展中医干预亚健康方法和技术的研究，并在城乡社区医疗卫生保健体系中全面推广和普及，使中医"治未病"的优势得到充分发挥，预防疾病发生，提高国民健康素质。

3.加强国家中医科技创新体系建设

创新是中医现代化发展的动力。加强对国家和地方中医药科研机构的支持力度和国家中医药实验室、国家中医药工程技术研究中心以及研究型医疗机构的建设。同时，要以临床需求为导向，以促进和保持人民健康为动力，调动高等院校、研究机构、医疗机构和企业创新能力，从而建立行业覆盖面广、机制先进、创新能力强的中医药科技创新体系，促进中医创新发展和可持续发展。并将中医药创新体系建设纳入国家创新体系发展规划，得到国家持续高强度的支持。

4.建设适应中医现代化发展的人才队伍

把调整人才结构和提高人才培养质量作为重点，制订人才标准，完善人才评价体系，创新人才激励机制，营造适合人才成长的宽松环境。根据中医发展的需要，优化中医人才队伍结构，实施终身教育制度，造就不同领域的优秀人才，注重临床人才、创新人才、基层适宜人才的多元化人才培养模式，全面提高人才培养质量，建设适应中医现代化发展的人才队伍。

（原载于《中医现代化发展研究》，科学出版社 2007 年 7 月）

科学养生　维护健康

　　养生是中华民族的特有概念，中医养生指遵循生命发生发展规律，以中医理论为指导，采取各种方法保养机体，促进身心健康，达到提高生活质量、预防疾病、延年益寿的目的。

　　几千年来，中医学积累了丰富的养生知识与经验，在《内经》全书的162篇中，有33篇论及养生，如《素问·上古天真论》说"上古之人，其知道者，法于阴阳，和于术数，食饮有节，起居有常，不妄作劳，故能形与神俱，而尽终其天年，度百岁乃去"，强调了顺应自然及饮食、起居、情志调养对养生保健、延年益寿的作用。

　　进入新世纪，随着医学模式转变与人类回归自然和崇尚自然潮流的兴起，医学朝向健康的观念越来越深入人心，全球性卫生工作的战略重心由治疗疾病向提高健康素质、减少疾病发生转移。因此，中医养生的优势更加凸显。

　　《内经》提出的"治未病"这一原创理念，以及由此不断丰富发展的中医养生理论与实践，体现了中华文明动静结合的哲学思维、人与自然和谐的整体理念、个体化形神统一的调养方式以及丰富多样的保健方法和技术，越来越受到世界的瞩目。中医养生不仅在维护中华民族的繁衍昌盛上已经发挥并将继续发挥着重要作用，也为实现卫生工作战略"重点前移"提供思维与创新源泉。因此，深入挖掘研究中医养生宝贵财富，构建中医养生理论体系，丰富和弘扬中医养生理论，既是我们当前的重要任务，也是服务于民众健康的迫切需求。

生、长、壮、老、已是人类不可抗拒的自然规律。如何在有限的生命中，减少疾病发生、延长寿命，这不是仅靠医学能够解决的问题。历史上，除医家之外，道家、佛家、儒家、方士以及其他不同阶层的人群，都会在"养生"名下，探索并实践各自的方法，以达到不同的目的。既有强身健体、减少疾病、延年益寿的期望，也有长生不老、羽化登仙的追求，甚至也有借养生为名，宣淫敛财、施行邪术的恶劣行径。然而，真正形成系统理论，并有大量专著存世，主要是中医养生与道家养生。这两种养生理论的根本区别在于，中医养生追求的健康长寿，而道家养生追求的不死成仙。两种不同的目标，成就了各自不同的养生理念与方法。

近年来，中医养生得到社会的广泛关注，各种食疗、药膳、气功等方面的书籍大量出现，良莠毕集。其中不乏优秀著作，但也存在着中医养生与道家养生混淆，偏离中医理论指导的求新求异方法，甚至不属于中医知识的文献，也打着中医养生的名义，把中医养生盲目过于神化、庸俗化及学术混乱的现象，影响了中医养生理论这一宝贵资源作用的发挥。特别是当某些养生宣传出现偏差或问题时，把责任归罪于中医，严重损害了中医的形象和声誉。

中医学是植根于中华文化土壤中的医学科学，是中华优秀文化传承的重要载体，它既有自然科学的内涵，也有丰厚的人文科学底蕴。中医学在形成发展过程中，深受中国古代儒、释、道等诸家文化的影响。医学史上，有许多著名的跨文化学者，对中医学的发展起到积极的推动作用，亦道亦医者如葛洪、亦僧亦医者如鉴真、亦儒亦医者如陈修园等，不胜枚举。中医学不断从儒、释、道学中吸取精华，丰富自身理论，儒、释、道有些养生内容，成为中医养生理论的重要组成部分。

中医养生学是"研究中国传统保健理论与方法和应用的中医学科"，养生指"根据中医理论，运用调神、导引、四时调摄、食养、药养等方法的中国传统保健方法"（《中医药学名词》）。中医养生理论与实践主张调动人体的自身功能，对内杜绝内伤疾病形成原因，对外防范外邪入侵，有效地实现医疗卫生战略重心前移的目标。把握中医养生的科学内涵，从理论上对中医养生的概念、方法、内容进行系统整理研究，为科学构建中医养生理论体系奠定坚实的基础。

中医古籍养生内容概括可分为三类：一是日常养生，包括趋安避险、顺应四时、饮食有节、起居有常、精神恬淡、小劳无极、养老哺幼等七方面；二是食养药养；三是吐纳导引，包括各种吐纳行气，导引按摩等内容。这三类形成了中医养生理论的基本框架，构成我们编撰《中医养生大成》的主体内容。

中医养生的基本原则主要概括为：天人合一，顺应自然；动静结合，协调平衡；形神统一，身心共养；和调脏腑，阴平阳秘；修身养德，仁者寿。基于以上原则，构建适合自身特点的养生保健模式，运用丰富的中医养生方法和技术，从而使"苛疾不起"，提高生活质量，使人们能在健康自然的状态下，"尽终其天年"，使不同个体达到其最长的自然寿命。

构建适合自身特点的养生保健模式是提高养生质量的关键，坚持中医理论指导，实现个体化的起居规律、饮食调节、情志调畅、适应能力提高、动静结合与形神共养的生活方式以及中医药辨证调理等方法的有机结合，实现不得病、少得病、晚得病、延年益寿的目的。

中医养生理论与实践是中华民族的伟大创造，是独具我国民族特色的优势领域。先进的理念与行之有效的方法，广泛的民众基础和高度的社会认同是传承发展中医养生理论和实践的动力。传播中医养生知识，不可背离科学而将其神化，也不应忽视中医理论指导而使其庸俗化，更不能片面强调文化理念而忽视中医科学内涵。应坚持中医主体发展，深入挖掘、不断丰富养生理论，锐意传承创新其方法与技术，弘扬其精华，致力在服务人类健康中发挥更大作用。

（原载于《中医杂志》2012 年第 12 期）

中医养生的基本原则

中医养生的基本原则可概括为：天人相应、顺应自然是养生的前提和基础；形神统一、形神共养是养生的优势；动静结合、协调平衡是养生的特色；调和阴阳、平衡脏腑、扶正祛邪是养生的核心；修德养身，"仁者寿"是养生的至高境界。根据以上原则，构建适合自身特点的养生保健模式是维护健康的关键。

一、天人相应　顺应自然

中医养生继承了古代哲学思想和中医理论的精华，以"天人相应"的整体观为出发点，注重人与自然环境的协调统一。《灵枢·邪客》："人与天地相应也。"《灵枢·岁露》："人与天地相参也，与日月相应也。"这一思想贯穿《黄帝内经》全书，是指导中医养生的首要原则。

天人相应理论强调人与自然界是一个不可分割的整体。自然界的运动变化，常常直接或间接地影响着人体，而人体受自然界的影响也必然会发生生理上的适应或病理上的反应。人体要保持健康，必须要顺应自然规律，维持人和自然环境的统一。即根据自然界季节、气候、昼夜晨昏等的节律变动，采取不同的养生措施，以达到提高生活质量、延年益寿的目的。

依据天人相应理论指导养生，主要是以一年四季、二十四节气和一日十二时辰为主，结合人体的五脏盈亏，采取相应的措施，自我调摄，提高自身素质和防病能力。

（一）四季养生

顺应春、夏、秋、冬四季气候的变化规律，是养生保健的重要原则。《灵枢·本神》："智者之养生，必顺四时而适寒暑，和喜怒而安居处，节阴阳而调刚柔，如是则僻邪不至，长生久视。"四时养生需根据"春生、夏长、秋收、冬藏"的特点，在生活起居、精神修养、饮食调摄等方面采取相应的措施，做到春夏顺应生长之气以养阳，秋冬顺应收藏之气以养阴。

1.春主生发

春属木，与肝相应，人们要顺应春季阳气的生发以舒肝气，宜"夜卧早起"，"广步于庭，披发缓行，以使志生"。保持心胸开阔，乐观愉快，要力戒暴怒，不宜情绪忧郁。饮食要少食酸敛之品，因多食酸敛之品容易肝气过旺而抑制脾土。宜多食甘辛味的食物，如麦、葱、牛肉、粳米、大枣、花生等，达到补养脾脏、脾土之气的作用。

2.夏主养长

夏属火，阳气旺盛，与心相应。人体要顺应"夏长"之势，"夜卧早起，无厌于日"，避开炎热之时多进行户外活动。要注意调摄精神，调息静心，"使志无怒"，保持心情舒畅，胸怀宽阔。饮食应少食苦味，宜多食酸味，如小豆、桃李等，又如绿豆汤、酸梅汤等均为消暑解渴之品，酸味起到收敛作用，防出汗过多，以固肌表；同时宜多食咸味，补充因出汗多而丢失的盐分，以防汗多损伤心气。

3.秋主收敛

秋属金而通于肺气，秋气有利于肺气清肃下降而司呼吸，阳气开始收敛。从"收"的特点，应"早卧早起，与鸡俱兴"。情绪应尽量排除杂念，保持宁而不躁，敛而不泄，宁静养神。由于秋天宜收不宜散，故尽可能少食葱、姜等辛味之品，适当多食一点酸味果蔬以利肺气。同时应适当食些滋阴润肺之品，如芝麻、糯米、蜂蜜、枇杷、菠萝等，润燥生津，益于健康。

4.冬主闭藏

冬主水而通于肾气，主闭藏，为自然万物封藏之际。宜"早卧晚起，必待日光"，在精神上要保持安静稳定，不受外界因素干扰。冬季是进补强身的最佳时机，时刻关注肾的调养，注意热量补充，多吃些动物性食品和豆类。如羊肉、狗肉、大豆、核桃、木耳、芝麻及萝卜等。可多食粥类，如核桃仁粥、芝麻白糖粥、羊肉萝卜小米粥等，起到补肾填精的作用。

（二）节气养生

二十四节气的记载首见于《淮南子》。太阳从黄经零度起，沿黄经每运行15度所经历的时日称为"一个节气"。每年运行360度，共经历24个节气，每月2个节气。人与自然是一个统一的整体，二十四节气的变化与人体的脏腑功能活动、气血运行息息相关。倘若自然变化违反常度，必将影响人体正常的气血运行，造成脏腑功能紊乱，阴阳失调，极易感邪致病。因此，饮食起居要顺应二十四节气的变化，遵循自然规律，因时调理，达到养生防病的目的。

1.春雨惊春清谷天

立春、雨水、惊蛰、春分、清明、谷雨处于春季三月。春季寒气消退，气候渐暖，万物复苏萌发，气候以风为特点。

立春天无常，应少吃酸性食物，以养肝护肝为主；雨水风拂面，注意调养脾胃，增加运动缓解春困；惊蛰万物醒，应补充水分，宜食能升发阳气的食物；春分已过半，助肾补肝，宜多食用温补阳气的食物；清明花初绽，不宜进补，应多食瓜果蔬菜，低盐饮食预防高血压病；谷雨天渐热，应适度保暖，多食蔬菜调理肠胃降火气。

2.夏满芒夏暑相连

夏季气候炎热，万物生机旺盛，包括立夏、小满、芒种、夏至、小暑、大暑6个节气。

立夏血易滞，控制情绪，低脂、低盐、清淡饮食；小满江河满，宜适度运动，饮食清淡，注意清利湿热；芒种梅雨天，宜清热降火，保证充足睡眠，晚睡早起；夏至阳气旺，应补充水分和维生素，增加盐分的摄入；小暑三伏天，要注意防湿健脾；大暑热最极，清淡饮食，注重养心。

3.秋暑露秋寒霜降

立秋、处暑、白露、秋分、寒露、霜降处于秋季。秋季天气由热转凉进入"阳消阴长"的过渡阶段。

立秋天渐凉，宜多食酸味果蔬，养胃润肺以备秋凉；处暑燥气增，应调整睡眠时间，饮食偏向清凉润肺；白露防秋燥，多食养阴生津的食物，预防呼吸道疾病；秋分夜渐长，应早睡早起，使机体保持阴阳平衡；寒露天转寒，宜食滋阴润燥食物，起居注意保暖；霜降天更寒，应保暖防寒，注意肺的保养。

4.冬雪雪冬小大寒

冬季天寒地冷、万物闭藏，包括立冬、小雪、大雪、冬至、小寒、大寒6个节气。

立冬天初冻，多食热量高的食物，增加维生素的摄入；小雪天阴冷，宜增加户外活动调节心态，多食果蔬；大雪白茫茫，进补好时节，宜适当锻炼，增强体质；冬至过大年，防寒保暖，多吃坚果；小寒阴邪盛，宜食补、药补相结合，以温补为宜；大寒天气寒冷，宜防风御寒，节欲养阳。

（三）时辰养生

《黄帝内经》最早提出适应时辰变化的作息制度，养生学家在此基础上创立了"十二时辰养生法"，清代养生学家称为"十二时无病法"。十二时辰养生的基本理念是天人相应，因时养生，是传统养生的重要方法之一。

十二时辰最早记载于《汉书·翼奉传》，是根据太阳每昼夜绕北极运转一周，对应经过天穹的十二个方位，将昼夜的循环划分为十二个时段，并且以地支命名，称为十二时辰。十二时辰分别为"子、丑、寅、卯、辰、巳、午、未、申、酉、戌、亥"。每一时辰相当于现在的2个小时，每个时辰精确对应着自然界阴阳之气在一昼夜中阳气由升到降、阴气由消到长的变化过程。

十二时辰对应着人体十二条经脉，气血于寅时由肺经流注，卯时流注大肠，依次为胃、脾、心、小肠、膀胱、肾、心包、三焦、胆，丑时流注肝经，再至肺经，周而复始。养生可借天时，结合十二时辰昼夜阴阳变化规律和经络活动规律进行。

子时（23点～次日1点）——胆经当令：《灵枢·营卫生会》云："夜半为阴陇，夜半后而为阴衰。"夜半即子时，子时阴气最盛，此时最需安静睡眠。子时前入睡对防治肝胆疾病和顾护阳气至关重要。

丑时（1点～3点）——肝经当令："卧则血归于肝"，丑时保持熟睡是对肝最好的保护，否则易出现急躁易怒、焦虑、抑郁、悲伤欲哭等情志异常现象。

寅时（3点～5点）——肺经当令：肺主气，朝百脉，寅时深度睡眠有助于养肺。故心肺功能不好的老年人不要急于起床，也不提倡过早晨练。

卯时（5点～7点）——大肠经当令：晨起适当饮温水，有助于大肠传导功能，并可稀释血液，能预防便秘与血液黏稠及血栓等疾病。

辰时（7点～9点）——胃经当令：辰时是脾胃消化功能最强的时

刻，按时早餐，营养物质易于消化吸收，否则易出现消化道疾病。

巳时（9点～11点）——脾经当令：巳时脾脏功能最为旺盛，宜适当饮水，促进体内血液循环和新陈代谢。此时大脑最具活力，是学习工作的黄金时段。

午时（11点～13点）——心经当令：午时一阴生，动养阳，静养阴，此时宜静养，适时午休，不宜剧烈运动。

未时（13点～15点）——小肠经当令："小肠者，受盛之官，化物出焉。"在未时前午餐，有利于小肠受盛化物及营养物质的吸收。

申时（15点～17点）——膀胱经当令：申时宜多喝水，尤其肾和膀胱气化不利的人，多饮水有利于排泄小肠注下的水液及周身的"火气"。

酉时（17点～19点）——肾经当令："肾为先天之本"，酉时宜按时适量晚餐，以助"后天养先天"。且不宜过劳，护肾藏精。

戌时（19点～21点）——心包经当令：心包是心的保护组织，又是气血运行的通道。戌时不宜剧烈运动，有利于气血运行，养护心气。

亥时（21点～23点）——三焦经当令：亥时又称"人定"，为十二时辰中最后一个时辰。三焦通则百病不生，此时安歇睡眠，则阴阳和合，养颜益寿。

季节、节气与时辰养生是天人相应理念在中医养生防病理论和实践的具体体现，"人以天地之气生，四时之法成"，把握自然界的运动变化规律，使人体的生理变化与自然界四季、节气与昼夜晨昏的节律变化相适应，宜行之有理，持之以恒，实现"以自然之道，养自然之身"的养生境界，对提高生活质量、预防疾病与延年益寿具有积极作用。

二、形神合一　形神共养

"形神合一"是中医理论的重要学术思想之一，也是中医整体观的核心内容。《类经》指出："形者神之体，神者形之用；无神则形不可

57

活，无形则神无以主。"形与神是生命的基本要素，一个健康的身体必须是形与神俱。形神合一理论对于养生保健与防病治病有着重要的指导意义。

形，指形体，是指构成人体的脏腑、经络、五体和官窍以及运行或贮藏于其中的精、气、血、津液等；神，指人体的生命活动总的体现，包括人的精神、意识、思维活动等。形神合一，即是形体与精神的结合与统一。在人体，形与神相互依附，不可分离。形是神的藏舍之处，神是形的生命体现。形神合一是生命存在的基础与保证。精、气、神为人身"三宝"：精为基本物质，气为动力，神为主宰，构成"形神合一"的有机整体。

（一）形与神的关系

1.形为神之宅

形为神之宅，即生命的形体是神产生和依赖的载体，神依附于形而存在。中医学将神分为神、魄、魂、意、志，分别归藏于五脏，如《素问·宣明五气》所说："心藏神，肺藏魄，肝藏魂，脾藏意，肾藏志。"五神产生的物质基础是五脏所藏的精气，因此五脏可称为"神之宅"。《景岳全书·治形论》载有形为"神明之宅"。神不能离开形体而单独存在，形为神之宅，形体康健，神的功能才能正常行使。

2.神乃形之主

神是人体生命活动的主宰，神的盛衰是生命力盛衰的综合体现。《艺文类聚》书中提出：养生的根本在于养神。《类经·针刺类》中载："无神则形不可活"，《素问·移精变气论》云："得神者昌，失神者亡。"均说明人体五脏六腑功能的正常发挥，精、气、血、津液的正常运行，情志活动的产生与调畅，均离不开神的统率与调节。神是人体生命存在的根本保证，神乃形之主，形离开神则亡。

形与神相互依存、相互统一，是健康的象征。无形则神无以附，无神则形无以存，形神分离，纵然形骸尚存，但生命已经终结。

（二）形神共养

形神共养是中医养生的精髓。形宜动，神宜静。形动，旨在疏通经络气血，宜"动而中节"、"形劳而不倦"；神静，关键是"恬淡虚无"、"精神内守"。

1.调情志以养神，神明则形安

（1）清心寡欲以守神

清心寡欲，即心不病则神旺，神旺则人自安。先秦时期老子有"无为而无不为"、"平和无欲"的主张，并提出无知无欲、处下不争、知止知足、守虚静的养生原则。这种清心寡欲的养生思想为后世医家所奉行。《内经》强调："恬淡虚无，真气从之，精神内守，病安从来。"刘完素认为"神太用则劳，其藏在心，静以养之"。《养生四要》云："养生之法有四：曰寡欲，曰慎动，曰法时，曰却疾。"告诫人们养生以养心为主，清心寡欲，淡泊从容，则可心情平静，精神内守，有益于健康长寿。

（2）修身养德以宁神

修身养性，即要培养高尚的道德品质和人格，有"德"才能助人为乐，与人为善，与世和谐，方能身心健康。早在春秋时期孔子提出"仁者寿"的养生理论，"修身以道，修道以仁"，"大德必得其寿"。董仲舒在《春秋繁露·循天之道》中阐释："仁人之所以多寿者，外无贪而内清净，心和平而不失中正，取天地之美，以养其身，是其且多且治。"唐代孙思邈《备急千金要方》中提出："德行不充，纵服玉液金丹，未能延寿。"皆说明修身养德对于养生的重要意义，以德助寿，培养高尚的道德情操，塑造美好的心灵，从而能够神志安宁，延年益寿。

（3）怡情养性以畅神

畅神即调畅人的精神情志。历代养生家多主张"诗书悦心，出林逸兴，可以延年。"多借琴棋书画，移情山水以修身养性。古人认为，抚琴、弈棋、写字、作画、品茶、移情山水，能使人赏心悦目，陶冶人的情操，有益于身心健康。抚琴悦心境，弈棋活思维，书画调神气，品茶悟禅理。《老老恒言·消遣》云"幽窗邃室，观弈听琴，亦足以消永昼"，"拂尘涤砚，焚香烹茶，插瓶花，上帘钩，事事不妨身亲之"。明代养生家高濂在其所著《遵生八笺》中，从饮食起居、四时调摄、导引吐纳到琴棋书画、品茶赏花无所不及，书中字里行间充分说明怡情养性对于养生的重要性。因此，循理乐俗，以积极的态度热爱生活，保持愉悦的心态，则可精神舒畅，心静神安。

（4）心态平和以养神

《内经》指出："是以志闲而少欲，心安而不惧，形劳而不倦，气从以顺，各从其欲，皆得所愿。"现代社会的生活节奏越来越快，人的压力越来越大，很多人处于忙碌、紧张、焦虑状态，影响人体正常平和的心境。所以学会调情志、戒妄欲，心胸坦荡，真正做到"恬淡虚无，真气从之"。如果能使自己的心态处在一种平衡稳定状态，就能达到"阴平阳秘，精神乃治"，而"形与神俱，尽终其天年"。

中医认为情志和五脏功能密切相关，五脏主五志。五脏的功能正常则情志变化正常，情志变化太过或不及直接影响五脏的生理功能。如何通过调节情志，保障五脏功能而维护健康呢？可概括为：宽容而不怒，神怡情畅，调肝；不贪而无畏，身正神静，宁心；志远而勿忧，心宽体壮，健脾；勿偏且忌急，体健魄强，益肺；上进而不争，元气旺盛，养肾。常久如此，则阴阳和，五脏安，体健神明！

中医认为：肝喜条达，恶抑郁，怒伤肝，故"宽容而不怒，神怡情畅，调肝"；心主神明，贪婪心动，心神不安，故"不贪而无畏，身正神静，宁心"；脾主思，忧思伤脾，故"望远而勿忧，心宽体壮，健脾"；肺藏魄，《素问·四气调神大论》"秋三月，……天气以急，……使志安宁，以缓秋刑，收敛神气，使秋气平，无外其志，使肺气清……逆之则伤肺。"故"勿偏且忌急,体健魄强,益肺";肾主恐与惊,人心上进,激发元气,过犹不及,无惊恐伤肾之弊,故"上进而不争,元气旺盛,养肾"。

通过调节情志以养五脏,不可急于求成,贵在循序渐进。同时,对脏腑失调引起的情志变化,应及时运用药物或非药物疗法调理脏腑,脏腑和调,则情志自安。从而达到"阴阳平衡"、"脏腑和调"与"形与神俱"的健康状态。

2.饮食、运动与药物以养形,形健则神昌

(1)饮食调摄

人体的气血津液,有赖饮食调养,合理饮食对于养生极为重要。《素问·脏气法时论》中指出:"五谷为养,五果为助,五畜为益,五菜为充,气味合而服之,补益精气。"唐代《食疗本草》中记载了当时常食的瓜果、蔬菜、米谷、鸟兽、鱼虫等对身体的保健作用,为后世的饮食养生奠定了基础。孙思邈在其著作中提出了四宜、二少、四忌的饮食养生原则。四宜即:一宜少食多餐,食不过饱;二宜食勿精思;三进食宜心情舒畅;四食讫宜适度运动。二少即:一少食肉;二少饮酒。四忌即:一忌暴饮暴食;二忌饮浊酒;三忌杂;四忌生。饮食是维持人体生命活动不可缺少的物质基础,是人体气血生化的源泉,各种食物合理搭配,食量适宜,谨和五味,寒温有节,才能使人体营养均衡,脾胃调和,身体康健。

(2)适度运动

《吕氏春秋·达郁》云:"流水不腐,户枢不蠹,动也。"阐释了"形气亦然,形不动则精不流,精不流则气郁"的道理,强调了运动对于身体健康的重要性。传统的运动养生方法如五禽戏、太极拳、八段锦、易筋经等都是着眼于"精、气、神"的锻炼方法,通过调身、调息、调心等方法来调整精、气、神的和谐统一。调心则意念专注,排除杂念,宁静以养神;调息则呼吸均匀和缓,气道畅通,柔和以养气;调身则经络气血周流，脏腑和调，做到"练精化气""练气化神""练神还虚"。同时，运动强体过程中要做到运动适度，"形劳而不倦"，持之以恒，坚持不懈，才能达到预期目的。

（3）中药调理

中药调理是中国传统养生保健的重要内容。我国第一部中药经典著作《神农本草经》，将药物分为上、中、下三品，其中上品药多为服之轻身、不老延年的药物，多能益气养血，滋阴助阳，为养生保健之佳药。晋代葛洪《抱朴子》内篇中记录了常用滋补药物如地黄、茯苓、麦门冬等，对现代养生保健药物的使用有一定的指导意义。清朝赵学敏的《本草纲目拾遗》中记载了921种药物，其中有补益作用的约有90余种，有些首次记载的如冬虫夏草、鲍鱼、海参、鹿胎等至今都有很好的养生保健作用。由于中药养生保健效果确切，毒副作用小，越来越受到民众的重视并得到广泛应用。

中药养生调理的基本原则：因人、因时、因地制宜，辨证分析人体的健康状况，采取相应的调理方法，使身体达到脏腑阴阳平衡、气血调畅状态。运用中药养生，不能千篇一律，应在医生的指导下，合理应用，达到提高生活质量、预防疾病的目的。

三、动静结合　协调平衡

伏尔泰说："生命在于运动"，适当运动是维护健康的有效形式，但不能过分强调"动"而忽略"静"。中医养生倡导动静结合，身心共养，刚柔相济，动以养形，静以养神。形体宜动，须动中有静；心神宁静，宜静中有动。形动有助于神静，神静有利于形动。动静相辅相成，静以养神，动以养形，动静结合是养生保健的最佳模式。

（一）静养神以动形

"静养神"，指以静养神志。常见静养神的方式包括静坐、静立、闭目养神、琴棋书画等，通过精神上的自我控制与调养，摒除浮躁、紧张情绪，使身心获得最佳的宁静、放松、平稳状态。如书法创作，好的书法作品不仅体现在外观上，更要有神采，即形神兼备。在书法创作过程中，需心神集中，心平气和，意守丹田，双腿有根，双臂有动，双目凝神。欲书之时吸气，行笔之时提气，收笔之时呼气，要把握气息与行笔的节律。故有人形容习书犹如纸上太极拳，可舒筋活络，强身健体。

（二）动养形以寓神

动养形的主要方式包括导引、呼吸吐纳、太极拳等，通过形体锻炼，舒筋健骨，来凝神静思，意守入静，以达到形神合一。如太极拳是一项典型的"动中求静"的运动，其一招一式均以各种圆弧动作组成，"以意领气，以气运身"，用意念指挥身体的活动，用呼吸协调动作，是"内外合一"、"形神一体"的内功拳。在打拳时双腿要虚实交替变化，且动作要柔和轻灵，蓄力发劲，刚柔相济，"外示安逸，内益鼓盈"。长期练习太极拳，不仅可使气血流通，强筋健骨，还可潜移默化中使人变得心神安宁，稳健豁达。

形体的"动"在其过程中蕴含着意念的"静"，意念的"静"在形式上往往指导着形体的"动"，动中寓静，静中有动，动养形以寓神，动静结合，形神合一，身心共养，是中医动静养生的精华。

基于形神合一、形神共养的原则，调形养神，使精充、气足、神旺，从而"苛疾不起"，提高生活质量，预防疾病发生，"尽终其天年，度百岁乃去"，达到其最长的自然预期寿命。

四、脏腑和调　阴平阳秘

以"脏腑为中心"的藏象学说，经历几千年的积累与实践，形成完整的理论体系，至今有效地指导着养生保健与防病治病。五脏调和是中医养生理论重要的学术思想之一，也是中医学对人体生命与健康认识的动态观、平衡观和整体观的集中体现。

中医对五脏的认识，不仅指肝、心、脾、肺、肾的解剖结构和生理功能，而且包括五脏与四季、节气及每日昼夜晨昏变化的关系，五脏与神魂意志魄和喜怒忧思悲恐惊七情的统一，以及五脏与六腑、经络、体表官窍的有机联系。五脏调和指导中医养生防病关键是"平和"，是帮助人体处于平衡协调状态。正如《素问·至真要大论》所说："谨察阴阳所在而调之，以平为期。"

五脏调和与年龄、性别、体质的差异以及季节、时间、情志变化等密切相关，故当因人、因时、因地制宜。中医认为女子以7岁为一周期，男子以8岁为一周期，不同周期的年龄段，因其生理变化不同，养生的方法也有差异。如小儿稚阴稚阳之体，易实易虚，宜调理脾胃、补益肺卫，以防外邪侵袭；女子以肝为先天，中老年妇人易血亏，常以补血为要；男子以肾为本，成人肾气多虚，补肾为关键。女子五七阳明脉衰，男子五八肾气衰，是五脏的生理变化，适当调理可延缓生理功能减退的衰老变化，实现养生防老的目的。四季对五脏的影响，皆有偏盛偏衰，结合季节变化调和五脏，基本原则是春夏养阳、秋冬养阴，春夏宜调理肝、心，秋冬要关注肺、肾，长夏关注脾胃之运化。

五脏调和，首先要注重本脏的阴阳平衡，虚则补之，实则泻之，运用药物或非药物疗法，使阴平阳秘而维护健康；其次要注重脏腑之间密切联系，结合五脏之间的生、克、乘、侮关系和脏腑之间的表里关系，分清虚实与表里之间的联系，以治未病理念，先安未受邪之地，所调"见肝之病，知肝传脾，当先实脾"、"疏肝利胆"、"健脾和胃"等，及时调理达到脏腑和调、维护健康而不得病。如怒伤肝，肝旺乘脾，脾虚则水湿内停。因此，一方面要调畅情志，避免怒伤肝；另一方面要健脾益气，以防肝气乘脾。同时根据健康状况的变化，祛除影响健康的相关因素，使五脏与脏腑之间保持动态平衡状态。

五脏调和，应注意饮食、起居、劳逸等方面调理，有利于五脏与机体处于平衡状态。一是饮食宜和五味（酸、苦、甘、辛、咸）、平寒温（温热与寒凉性质）；二是节喜怒（调畅情志），适寒暑（避免寒冷与酷暑）；三是安居处（良好的居住环境），调劳逸（避免过劳和过度安逸）。

从生理上讲，五脏调和则气血和畅，百病不生。五脏调和内涵十分丰富，如《灵枢·本神》所说："故智者之养生也，必顺四时而适寒暑，和喜怒而安居处，节阴阳而调刚柔。如是则僻邪不至，长生久视。"基于五脏调和的原则，维护五脏形态完整、功能协调、气机调畅，从而"僻邪不至"，提高生活质量，预防疾病发生，使人们在健康自然的状态下，"长生久视"，享受身心健康的天年之乐。

五、扶正祛邪　以平为期

杜牧曾在《书怀》中写道："只言旋老转无事，欲到中年事更多。"古时如此，今时亦然。中年是人生承前启后的阶段，又是一个家庭赡老抚幼的中坚力量，生理上也是由盛转衰的变化阶段。《素问·阴阳应象大论》："年四十，而阴气自半也，起居衰矣。"《灵枢·天年》："四十岁，五脏六腑，十二经脉，皆大盛以平定，腠理始疏，荣华颓落，发颇斑白，平盛不摇，故好坐。"强调人到中年是由鼎盛时期走向衰老的关键阶段，故《景岳全书》有"人于中年左右，当大为修理一番，则再振根基，尚余强半"之说。因此，中年人更需注重养生，如《素问·阴阳应象大论》云："知之则强，不知则老，故同出而名异耳。智者察同，愚者察异，愚者不足，智者有余，有余则耳目聪明，身体轻强，老者复壮，壮者益治。"掌握必要的养生知识并及早调养，不仅能保持中老年健康，还能延年益寿。

中医认为预防疾病和延缓衰老的关键在于"内因"，而此"内因"指的是人身之正气，即"正气存内，邪不可干"。而肾气又是一身正气之根本，故中医养生的基本原则，就是如何保持人体内肾气充盛以及延缓肾气的衰减过程。《素问·上古天真论》指出："女子七岁肾气盛，齿更发长……五七阳明脉衰，面始焦，发始堕；男子八岁肾气实，发长齿更……五八肾气衰，发堕齿槁。"明确指出人体生长和衰老的过程中肾气起着决定性作用。肾气充盛，五脏六腑才能正常运作，人才能健康长寿，反之则多病而早衰。

人到中年，肾气始衰，肾气不足，则正气必虚。《灵枢·百病始生》云："风雨寒热，不得虚，邪不能独伤人，此必因虚邪之风，与其身形，两虚相得，乃客其形。"其中"两虚"指的是虚邪贼风与人体正气之虚。病因虽在邪气，但根本在于正气不足。正不胜邪，则出现亚健康或疾病。故扶正祛邪是中老年人养生保健的关键。

扶正祛邪，既是中医主要治则之一，又是针对中老年生理变化确立的养生保健的基本方法。正与邪分别指正气和邪气。正气是指维持人体五脏正常生理功能，以及抗病和康复能力。《丹溪心法》云："人以气为本，气和则升降不失其度，出入不停其机。气血冲和，百病不生，一有怫郁，诸病生焉。"扶正即扶助正气，增强体质，提高机体的抗病与康复能力。正如朱丹溪所云："善用兵者，必先屯粮，善治邪者，必先养正。"邪气泛指各种致病因素，包括六淫（风寒暑湿燥火）、疠气、七情（喜怒忧思悲恐惊）内伤、饮食不节、劳逸失度、外伤、诸虫以及体内继发产生的病理产物，如痰饮、瘀血、结石等。祛邪即祛除邪气，消除病邪的侵袭和损害、抑制亢奋有余的病理反应。从广义上理解，"正"是人体阴平阳秘的生理状态，"邪"是导致人体阴阳失和的一切因素。扶正是通过各种方法使人体恢复阴阳平和的常态，祛邪是祛除一切引发阴阳失和的因素。正如张仲景所言："阴阳自和者，必自愈。"

扶正适用于各种虚证，所谓"虚则补之"，其方法可以是益气、养血、滋阴、温阳、填精、生津以及补养五脏的阴阳气血等。治疗方法有中药汤药、中成药与针灸、推拿、食疗和形体锻炼等。祛邪适用于各种实证，所谓"实则泻之"。其方法包括理气、活血、化痰、散寒、清热、祛湿、泻下等。调理方法多种多样，如《素问·至真要大论》云："谨守病机，各司其属，有者求之，无者求之，盛者责之，虚者责之，必先五胜，疏其血气，令其调达，而致和平。"

疾病的发生是阴阳平衡失调的结果，根据邪正盛衰消长，决定治疗的主次，扶正不留邪，祛邪不伤正，通过扶正祛邪对人体进行"调理"，可以是扶正以祛邪，也可祛邪以扶正，抑或扶正祛邪同用，补其偏衰，损其偏盛，使身体达到阴阳平衡的状态。正如《素问·至真要大论》所说："谨察阴阳所在而调之，以平为期。"

六、医乃仁术　仁者寿

随着社会进步与经济发展，中国走向国富民强的道路。然而不仅在中国，世界范围内的道德、诚信缺失，腐败现象充斥到各个领域，医疗卫生行业药品回扣、追求效益的过度诊疗等现象屡见不鲜。这些现象给每个有良知的人打下痛心的烙印。

中医学蕴涵着丰富的中华优秀文化，是人文与生命科学有机结合的系统整体的医学知识体系。中医学在理论形成和实践发展过程中，不断融入或汲取了几千年中华文化中儒、释、道的精华，把儒、释、道先进理念和人体生命现象有机结合，形成以哲学、人文与生命现象以及防病治病规律有机结合的理论体系。

中医学对医学的定位，认为"医乃仁术"，中医学不单纯是一门医学科学，更重要的是仁者爱人的一门学科。这一定位就要求中医人才培养必须是精英教育，学习中医的人要有奉献、仁爱精神，这是对医者的基本要求，也是从业的最低标准。也就是说作为医生特别是中医，治病救人是自己的神圣职责，是义不容辞的责任。应该把仁爱精神融入从业的岗位中去，在中医行业，恪守这种职业道德，看病不为金钱的医生很多，我的博士导师、国医大师张琪教授1922年生，已90多岁高龄，仍坚持查房出诊为民众诊病疗疾。张琪老师一生没有把金钱放在第一位，而是把"仁爱"这种职业道德奉献终生，这就是我们中医人的榜样，榜样的力量影响着一批批学生的不懈追求。正是由于这种仁爱精神，使医生得到了患者的信任，可以说仁爱精神是医生成才的动力。无论医生有多少知识和多大能力，如果没有患者，医生也不可能存在。大量的患者给我们医生提供了锻炼、实践与提高的机会，应该说是患者为医生提供丰富的资源，只有通过大量的医疗实践，才能成为名医、大医。所以仁爱和奉献精神是医生成才的不竭动力。

倡导"大医精诚"，是中医医生的终生追求，"大医精诚"的道德伦理观应该赋予它现代含义，"大医精诚"是医生毕生追求的目标，也是一个医生的信仰。谈到"信仰"和"伦理"在中医体现的是"大医"，就是名医，他所追求的是医德的高尚、医术的精湛。医术精湛不一定医德高尚，或医德高尚也不一定医术精湛，只有高尚的医德和精湛的医术相融合才能成为名副其实的"大医"。

中医这种职业道德和伦理观给我们的启示是什么？第一，治病救人的医生和教书育人的教师，是至高无上的神圣职业。医学和教育行业的学生应该是精英教育，选人育才至关重要。育人与治人的过程与人的身心息息相关。尽管现在社会对教师的尊重，对医生的尊重有所滑坡，但是作为医务工作者首先要弘扬"大医精诚"的职业精神，在这个过程中才能够成才。在全国政协我曾提案"医学教育应该是精英教育"，就是应该选择热爱医学事业、有无私奉献精神、能够毕生为民众健康服务这种理念的人才，才能够培养出真正的德才兼备的优秀医生。

第二，医疗实践，既是提高医生道德修养与诊疗技术的有效途径，又是构建和谐医患关系的基础。在医疗实践中，医生对患者的了解、理解，甚至对患者的仁爱，真正理解患者的病痛，才能在仁爱中，把医疗技术传送给病人，促进病人的身心健康。在这个过程中我们体会最深的，作为中医很少有医患关系紧张状况。医患关系紧张的因素是多方面的，起码现代医学诊疗模式与缺少人文关怀是其原因之一。现代诊病模式的变化不是望、触、叩、听的灵活应用，而是给求诊者认真地仪器设备检查，主要靠现代诊断技术而缺少对病人发病、病情的详细分析。我的一个同学来北京看病，希望找一个好医院给她确诊，其病情就是经常无明显原因的腹痛。她两天花了近万元，换了三个医生挂号，每个医生挂号费300元，没有一个医生问她肚子什么部位疼痛，疼痛的特点与持续时间等。而是先告诉她去做超声、CT、PET，查完之后被告知还没验血，还需空腹，明天早上来验血等等。最后她的印象是怨恨医生。这种诊病模式，就是过分依赖现代诊断技术，而缺乏医生的诊断思维与人文关怀，这种诊疗模式和中医望、闻、问、切的四诊合参、综合分析及人文关怀越来越远。实际上西医望、触、叩、听也很细致，也强调诊病过程的人文关怀，但应用的越来越少，这种人文关怀的缺失导致了医患关系的紧张。中医主张"大医精诚"，一个医生从诊法、收集病情到辨证论治，理法方药有机统一，有效实现了以人为本的个体化诊疗模式。

第三，致力医生与社会公民道德伦理的共同提高。在推进社会文明进步过程中，它应该发挥中医学伦理道德观的积极作用。中医学是弘扬中华优秀文化的重要载体，恰恰在防病治病过程中，能把优秀文化传承发扬下去，更重要的是能通过诊病治病过程使中华优秀文化得到有效传播。

"仁者寿"，在仁义道德的治病救人过程中，高尚的医德、宽阔的胸怀、包容的心态构建了养生长寿的基础。历史上乃至今天诸多名医长寿的实例不胜枚举。

"医乃仁术"成就了一批批大医名师，"仁者寿"形成了许多名医长寿的佳话。医者身心健康与延年长寿的率先垂范，对养生保健的社会影响具有鲜明的示范作用。

七、构建适合自身特点的养生保健模式

在"治未病"、"天人相应"、"形神统一"理念的指导下，中医养生保健非常注重影响人体健康的内在因素的调整，充分调动人的主观能动性，重视激发人体的内在能力。由于先天禀赋有强弱，饮食气味有厚薄，方位地势有差异，贫富贵贱苦乐各不相同，从而导致个体健康综合因素差异。因此，构建适合自我的中医养生保健模式，充分利用人体自身健康资源和动力，因人制宜，有利于不得病、少得病、晚得病，这对于21世纪人类健康的可持续发展和我国人民健康保障都具有非常重要的意义。

中医学在数千年的发展历程中，确立了"以人为本"的理念，从整体、动态、个体化层次掌握和调控人体生命活动，形成了丰富多彩的养生保健手段，所以构建适合自我的中医养生保健模式，一方面应重视自我先天遗传因素与寿夭的密切关系，另一方面应积极发挥自我的主观能动作用对健康产生有益的影响。主要包括自我的精神修养、饮食调养、药物养生、体质养生、环境养生等几个方面。

精神修养是指通过调节人的情绪及心理活动，以使身心健康的养生方法。应遵循《内经》"恬淡虚无"、"精神内守"的养神方法，通过自我的怡养心神，调摄情志、调和生活等方法，从而达到保养身体、减少疾病、增进健康、延年益寿的目的。

中医学认为食物与药物一样，具有寒热温凉、补泻滑涩、润燥升降等性质，因而根据自我身体状况取舍食物，是饮食调养的基本原则。如体胖者宜粗、宜蔬、宜少；体弱者宜补、宜精。体偏寒者宜多进温热性

食品而忌过食寒凉之物；阳热偏盛，易生疮疖者，宜食寒凉滑润食品而忌食辛热燥涩食物。儿童正当成长发育时期，食肥饮甘以助其生，但忌性质过烈、过于黏腻之物。妇女经期宜食平和之品，忌食大凉、大热、大腻之物。地居温湿环境，宜食稍辛凉、辛燥之品，忌收敛、黏滞；地处高寒，宜食厚味温热，忌过用寒凉。春季宜食助生发之气者；冬季宜食甘温补益忌过用寒凉；夏季宜清淡为主；秋季宜爽滑平和。

药物调养是在中医理论的指导下，经过长期的养生防病的医疗实践总结出来的养生方法，主要是通过合理运用中药来平衡阴阳、和调脏腑、扶正祛邪达到养生保健的目的。根据自我的健康状况，有目的地选择中药养生。一般中药主要分为气血双补类、健脾益胃类、宁心安神类、补肾填精类、阴阳双补类等。自古道："是药三分毒"，所以在进行药补时，必须遵循虚则补之、辨证进补、顾护脾胃的原则。

体质是指人体秉承先天遗传、受后天多种因素影响，所形成的与自然、社会环境相适应的功能和形态上相对稳定的固有特性。体质如何，影响着健康状况，决定着对于某些疾病的易感性，也决定了患病后的反应形式以及治疗效果和预后转归，所以体质对每个人来说都非常重要。体质不同，养生方法也不同。人的一生有幼、长、壮、老各个阶段，男女性别不同，生理也有差异。体质养生就是顺应体质的稳定性，优化体质的特点，改善体质的偏颇，所以应该根据各人不同体质情况，采取四时调摄、饮食调节、怡养性情等针对性的养生保健措施。

环境养生，一是指通过合理地选择、利用适宜自我的地理、气候、个人居住的自然环境，以保健防病的养生方法；二是指使个人能与社会政治、经济、制度、文化等达到适宜、稳定、和谐状态的社会人文环境养生方法。由于每个人都生活在特定的自然环境和社会环境之中，因而在养生时，要充分考虑到不同地域的地理及自然环境以及社会人文环境，选择相应适宜的养生方法，使人与自然及社会的关系达到和谐统一。

总之，构建适合自我的中医养生保健模式就是在关注客观因素在维护健康中作用的同时，因人制宜，充分发挥个体的主观能动性，达到增强体质、预防疾病、延年益寿的目的。

（北京尼山世界文明论坛的主题演讲，2013 年 10 月 12 日）

中医养生与治未病

中医药在长期的实践中形成了维护健康、抵御疾病独特的理论体系与有效方法和技术，至今在人类健康事业中发挥着重要作用。

一、人类健康理念逐渐向中医"治未病"的诊疗思想转变

人们的健康需求更注重生存质量和预期寿命。中医学"以人为本"、"天人相应"、"形神统一"的健康观念以及"治未病"的主导思想和养生保健方法能够更好地适应这种健康需求的转变。

医学模式正由生物医学模式转变为"生物—心理—社会—环境"医学模式。疾病谱的改变、化学药品的毒副反应、药源性疾病、医源性疾病的日益增多以及新发流行性、传染性疾病的不断出现，中医更凸显优势。诊疗技术的快速发展，使得医疗费用日趋高涨，为减少医疗保健费用的巨大投资，各国的医疗保健策略逐渐从以疾病为主导向以健康为主导转变，我国也提出了从"治疗疾病"向"预防疾病"重点转变的"前

移战略"，这种健康维护理念的变化与中医"治未病"的主导思想息息相关。

二、中医"治未病"理论与方法将引领"健康维护"的方向

中医学在长期的发展过程中形成了较为完整的预防学思想和有效的防治原则。早在《黄帝内经》中就提出了"上工治未病"的理念。中医"治未病"的预防学思想，包括未病先防、既病防变和愈后防复。未病先防，中医学既强调在疾病未发生之前调摄情志、适度劳逸、合理膳食、谨慎起居，并倡导气功、太极拳等有益身心健康的健身方法，同时强调可以运用针灸、推拿、药物调养等方法调节机体的生理状态，以达到保健和防病作用，提高人们的整体健康水平与生活质量。既病防变，是指早期诊治，根据人体阴阳失衡、脏腑功能失调的动态变化，把握疾病发生发展与传变规律，以防止疾病的发展与传变。在疑难性疾病及慢性病治疗中，采取积极的干预措施，达到阻止疾病进展的目的。如中医药在防止冠心病等心血管病向心衰的演变、减少糖尿病并发症的发生以及延长肿瘤病人的生存时间、改善生活质量等方面都具有一定的优势。愈后防复，是指疾病初愈时，采取适当的调养方法及善后治疗，防止疾病复发，是中医理论中的重要组成部分，向来为历代医家所重视，一直有效地指导着临床实践。

发挥中医学特色和优势，以"治未病"为核心，重视亚健康干预，将慢性非传染性疾病控制在发生之前、传染病控制在感染前，才能有效地提高民众健康水平，促进和谐社会的建设。

（原载于《人民日报》海外版 2007 年 1 月 11 日）

治未病与亚健康防治

随着经济发展和社会进步，人们对健康的追求也越来越高。与此同时，对于健康的认识，也发生了根本性变化。1984年世界卫生组织在其《宪章》中提出了健康新概念："健康不仅仅是没有病和不虚弱，而且是身体上、心理上和社会适应能力上三方面的完美状态。"1990年世界卫生组织在健康定义的阐述中又提出了道德健康的概念，就是指不能损害他人利益来满足自己的需要，能按照社会认可的道德行为规范准则约束自己及支配自己的思维和行为，具有辨别真伪、善恶、荣辱的是非观念和能力。在如何维护健康方面，世界卫生组织在2000年提出了"合理膳食，戒烟，心理健康，克服紧张压力，体育锻炼"等促进健康准则。由此看出，人类对健康的认识在不断提高，朝向一种整体的、积极向上的健康观念，这种健康观念的变化，是与社会、经济发展以及人类生活水平同步的。正是在这样的背景下，人们在强化预防疾病和维护健康观念过程中，衍生出介于健康与疾病的中间状态，即"亚健康"。

亚健康（Sub-health）概念由前苏联学者提出。20世纪80年代中期，苏联学者N.布赫曼教授以及后来的许多专家学者通过研究发现，人体确实存在着一种非健康非患病的中间状态，人们把这种状态称为亚健康状态，也称病前状态、亚临床期（sub-clinic）、临床前期、潜病期等。

虽然亚健康是介于健康与疾病的中间状态，机体无明显疾病，但是人体却呈现活力降低，适应力下降并伴随一系列不适症状的状态。据我国抽样调查结果显示：亚健康人群约占我国总人口的60%，其中主要以中年群体居多，约占48%~50%。亚健康状态在城市居民、青年学生、知识分子、机关干部和军人中普遍存在。据统计，我国目前在高级知识分子、企业管理者中亚健康状态的比例高达70%。

亚健康状态的发展趋势主要有两方面：一方面，如果机体长期处于亚健康状态而忽视调理，就可能导致疾病的发生；另一方面，通过合理的干预，就能使机体恢复健康状态。因此，亚健康的防治对于维护人类健康具有极其重要的战略意义。

中医学倡导"上工治未病"，十分注重人与自然、环境、社会的和谐统一，注重情志等因素对人的影响，强调整体观念、辨证论治，主张"未病先防"和"天人合一""形神统一""动静结合"等医疗卫生保健思想。这些理论恰恰与人类健康观念的变化以及医学模式的转变相适应。因此，中医学"治未病"对于亚健康的防治具有独特优势。

一、中医学"治未病"思想是干预亚健康的基本原则

预防是医学的首要原则。中医学在长期的发展过程中形成了较为完整的预防学思想和有效的防治原则。中医学"治未病"包括未病先防、既病防变和愈后防复，是干预亚健康的基本原则。一方面，通过养神健体，防止亚健康的发生；另一方面，可以对亚健康早期干预，阻止其向疾病转变，同时对疾病痊愈后进行有效干预，防止复发。

未病先防，即在疾病未发生之前，采取各种措施，做好各种预防

工作，以防止疾病的发生。"正气存内，邪不可干"，中医学既强调在疾病未发生之前调摄情志、适度劳逸、合理膳食、谨慎起居，并倡导气功、太极拳等有益身心健康的健身方法，同时强调可以运用针灸、推拿、药物调养等方法调节机体的生理状态，以达到保健和防病作用。中医学的养生之道不仅能预防亚健康的发生，还可增强体质、提高生活质量与整体健康水平。对于预防亚健康的发生具有积极的意义。

既病防变，是指早期诊治，并掌握疾病发生发展的规律及传变途径，以防止疾病的发展与传变。由于亚健康处在健康与疾病的中间状态，因此，防止其向疾病转变对预防疾病，维护健康具有重要意义。中医学可以在"治未病"思想的指导下，根据证候特点判断亚健康可能的发展方向，并采取积极的预防措施，从而达到阻止其向疾病转变的目的。

愈后防复，是指疾病痊愈后，采取适当的调养方法及干预措施，防止疾病复发。中医学对于急性病愈后防复以及慢性病、疑难病病情缓解后防复或术后提高生活质量均能发挥重要作用。

二、中医学整体观念和辨证论治为干预亚健康提供了理论基础和实践方法

整体观念和辨证论治是中医学理论的基本特点，也是中医理论的精髓。从整体的角度认识健康和疾病与准确的辨证是中医取得疗效的关键。

（一）整体观念是从整体认识亚健康的理论基础

中医学非常重视人体自身的完整性及其与外界环境的统一性，认为人体是以五脏为中心通过经络将脏腑、肢体、官窍等联结而成的有机整体。构成人体的各部分之间，在结构上不可分割，在功能上互相协调，在病理上相互影响。健康是人与自然、社会协调以及自身阴阳动态平衡的结果，是"阴平阳秘"、"形神统一"的状态。亚健康虽然症状表现

繁多，但总体而言是阴阳失衡、脏腑功能失调为主的人体功能状态异常。中医学从整体出发，采用"司外揣内"的诊断方法，判断人体的整体功能状态，大大超越了人体生理解剖学所限定的范围，形成了独特的生理和病理理论体系——既重视发病的脏腑，也重视脏腑之间及脏腑与经络和形体官窍的联系，这种整体观可以将看似毫无联系的诸多症状统一起来，对于全面了解亚健康各种症状之间的内在联系，进行有针对性的临床治疗具有指导意义，可以有的放矢，提高干预的效果。

（二）辨证论治是干预亚健康的有效实践方法

防止亚健康向疾病转化对于提高健康水平具有重要意义。然而，由于亚健康没有明显的病理变化，尚未达到疾病状态，致使西医无法采取针对性的干预措施，而只能采取改善睡眠、增强免疫系统功能、抗疲劳、抗抑郁等缓解单一症状的方法。相比之下，中医辨证论治的方法在干预亚健康的过程中则能发挥非常积极的作用。

辨证论治是从整体出发，着眼于人体的异常感觉和异常特征，通过对不同症状的分析、综合，来推测原因、性质与部位，并概括、判断为某种性质的证候，根据证候的性质进行针对性的治疗。这种独特的诊治方法，在无明确病因的症状出现开始即可进行治疗，而无须等到病理指标出现阳性改变才进行治疗，能够对亚健康状态进行及时而有效的干预，阻止其向疾病方向转变。可以说，中医这种辨证论治的诊疗方式，为干预亚健康提供了有效的调理方法。

亚健康是多种因素作用于不同个体的结果，其临床表现多种多样；同一个体的证候表现也因时间与环境的改变而不断变化。中国中医科学院临床评价中心对北京地区1828名亚健康人群调查表明，证候频数出现4次以上的共72种，证候频数1～3次的114种，说明亚健康证候分布非常广泛。辨证论治的个体化诊疗模式能动态地把握不同证候以及同一证候的不同阶段的特点，适应对亚健康认识和干预的要求，辨证论治是诊断与干预亚健康的有效模式。

辨证论治的理论与实践对亚健康的干预具有明显的优势，因此，发挥中医优势，早期有效干预亚健康，对于慢性非传染性疾病控制在发生之前、传染病控制在感染前，提高人们的健康水平具有积极意义。结合我们临床体会，亚健康常见有以下10种证候。

心脾两虚证：常见心慌气短、失眠多梦、记忆力减退，食欲不振、腹胀便溏，或头昏头晕、周身乏力、面黄或淡白，舌淡苔白、脉细等。可用人参归脾丸，按说明服；也可每日用黄芪10克、黄精10克，泡水内服。

心阴虚证：常见心慌心烦、失眠多梦、口干咽干、形体消瘦、两颧潮红、手足心热、午后或夜间低热、盗汗，舌红少苔、脉细数等。可用天王补心丹丸，按说明服；或每日用西洋参6克、麦冬10克，泡水内服。

肝郁气滞证：常见胸闷、善长叹息、情志抑郁或心烦易怒、或咽部异物感、妇女可见经前乳房胀痛、或月经不调，舌暗红苔白、脉弦等，症状轻重与情志变化关系密切。可用柴胡疏肝丸，按说明服；或每日用玫瑰花10克、炒麦芽15克，泡水内服。

肝郁脾虚证：常见胸闷、善长叹息、胁肋窜痛、情志抑郁或心烦易怒、不欲饮食、腹胀或便溏、或腹痛欲泻、泻后痛减，舌暗红苔白、脉弦等。可用逍遥丸，按说明服；也可每日用炒麦芽15克、白芍10克、黄芪10克，泡水内服。

肝阳上亢证：常见眩晕耳鸣、头目胀痛、面红目红、急躁易怒、口干舌燥、或失眠多梦、腰膝酸软，舌红、脉弦有力等。可用天麻钩藤颗粒或杞菊地黄丸；也可每日用决明子10克、菊花10克，泡水内服。

肝胆湿热证：常见胁肋胀满、烦躁易怒、口苦口黏、头胀耳鸣、或脑鸣、目红多眵、大便不爽，舌红苔黄腻、脉弦滑等。可用龙胆泻肝丸，按说明服；或可每日用芦荟6克、黄芩10克，泡水内服。

脾气虚证：常见不欲饮食、口淡乏味、腹胀满、便溏或腹泻、倦怠乏力、气短、面黄或眼泡浮肿，舌淡苔白、脉弱等。可用香砂六君子丸或参苓白术散，按说明服；或用白人参5克、山药15克，泡水内服。

肺阴虚证：常见干咳无痰或痰少而黏、咽痒、或声音嘶哑、颧红、形瘦、手足心热、午后或夜间低热、盗汗，舌红少苔、脉细数等。可用养阴清肺丸，按说明服；或用麦冬10克、川贝母3克，泡水内服。

肾阴虚证：常见腰膝酸痛、足跟痛、头晕耳鸣、手足心热、咽干颧红、盗汗、尿少而黄，舌红苔少、脉细数等。可用六味地黄丸或知柏地黄丸；或每日用女贞子10克、旱莲草10克，泡水内服。

肾阳虚证：常见腰膝酸软、足跟痛、耳鸣或听力减退、脱发、精神不振、或周身无力、四肢不温、怕冷、尿频量多，舌淡苔白、脉沉无力等。可用金匮肾气丸或右归丸，按说明服；或每日用枸杞子10克、肉苁蓉6克，泡水内服。

除以上方法外，治疗亚健康还可综合运用中医药其他方法，如针灸、按摩、刮痧、导引等，有利于控制亚健康向疾病发展、保持最佳的健康状态。

三、中医个体化诊疗是诊断与干预亚健康的有效模式

不同的个体，由于体质、生活环境等内外因素的不同导致其生理特征、病理变化也不尽相同。因此治疗也应"因时、因地、因人制宜"。个体化诊疗即是在突出个体特征的临床诊断基础上采用与其相应的个性化治疗方法。中医学的辨证论治是一种典型的"个体化诊疗"方法。

中医学重视体质在发病中的作用。在《内经》中就有依据病人的体质属性进行诊治的记载。从健康到亚健康再到疾病，体质因素的影响不可忽视。各种体质类型包含的相对稳定的阴阳偏颇是亚健康状态时阴阳失调的内在依据。同时，由于体质的不同导致机体亚健康的转归也不尽相同、发病情况各异。因此，采用辨证论治的个体化诊疗模式，对不同体质进行综合考虑，制订不同的干预方案，对于亚健康的治疗大有裨益。

个体化诊疗模式有利于对亚健康的不同证候表现进行诊断治疗。由于亚健康是多种因素作用于不同个体的结果，其临床证候表现也多种多样；同一个体的证候表现也因时间与环境的改变而不断变化；辨证论治的个体化诊治能动态地把握不同证候以及同一证候的不同阶段的特点，适应对亚健康认识和干预的要求，因此可以说，中医个体化诊疗是诊断与干预亚健康的有效模式。

四、丰富多彩的自然疗法为亚健康的干预提供了多种有效途径

中医学的优势不仅仅体现在治疗疾病上，还体现在通过多种手段调整机体的失衡状态，使机体恢复阴阳平衡，防止疾病的发生。在长期的临床实践中，除以中药方剂调理外，还形成了针灸、推拿、气功、导引、食疗等多种适合不同要求的调治方法。如药物调养是长期服食一些对身体有益的药物以扶助正气，平调体内阴阳，从而达到健身防病益寿的目的。其对象多为体质偏差较大或体弱多病者。前者则应根据患者的阴阳气血偏颇而选用有针对性的药物，后者则以补益脾胃、肝肾为主。推拿，是通过各种手法，作用于体表的特定部位，以调节机体生理病理状况，达到治疗效果和保健强身的一种方法。针灸疗法，则是通过针刺手法或艾灸对穴位的特异性作用，通过经络调节使人体气血阴阳恢复平衡，从而发挥治疗作用和保健防病效能。这些丰富多彩的自然疗法，在"治未病"、养生保健中发挥着重要作用，也为防止亚健康向疾病转化提供了多种有效的防治手段。

五、发挥中医"治未病"优势，有效干预亚健康的战略意义

目前，世界上老龄化问题日趋严重，疾病负担不断加重，新发传染病

对人类构成很大威胁。健康问题对全球经济和社会发展的影响越来越大。

在我国，虽然在疾病控制、现代医学和中医学研究、健康产业等方面取得了巨大成就，但人口老龄化加速，艾滋病、病毒性肝炎等新老传染病和恶性肿瘤、心脑血管病等慢性非传染性疾病威胁日趋严重等问题，严重影响着我国社会经济的发展和人民健康水平的提高。

面对这种情况，采取从以疾病为主导向以健康为主导转变的医疗保健策略，发挥中医学特色和优势，以"治未病"为核心，重视干预亚健康，将慢性非传染性疾病控制在发生之前、传染病控制在感染前，才能有效地提高人们的健康水平，保障医疗卫生保健事业的稳定、可持续发展。

中医"治未病"的理论与实践对亚健康的干预都具有明显的优势。把对亚健康的干预作为中医发挥优势的重点领域，深入挖掘中医"治未病"理论，全面开展中医"治未病"方法和技术的研究，建立"治未病之人"健康保障体系，对于预防疾病发生、提高国民健康素质，完善具有中国特色的医疗卫生保健体系具有重要的战略意义。

（太平洋健康峰会高层论坛上的主题报告，2007 年 10 月 15 日）

从养生角度认识睡眠

睡眠是人类生命活动的重要组成部分，睡眠时间与质量影响着人体的健康状况，乃至引起疾病，或者是多种疾病的临床表现。中医把睡眠作为人体阴阳变化的状态反应，认为"阳入于阴则成寐，阳出于阴则寤矣"，强调睡眠和人体生命规律与自然界变化的和谐统一。

睡眠时间的长短，不同的年龄要有不同的睡眠时间，如青少年应多睡，每天睡眠时间不少于8小时，以白天精力充沛为佳；中年人要适当睡眠，睡眠时间不少于7小时，以白天无疲劳感为宜；老年人要睡好，一般不少于6小时，白天无困意为度。睡眠的时间，中医注重子午觉，子时（夜23～1时）和午时（中午11～13时）入睡是睡眠最佳的时间，有助于提高睡眠的质量；"甲子夜半少阳起"，夜半子时是阴阳交会之时，子时入睡有利于深度睡眠而保障质量；午睡时间不宜长，一般不超过半个时辰（1小时），以利于保养精气而不影响晚间睡眠。

中医认为提高睡眠质量要与24小时人的生命规律相适应，上午精力充沛，应思考全天工作，适当运动；午后尽量逐渐安静；晚上应该以静为主，少思考、少活动，对安静入睡具有积极作用。

季节不同睡眠时间有不同要求，如春、夏季节要夜卧早起，秋季应早卧早起，冬季宜早卧晚起，使人体变化与季节变化相适应。

饮食对睡眠的影响，强调"胃不和则卧不安"。如晚上尽量少吃辛辣或不易消化的食物，有"晚上吃姜赛过砒霜"之说，实际上是主张晚间少吃刺激性食物，使人体气血处于平和状态，有利于安静入睡。临睡前适当喝一杯白开水或温奶，暖胃而有助于入睡。

中医认为下肢属阴，宜温不宜凉。特别是临睡前，下肢冷则难以入睡。因此，用热水足浴的方法能促进睡眠，临睡前用热水泡脚，一般泡脚水深1尺以上则效果更佳。

中医对睡眠的调节和西医不同。西医对失眠以安定、巴比妥类、以及思诺思与抗抑郁药治疗为主，见效快而药物依赖性强。而中医认为心主神明，失眠常从心论治。中医治疗失眠可概括为两大类：一种是以辗转反侧、难以入睡，甚则彻夜不眠为主，多由心肝火盛、痰热扰心或心阴虚所致，通常表现形体偏瘦、眼睛或面部色红、心悸、心烦等，这种情况中医认为应清心肝火，常用朱砂安神丸、天王补心丸、酸枣仁汤等；另一种是以困倦很快入睡，但睡眠太浅、睡眠不实、或多梦易醒、醒后不易再睡，通常是心脾两虚、痰浊扰心或心肾不交等，以补心脾、祛痰湿、交通心肾为主，常用人参归脾丸、温胆汤等。对长期顽固性失眠，中医还有疏肝理气安神、活血化瘀宁神等方法，疗效可靠而无依赖性。同时针灸、按摩等方法调理睡眠也有独到之处，如按神门穴位可以帮助睡眠等。

临床上失眠非常多见，机理十分复杂，既可以是生理性或亚健康状态的表现，又可以是心理疾病或多种疾病的诱因，更常见许多疾病的反应，因此，长期失眠应在医生的指导下辨证论治调理治疗。

应该指出的是与失眠相反的并不是睡眠时间越长越好，如困倦、嗜睡或越睡越困也常是某些疾病的反应，中医认为阳气不足、痰湿内盛是主要病机，温阳益气、化痰祛湿等方法具有良好的效果，应及时调理治疗。

　　睡眠状况是健康的基础，每个爱惜生命的人都应该关注睡眠质量，及时调理治疗，防微杜渐，维护健康。

　　（健康睡眠科普公益活动启动仪式上的讲话，2015年3月21日）

挖掘中医养生精华　服务民众健康

随着人类回归自然和崇尚天然潮流的兴起，《黄帝内经》提出的"治未病"理念，以及由此不断丰富发展的中医养生理论与实践，越来越受到世界的瞩目。中医养生不仅对维护中华民族的繁衍昌盛发挥了重要作用，也可为实现卫生工作战略"重点前移"提供思路。为贯彻落实《国务院关于扶持和促进中医药事业发展的若干意见》，推进中国中医科学院"岐黄工程"中《古医籍抢救工程》计划的实施，丰富和弘扬中医养生理论，我们组织专家在对中医养生类古籍进行调研与反复论证的基础上，编纂了大型中医养生丛书《中医养生大成》。

编纂力求全面反映中医养生理论，总体思路是：立足严谨的中医养生文献挖掘整理研究，而不是海选中国古代各种养生法，更不去迎合某些市场运作而故弄玄虚，而是致力于交给读者一部能够较准确体现中医养生理论体系的著作。

根据薛清录主编《中国中医古籍总目》（2007年版），我国现存历代养生相关著作约574种，其中"养生通论著作"300种，"导引气功"148

种，"炼丹"37种，食疗食养著作89种。再加上散见于各综合性中医书籍、丛书、类书中的有关内容，涉及养生理论的古籍约600种。但目前对于此类古籍的整理、研究、利用做得还很不够，许多宝贵的养生知识有待挖掘。近几十年来，虽然陆续出版了一些养生学著作，但能够体现中医养生理论的多数著作还深藏在图书馆中，尚不能得到推广和应用。

历史上，除医家之外，道家、佛家、儒家、方士以及其他不同行业的人群，都会在"养生"名下，探索并实践各自的方法，以达到不同的目的。既有强身健体、延年益寿的期望，也有长生不老的追求，甚至也有借养生为名，施行邪术的恶劣行径。然而，真正形成系统理论，并著有大量专著，主要是中医养生与道家养生。这两种养生理论的根本区别在于中医养生追求的是健康长寿，而道家养生追求的是不死成仙。这两种不同的目标，成就了两种不同的养生理念与方法。

近年来，中医养生得到社会的广泛关注，各种食疗、药膳、气功、房中术等方面的书籍大量出现，良莠毕集。其中不乏优秀著作，但也较为普遍地存在着中医养生与道家养生混淆、偏离中医理论指导养生的作品，甚至某些不属于中医领域的文献，也打着中医养生的名义，把中医养生庸俗化，影响了中医养生理论这一宝贵资源作用的发挥。特别是当某些养生宣传出现偏差或问题的时候，就会有人归罪于中医，严重损害了中医的形象和声誉。我们编纂《中医养生大成》的目的之一就是希望还中医养生一个纯真面貌。中医养生深受各家文化影响，我们期望将纯真的中医养生理论分离出来，但不可否认，由于历史文献的原因，这种分离难度很大。由于中医学是植根于中华文化土壤中的医学科学，是中华文化的重要载体，它既有自然科学的内涵，也有丰厚的人文科学底蕴。在中医学形成发展过程中，深受中国古代儒、释、道等各家文化的影响。而且，这种影响与交流，是以水乳交融的方式存在，故难分彼此。

医学史上，有许多著名的学者，对中医学的发展产生过巨大的影响，亦道亦医者如葛洪、亦僧亦医者如鉴真、亦儒亦医者如陈修园等，不胜枚举。更何况源于中华哲学思想的一些经典概念，在各学派之间，可能只是表述不同而已。例如《黄帝内经》提出的"恬淡虚无，真气从之"这样一种有利于健康的精神状态，道家称之为"存想"，佛家称之为"禅定"，儒家称之为"静坐"。中医学是一门包容性极强的学科，它不断从儒、道、佛学中吸取精华充实自身而丰富发展，中医养生学著作中存在着许多来自于儒、释、道养生内容，已经成为中医养生学理论的重要组成部分。

尽管中医养生与道家养生难以区分，但深入分析，进行有效分离还是有规可循的。首先，我们要明确中医养生的内涵。根据《中医药学名词》（2006年版）给"中医养生学"所下的定义是："研究中国传统保健理论与方法和应用的中医学科"；给"养生"所下的定义是："根据中医理论，运用调神、导引、四时调摄、食养、药养等方法的中国传统保健方法。"作为中医理论指导下的中医学科之一，中医养生理论有着一个明确的指导思想，那就是来自《黄帝内经》的"治未病"思想。对内能杜绝内伤疾病形成的原因，对外防范外邪入侵，能有效地实现医疗卫生战略重心前移的目标。把握中医养生的原则是：以中医理论指导下的养生防病理论与方法为主体，凡是以不死成仙，以及享乐宣淫为目的的内容，均不属于中医养生范畴。例如，"炼丹"类著作，大多属道家养生的内容。因为无论是外丹还是内丹，均以长生不死为目的。对炼丹的认识，著名医药学家李时珍强调，炼丹服石"求生而丧生，可谓愚也矣"。

为了能从理论上对中医养生的概念、方法、内容做出较为系统的归纳，剔除不属于中医养生的内容，澄清人们对于中医养生的认识，为科学构建中医养生理论体系奠定坚实的基础。结合《古医籍抢救工程》计划的要求，我们收录著作的时间段为清末之前，即1911年之前。对道教以长生不老为目的的炼丹（内丹、外丹）书籍，对以渲染房中技巧、追求淫乐、采阴补阳为目的的房中书籍、以不死成仙或否定医药作用等事涉邪术的书籍、受国外与西洋理念影响的卫生类书籍等均不予收录。同时为了保证丛书的质量，对没有原创意义、属于全盘抄袭的养生书籍，以救荒、长生辟谷为目的的相关本草书籍与以技击为主的武术书籍也未收录。如此选择，中医养生内容范畴相对清晰，大致可以分为三大类，形成《中医养生大成》的三个分部。

一是日常养生通论。包括七方面内容：趋安避险、顺应四时、饮食有节、起居有常、精神恬淡、小劳无极、养老哺幼等。一般中医养生书籍中，对"趋安避险"论述得相对较少，其实这是中医养生理论中十分重要的内容。所谓养生是相对于外部环境而言的，趋安避险包括居处的选择、水源与环境的卫生，以及有效地防范一切可能的危害。北齐颜之推说："虑祸求福，全身保性，有此生然后养之。"认为养生必须先留心防备祸患，求得平安，保全生命，这才有生可养，才谈得上延长寿命。同理，保持健康的生活方式，改变过嗜厚味及过分安逸的生活习惯，并且在传染性疾病流行之际，做好各种隔离防范工作，以预防各种急慢性疾病的侵害，也属于趋安避险的范畴。

二是食养药养。饮食对于人的重要性不言而喻。由于饮食是人每天必须摄入的，古人十分重视饮食调养的作用与饮食不当的危害。唐代孙思邈说："凡欲治疗，先以食疗，既食疗不愈，后乃用药尔。"认为食疗胜于药疗。某些药物具有补益作用，合理应用可以强身健体，减少疾病，延年益寿。这是自古至今药物养生的依据，沿用不衰的药茶、药膳都是由此而产生。有时适当的药茶、药膳也可达到治疗疾病的目的。希望通过服用某些药物（药饵）以求长寿或长生，这种方法又称为"服饵"、"服食"。在历史长河中，曾有过许多延年不老之品，多收录在道家的养生书中，或在医方本草书中也有记载。需要指出的是，鉴于当时古人的思维与认识，有些饮食禁忌的提法及饮食调养的方法可能不被现代人所理解。此外，由于道家养生药的影响，在"食养药养"这一部书的部分著作中，也可能留有服食辟谷的内容，这是需要读者在使用时加以注意的。

三是吐纳导引。包括各种吐纳行气，导引按摩的内容。吐纳就是吐故纳新，指呼吸运动；调息就是运用意念调整呼吸，这一类内容常被称为"气功"。虽然"气功"这一名词当今相当普及，但本丛书仍然不予收录。原因有两条。其一，在古代文献中，通过调整呼吸达到静心宁神的这一类养生法，并没有用过"气功"这样的词来概括，而常称之为"行气吐纳"，作为一部古籍整理著作，使用古人的提法完全合乎学术要求。其二，"气功"本来就是一个近代名词。而近些年来，有人借用"气功"，鼓吹静功能移神动物，动功能穿垣断壁，甚至能远距离发功夺人神思、替人疗病，用此类的荒诞神话以沽名钓誉。为了避免误解，我们这部古籍整理著作更注重学术严谨。在少数古籍中，也可能仍然含有某些不合适的，本属于淘汰范畴的部分内容。但是，只要此书大部分内容是健康有益的，我们还是予以选录。同时，遵循古籍整理的原则，为了保持古籍的完整性，避免文献的支离破碎，对那些不尽合适的内容不予删除。我们在"内容提要"或者"校后记"中提出研究者的观点，相信会有助于加深对相关著作及其学术背景的理解，也相信读者的鉴别能力，与读者分享我们文献研究的成果。

中医养生的理论与实践是中华民族的伟大创造，切不可将其神化或庸俗化，科学把握中医养生内涵、弘扬其精髓、造福人类健康是我们义不容辞的责任。

（原载于《中医养生大成》2012年版）

第二部分

诊疗经验与学术研究

加强临床研究　提高中医防病治病能力

　　中医学是中华民族研究人体生命过程以及维护健康、抵御疾病的科学，是我国自主创新的优势领域，为中华民族繁衍昌盛做出了重要贡献。中医学之所以历数千年而不衰，至今在国际上越来越被重视，是由中医理论与实践的先进性所决定的。中医理论与实践的先进性决定了中医的优势和特色，因此，不断丰富完善中医理论，提高中医防病治病能力是发展中医的关键。中医理论来源于临床实践，指导着临床实践，发展于临床实践。提高中医防病治病能力既是满足人民不断增长的医疗保健实际需求的有效途径，又是发展中医的战略选择。

　　为提高中医临床能力，创新符合中医特点的临床科研方法，促进中医优势与特色的发挥，2005年中国中医科学院作为三大工程"仲景工程"的一部分，启动了中医优势病种临床研究专项。在充分论证、调研考察的基础上，到2008年先后分三批开展了103项中医优势病种临床研究项目，在国家财政专项的资助下，与我院医疗机构共投入2060余万元，全面开展了发挥中医优势，体现以人为本，创新研究方法，提高临床疗效的研究工作。

中医优势病种是指中医治疗有优势的疾病或疾病的某一阶段，包括三个方面。一是目前西医尚无有效治法或可靠疗效，而中医有较好临床基础和较为突出的临床治疗效果，能充分体现中医辨证论治的优势；二是西医治法或药物毒副作用较大，容易诱发药源性或医源性疾病，而中医治疗无上述弊端的病种；三是目前西医尚无良策的疑难病或重大疾病，中医在该疾病某个方面或环节显示出明显优势的病种。

此项研究以提高中医疗效为目标，突出临床研究，建立符合中医特点的临床研究方法，形成中医临床诊疗规范或中医临床疗效评价方法，把造就高水平临床研究队伍与促进示范性中医临床基地建设结合起来。同时，立足我院，面向中医行业，引领中医临床研究，发挥龙头和示范作用，建立院内外医疗机构交流合作和临床研究平台，使中医药在和谐社会建设与医疗保健事业发展中发挥更大作用。

研究主要内容包括中医诊疗方法与技术、中医诊疗方案、中医疗效评价方法、中医"治未病"方法或技术等，研究周期为3年。在管理机制、运行机制等方面进行了有益的探索。出台《中国中医科学院中医优势病种临床研究项目管理办法（试行）》，成立项目专家委员会，全过程参与《项目指南》设计论证，以及项目的筛选、调整、执行和监督，为临床科研人员提供临床研究方法学、质量控制和质量保证等方面的技术指导。成立质量控制小组，引入第三方质控机制，独立检查和审核项目原始研究资料，项目组设立质量监控专员（monitor），对研究全过程进行质量控制和监察，对所有研究数据、记录、报告和病例报告表等进行检查、核对，确保临床研究的质量和水平。

按照《中国中医科学院中医优势病种临床研究项目管理办法（试行）》要求，2009年8月对首批完成研究的38个项目进行总结验收。通过三年的研究，首批项目中有22项中标国家"十一五"支撑计划、国家自然科学基金项目、国家中医药管理局行业专项、国家中医药管理局临床研究项目和首发基金项目，实现了滚动发展和持续推进；与优势病种研究相配套的专科、专病门诊建设，促进了服务能力和水平明显提高；培养一批临床研究人才，发表或出版275篇/部临床研究论文或专著；制定或完善一批诊疗技术规范。

中医优势病种临床研究，我们主要有六个方面体会。

彰显学科优势：立项项目有心血管病、肿瘤、血液病、老年病、糖尿病以及骨伤科、眼科、肛肠科优势病种，均是集我院几代中医专家的经验，在国内外中医学界具有较高知名度，临床疗效好、具有显著中医药特色优势的病种，也是我院在全国具有领先学术地位的优势领域，具有很好的代表性；同时，在病种研究方面，积极发挥院属医院各自的特色优势，实行优势互补，以优势病种研究为纽带，建立相互交流合作的渠道和平台，彰显我院50年来几代人共同努力形成的临床优势。

突出临床特色：以人为本的临床研究是中医学诊疗疾病的特色，该项目紧紧围绕临床研究而发挥中医诊疗优势，干预方法上尽可能只中不西或能中不西，注重"病证结合，方证对应"，在提高中医药疗效上下功夫，使中医优势病种研究成为体现中医科学院优势和中医优势的结合点，开辟一条发挥中医药特色优势的有效途径，也是突出中医临床研究的有益尝试。

促进基地建设：通过项目实施，把专科（专病）建设与临床研究基地建设有机结合，优势病种研究和专科（专病）建设是临床研究基地建设的基础，而重点病种的防治水平又是临床研究基地建设的突破口。我院立项的103个项目中，有52个项目来自专科（专病）建设科室，通过优势病种项目的实施，学科优势、专科优势和中医优势逐步凸显，促进了临床能力的提高。近五年来，全院门诊量年递增在10%以上，出院病人数递增约8%；病床周转次数逐年提高，平均住院日逐年下降。

培养临床科研人才：优势病种临床研究的目的之一是以项目为切入点，培育和造就一批中医临床研究人才，建设一支高水平的临床研究队伍。通过优势病种项目的实施，中青年学术骨干主持项目超过60%，有力地促进了临床研究人才的成长，临床人才梯队结构更加合理，为中医临床研究基地建设和专科（专病）建设奠定了人才基础。

创新管理模式：优势病种项目研究突出临床研究，是以病人为核心，由科研管理向服务研究管理过渡，通过科学设计和符合中医学规律的临床研究，进行科学治疗、科学总结的过程。实施优势病种临床研究项目，不仅有利于提高临床疗效，而且促进了医院与研究所、科室与研究室、医疗与科研紧密结合，为研究型医院的建设提供了有益的探索。

引领示范作用：临床研究是中医理论创新的源泉，又是中医诊疗模式的优势。我院启动优势病种临床研究专项后，全行业陆续开展如"十一五"支撑项目、国家中医药管理局临床研究项目等大规模、高层次临床研究。这些大项目中，我院作为牵头单位的课题和我院二、三批部分研究项目，协作单位已经扩展到全国。我院以项目为纽带，构建合作研究平台，开展技术协作、指导和推广，发挥了中医临床研究的引领和示范作用。

为进一步推动中医优势病种临床研究和中医临床研究基地建设工作，扩大我院学术影响，在中国中医科学院建院55周年之际，我们编辑出版《中医优势病种临床研究》。本书编辑过程中，得到了各级领导的大力支持，得到了我院各医疗机构、课题组和全院专家、学者的鼎力帮助。

系统开展中医优势病种临床研究在中国中医科学院是第一次，在全国也是首次，与全面提高中医临床能力还有很大差距，研究中也面临诸多问题，作为国家级的公益性中医药科研机构，我们有信心、有决心、有能力全面推进这项工作，为促进中医药继承创新、全面提高中医防病治病能力，做出新的更大贡献。

（原载于《中医优势病种研究》，中国中医药出版社2011年版）

推进中医循证临床实践研究

　　规范化和标准化建设是发展中医药、促进其走向世界的必由之路。编撰临床实践指南（Clinical Practice Guideline，CPG）的目的，旨在针对特定的临床情况，制定出系统的、能帮助临床医生和患者做出恰当处理的指导方案。在指南的指导下结合患者的具体病情做出诊断和治疗决策，有助于循证医学的原则在临床医疗实践中得到更好的贯彻和实施，规范临床医生的医疗行为，提高中医医疗服务质量。

　　2007年，中国中医科学院与世界卫生组织西太区达成合作意向，编写一套基于证据、有中医诊疗特色和优势的28种疾病的《中医循证临床实践指南》（以下简称《指南》）。7月，曹洪欣院长代表我院与世界卫生组织西太区签署了编写第一批11种疾病基于证据的传统医学临床实践指南的工作实施协议（APW）。聘请名誉院长王永炎院士为项目负责人，成立了专家指导委员会和项目办公室，标志着项目的正式启动。为保证指南编撰质量，组织200余名专家展开研究与编写工作，多次召开编写工作会议，确定编写体例与工作细则，研究解决编写中遇到的困难与问题。成立审定委员会，包括中文统审组和英文统审组。2007年9月，为保证项目高质量按时完成，中国中医科学院立项，给予专项经费资助。项目办公室与11个指南和5个针灸指南编写组分别签署工作协议。12月完成第一批11个指南和5个针灸临床实践指南的中英编写工作，并向WHO西太区提交了中英文文稿和技术报告。

第一批11个病种包括：原发性支气管肺癌、老年黄斑变性、冠心病、脑梗死、2型糖尿病、感冒、类风湿关节炎、偏头痛、失眠、原发性骨质疏松症、慢性胃炎。第二批17个病种包括：血管性痴呆、高血压病、慢性阻塞性肺疾病、慢性乙型肝炎、艾滋病、IgA肾病、再生障碍性贫血、单纯性肥胖、慢性盆腔炎、小儿肺炎、特应性皮炎、银屑病、前列腺炎、神经根型颈椎病、桡骨远端骨折、抑郁症、2009甲型H1N1流感。并将28个病种分为《中医内科》（20种）和《专科专病》（8种）两个分册。5个针灸指南由中国针灸学会主持编写，病种包括面瘫、带状疱疹、抑郁症、偏头痛和中风假性球麻痹。

《指南》体例系在WHO西太区提供的框架下，经过《指南》编写指导委员会、审定委员会、项目办公室和指南编写组反复讨论，结合中医学特点，并按照"研制基于证据的传统医学临床实践指南"香港研讨会通过的指南模板，对已完成的《指南》进行反复修改和完善。《指南》的内容主要由介绍、背景、临床特征、诊断标准（包括西医诊断标准和中医证候诊断）、干预、管理和推荐及方法构成。附件包括指南编写人员情况、信息资源、证据分级与推荐强度、指南评价及指南涉及的专业词汇表。

《指南》编制工作在统一部署下顺利进行。专家指导委员会对指南编写的总体框架、编写体例、共性技术（文献检索方法、策略、范围、文献证据级别、文献质量等级、推荐强度等级）反复论证，对各指南编制方案进行专题研讨，审定委员会提出中、英文稿编写、翻译细则，并指导统审稿工作。项目办公室组织、协调，形成一个大军团作战的高水平编写队伍。同时邀请相关领域专家，对《指南》编写的关键环节从文献检索、证据分级、证据合成与专家共识到指南撰写、翻译举行专题讲座，对指南编写人员进行培训等。共召开不同层次的编写工作会议近20次，对各指南逐一进行多次论证、中英文稿统审和讨论，组织编写组对指南草案进行反复修改、完善。

每种疾病编写组分别成立了起草小组，形成汇集循证医学、临床流行病学、临床医学、中医学、文献学、统计学等专业人员参与的编写队伍，包括各专业领域的著名专家学者，临床医生及护理人员的老中青结合、多学科的团队，分工协作，共同推进。各组在项目办公室统一工作方案和组织协调进度下，按照国际临床实践指南编制方法，开展相关文献检索和信息收集。检索的数据库包括中外文大型生物医学数据库和检索文本文献，包括中、日、英文文献以及中国古代医籍等。《指南》所有证据均选用结构性摘要表，并按照本《指南》选用的分级体系进行评价。通过文献检索与评价、证据评价、合成推荐建议等程序，形成《指南》中文版文稿。

在广泛征求意见的基础上，特别是围绕保证编写质量，各组分别召开了多次专家咨询会，部分编写组通过函审广泛征求意见，通过反复论证，达成共识，对《指南》中文稿进行反复修改。审定委员会对《指南》中文稿和英文稿进行统稿和审定。

中国针灸学会成立专家委员会，全程参与针灸临床实践指南编制的咨询与指导工作，学会常务理事会通过决议，将5个针灸临床实践指南作为学会标准，向全国推行。

《指南》特色在于引进国际流行的临床实践指南编写的思路和方法，旨在制定融合西太区各国传统医学精华和最新成就，整合和吸纳国际中医药临床研究成果和成功经验，借鉴临床流行病学的研究方法。多学科交叉形成的编写人员队伍，突破单纯由中医药领域专家共识形成指南的局限，形成具有循证医学证据的中医药防治疾病的临床实践指南。

这对于规范使用中医药，提高中医药临床疗效具有重要意义。《指南》编写参照WHO西太区组织国际专家讨论推荐的要求和模板进行，这在国际上尚属首次。中国中医科学院通过实施这一项目，锻炼了一支编写临床实践指南并能与国际接轨的专业队伍，为促进中医药走向世界奠定坚实基础。

《指南》的编写与出版，凝聚着我院专家学者与管理人员的辛勤汗水，是集体智慧的结晶。由于辨证论治的个体化诊疗模式是中医理论与实践的精华，与循证医学有机结合存在很大难度，广大编写人员不辞辛苦，精益求精，几易其稿，使《指南》的系统性、整体性更加完善。然而由于编写者时间和编写经验有限，难免出现疏漏之处，恳请广大读者提出宝贵意见。

（原载于《中医循证临床实践指南》，中国中医药出版社 2011 年版）

中医防治慢性病的优势与实践

慢性病有广义与狭义之分，广义的慢性病（chronic disease）包括传染性疾病和非传染性疾病，狭义的慢性病是指慢性非传染性疾病（Noninfectious Chronic Disease，NCD），世界卫生组织称为"非传染性疾病"，我国简称"慢性病"或"慢病"。

一、慢性病防治对促进社会进步具有战略意义

通常所说的慢性病是指发病超过3个月的非传染性疾病，是与吸烟、酗酒、不合理膳食、缺乏体力活动、精神紧张等不良行为和生活方式密切相关的一类疾病，如心血管疾病、肿瘤、糖尿病、慢性阻塞性肺疾病等。慢性病具有病程长、病因复杂、迁延性、无自愈和极少治愈、个体健康损害和社会危害严重等特点，已成为全球关注的重要公共卫生问题。

据世界卫生组织报道，慢性病是全球致死和致残的首位原因，直接导致全球经济负担加重。随着我国社会经济发展和急性传染病的有效控

制，人民生活水平的不断提高，烟酒消费增加、饮食结构不合理、超重和肥胖人数增多等因素普遍存在，特别是工作节奏加快、精神压力大、老龄化进程加速等，慢性病人数显著增加，由慢性病引起的死亡已占我国居民总死亡数的80%以上。慢性病已成为我国越来越严重的公共卫生问题。然而人们对慢性病普遍缺乏充分的认识，对慢性病的防治重视不够，存在着个人与社会防治经费投入不足的现状，尤其是中华民族创造的、具有广泛民众基础的中医学的理论与实践，在防治慢性病中的作用没有得到充分发挥。

二、中医学防治慢性病的优势

慢性病控制的关键在于防危险因素、防发病、防严重疾病事件、防疾病事件严重后果、防疾病事件后复发，因此，早诊早治至关重要。中医学对慢性病防治有着系统的理论知识并积累了丰富的经验，其完善的理、法、方、药，统一的防治体系，以及针灸、推拿等多种非药物治疗手段，具备防治慢性病的优势。

（一）辨证论治的个体化诊疗模式

中医学根据人体的健康状况和生命信息把握疾病动态变化，运用望、闻、问、切四种诊法，收集人体外在信息，通过综合、分析、判断人体的整体状态（证候），确定相应治疗原则和方法。这种诊疗模式，一方面真正实现了个体化诊疗，另一方面可以早期干预、防止疾病传变，从而达到阴阳平衡、脏腑和调的以人为本的医疗保健目标。

慢性病病程长，病情复杂，很难有一种药物或者一个处方对一类慢性疾病都有效果。例如治疗萎缩性胃炎的中西药物有几十种，但几乎没有一种药物能治愈该病。与其对比，运用中医辨证论治，根据患者处于萎缩性胃炎不同病程阶段的症状体征，通过望、闻、问、切的方法，收集资料，判定属于何证，从而指导临床遣方用药，并根据病情变化，调整药方组成，使患者痊愈的报道却有很多。可见，中医辨证论治的诊疗模式可以提高慢性病的疗效。

（二）整体观念与整体调节的防治手段

中医整体观念有三方面含义：一是人体内部是一个有机的整体。中医认为，人体以五脏为中心，通过经络沟通，气血灌注，将六腑、官窍、四肢百骸、筋、脉、肉、皮毛、骨连接成一个有机的整体。二是人与自然界是一个有机整体。自然界的变化（如季节气候、昼夜晨昏、地区方域等）可以直接或间接地影响人体，人体则相应地适应自然界的变化而发生变化。三是人与社会环境的统一。社会环境主要包括社会政治、经济、文化行为、群体精神状态和生活方式等方面，人是社会的组成部分，社会环境因素的变动，特别是社会的安定与动乱、进步与落后，个人在社会的地位变化、富贵与贫困，都直接或间接地影响着人体的健康状况甚至导致疾病的发生。中医对人体的认识是在整体观念指导下，全面动态地把握人体的生理病理信息，注重人体阴阳平衡、脏腑协调、形神统一、天人相应，注重人体内部整体恒动及与自然、社会和环境的和谐生存状态，形成整体调节的治疗理论与实践。这种整体调节的治疗方式，如扶正祛邪、标本兼治、益气活血、滋补肝肾等等，对病因复杂、多脏腑罹患的慢性病，特别是在现代医学缺乏有效诊治模式的慢性病危险状态等领域具有明显优势。

（三）"治未病"理念指导下的早期干预

中医"治未病"理念包括未病先防、既病防变、病后防复三方面含义，强调重视顾护正气，提高机体的抗邪能力，达到未生病前预防疾病的发生、患病后防止病情的进一步发展、疾病痊愈后防止复发的目的。"治未病"倡导早期干预，截断病势，在养生、保健、治疗与康复等方面采用早期干预的理念与方法，有效地实现了维护健康、防病治病的目的。以上可见，在中医学整体观念和辨证论治理论指导下，系统地认识人体，针对不同机体疾病状态，建立个体化诊疗方案，使机体逐步恢复阴阳平衡的健康状态；在"治未病"理论指导下，针对机体危险状态未病先防，减少慢性病发病；完善慢性病预防及早期干预措施，提高慢性病患者生存质量，降低慢性病死亡率。

（四）中医疗法综合干预效果肯定

针对慢病病程长、多脏器损害的特点，中医药包括中药、针灸、按摩等丰富的疗法，具有简、便、验、廉、安的特点，能够更好地发挥整体调节、综合干预的优势，更适合脏腑功能减退，代谢功能较差，罹患慢病的广大中老年人群。

三、中医防治慢病的研究与实践

2005年起，中国中医科学院积极推进以提高中医药防病治病能力为主要任务的"仲景工程"，启动了"中医优势病种临床研究专项"。该项目以中医治疗有优势的疾病或有优势的疾病某一阶段的临床研究为重点，对中医药治疗心血管疾病、肿瘤、肛肠疾病、血液病、糖尿病、艾滋病、骨伤科疾病、眼科疾病等103个项目开展中医临床研究，项目3年分3批启动，其中慢性病项目占80%。经过5年的研究实践，取得了可喜的阶段性成果，形成了研究团队与专科、专病、研究室建设紧密结合，中医临床与科研有机结合，以及既遵循中医临床诊治规律，又符合循证医学要求的中医疗效评价体系，为发挥中医药在防治慢性病中的作用、建设中医临床研究基地发挥了示范作用。

结合临床实践，对2009年1～12月我们对在门诊治疗的患者进行分析，排除无复诊病历，收集113个病例，对疾病分类、疗效进行分析。该组病例共涉及33种疾病，其中冠心病27例，占23.89%；高血压病19例，占16.81%；病毒性心肌炎及后遗症12例，占10.62%；肾功不全8例，占7.08%；糖尿病7例，占6.19%；慢性肾小球肾炎5例，占4.42%；慢性肝炎4例，3.54%；系统性红斑狼疮3例，占2.65%等。除慢性肝炎及个别专科疾病不属于慢性病外，其余75%以上均属慢性病。每例患者均通过辨证论治，运用中药汤剂治疗，服药期间，停服其他药物。服用7～15剂中药后，症状缓解率达95%以上；经3～6个月治疗，综合好转率90%以上，其中冠心病硝酸甘油停减率为100%。

四、主要体会

结合中医药优势，从推进中医优势病种临床研究专项到临床治疗观察的病例分析，我们有如下几点体会：①中医治疗慢性病在理论与实践方面均具有一定的优势，疗效可靠，副作用小，特别是注重人体功能的整体调节，激发人体自身的抗病能力和康复能力，有利于对病因复杂的慢性病的综合治疗与康复；②中医药对冠心病、病毒性心肌炎、肿瘤、代谢性疾病等慢性病具有良好疗效，有广泛的民众基础，大力推广应用中医防治慢性病适宜技术和方法，特别是发挥中医既病防变诊疗思路，对控制慢性病具有重要意义；③中医学诊疗模式能有效地解决健康需求不断增加、诊疗技术飞速发展与医疗保健费用不断增高等矛盾，且中医治疗慢性病方法简便、费用相对低廉，可有效减轻家庭与社会经济负担；④发挥中医药在防治慢性病中的作用，加强中医防治慢性病的科学研究，不断提高临床疗效，是提高中医防病治病能力和自主创新能力的有效途径，同时有效防治慢性病对构建和谐社会具有重要意义。

（原载于《中医杂志》2011年4月第8期）

中医药防治突发流行传染性疾病

　　近年来，"艾滋病"、SARS、"甲流"等突发性、传染性、病毒性疾病的不断出现，严重威胁着人类健康。突发、流行、传染性疾病属中医"瘟疫"、"疫病"范畴。中医药防治疫病历史悠久，中医瘟疫理论产生、发展与防治瘟疫的实践，在历代瘟疫防治中发挥了有效作用。中医药治疗的综合调节作用，在面对新发的流行性传染病中仍具有明显优势。2003年防治SARS过程中，中医药治疗SARS安全性和有效性被国内外认可。然而，在防治突发流行性传染病方面，中医药的优势究竟体现在哪些方面？在面对随时可能突发的公共卫生事件中如何更好地发挥中医药作用？这仍是值得深入探讨的问题。

一、中医学在与瘟疫斗争的实践中形成了丰富的防治疫病的理论，这些理论源自于实践、发展于实践，至今仍有效地指导着临床实践

历史上中医药治疗热病及瘟疫方面积累了丰富的临床经验和理论。在西方历史上，瘟疫流行常常带来人口数量大幅度下降。如发生于公元6世纪的世界上第一次鼠疫流行，使欧洲南部1/5的人口丧命；发生于14世纪的第二次鼠疫流行，整个中东地区有1/3人口死亡，其中城市人口有1/2死亡。然而在我国古代人口数维持相对恒定，瘟疫流行并没有引起大幅度的人口数量下降。自西汉一直到明代，我国人口数基本上在4600万到6000万之间波动，总人口数增长并不明显。到了清代，虽然从现存的文字记载看，这一时期瘟疫流行超过此前任何一个时期，但是此时中医温病理论已经形成，并在大江南北盛行。清代中国的人口数量有了大幅度增长，至乾隆年间已超过2亿人。

回顾中国医学史的发展历程，可以发现两次具有划时代意义的瘟疫创新产生发展于汉末与明末清初，这也是古代中医理论创新的两个重要阶段。一个是东汉末年，《伤寒杂病论》的问世；另一个是明末清初"温病四大家"——叶天士、薛生白、吴鞠通、王孟英，提出各种辨病与辨证的方法，使温病学说进一步发展起来。中医瘟疫理论代表性的辨证方法，主要包括张仲景《伤寒论》提出的"六经辨证"、吴有性《温疫论》提出的"表里九传辨证"、叶天士《温热论》提出的"卫气营血辨证"和吴鞠通《温病条辨》提出的"三焦辨证"等。这些辨证方法在中医药防治瘟疫过程中发挥着重要作用。

中医瘟疫辨证方法的共同特点，是以一类性质相同的"病"为基础，分析此类疾病整体发展过程，提炼能够代表这个发展过程的几个层次，并抓住外感热病的总体特征及分期特征，在中医病因病机理论的指

导下，将这些各具特征的各层次的认识串联起来并得以升华，形成指导临床的"辨证方法"，然后回到临床实践中去指导辨证。临床上注重辨病辨证结合、分析临床特征、把握传变规律和病因病机特点等。

近几十年来，中医药在防治乙脑、流脑、出血热及"非典"等传染病中都发挥了重要作用，目前仍有许多有效方药仍然在临床中应用。如据世界卫生组织2003年7月11日全球SARS疫情报告，截至日内瓦时间2003年7月11日17时：中国内地累计报告病例数5327例，死亡348例，死亡率6.53%；中国香港累计报告病例数1755例，死亡病例数298例，死亡率16.98%；中国台湾累计报告病例数671例，死亡病例数84例，死亡率12.52%；加拿大累计报告病例数250例，死亡病例数38例，死亡率15.2%。尽管SARS在中国内地发病最为严重，但治疗效果最好，其死亡率远远低于平均死亡率。汇总各种治疗报告显示，中国内地对SARS的有效治疗得益于中医药的参与。国家中医药管理局在总结广东和北京两地的经验后宣布，中医药治疗SARS具有缩短平均发热时间、改善全身中毒症状、促进肺部炎症吸收、降低重症患者病死率、改善免疫功能、减少激素用量、减轻副作用等优点。中医药对SARS的治疗作用也引起国际社会重视，美国卫生部门认为，中国之所以能迅速有效地控制SARS疫情，中医药发挥了相当重要的作用，未来一旦纽约或美国爆发SARS疫情，中医的防治经验值得借鉴。

二、对于新发病因不明的传染性疾病，中医可辨证论治

虽然古代中医并不明了引起各种不同传染病的病原体，但是中医在防治瘟疫的实践中，发挥辨病与辨证相结合的特点，通过掌握临床特征及辨证论治的基本规律，能在紧急而又特殊的时候显示出令人瞩目的优势。中医瘟疫理论与实践的这一特点，使中医在国家民族遭遇突发传染性疾病的危急时刻，能够有所作为。

中医理论与实践的核心是"辨证论治"。辨证论治即是从整体出发，着眼于人体的异常感觉和异常特征，通过对不同症状的分析、综合，来推测原因、性质与部位，并概括、判断为某种性质的证候，根据证候的性质进行针对性的治疗。这种独特的诊治方法，在无明确病因的症状出现开始即可进行治疗，而无须等到病理指标出现阳性改变才进行治疗。因此，当面对新发的病因不明的传染性疾病时，中医不是靠明确病原体而治疗，而是根据入侵病原体引起人体的异常反应，即分析四诊收集到的症状、体征来诊治病人，实现对疫病有效的早期干预。

中医学虽然未提出细菌、病毒的概念，但是提出的"戾气"、"邪气"等概念与现在的微生物致病特性有类似的地方。中医学强调"天人合一"，特别重视自然界对人体的影响，对于流行性传染病的防治尤其重视气候和地理环境的因素。如蒲辅周老先生在治疗乙脑时总结道："1955年石家庄市因自然气候偏热，所发之脑炎，属暑之偏于热者，故用仲景人参白虎之法而收效特著；1956年北京市因自然气候偏多雨湿，所发之脑炎，偏于暑之湿者，故用石家庄的经验而不能奏效，改用通阳利湿之法则疗效迅速提高。"因此，对石家庄的乙脑治疗经验进行符合北京市当年流行情况的补充，又提炼出"湿"这一证候要素，并相应提出包括"通阳利湿法"在内的八大治法。

中医学以"辨证论治"为核心的个体化诊疗模式、强调"治未病"的诊疗思想和实现"阴平阳秘、脏腑协调"的健康状态，"天人相应"、"形神统一"等理论有效地指导着病毒性疾病的防治。

三、中医药治疗病毒性疾病的关键在于调节人体的免疫功能

面对各种病毒性疾病，西医所能采取的办法，除了公共卫生预防外，一是注射疫苗以增强人体特异性免疫力；二是服用特效抗生药物以杀灭抑制病毒。然而由于病毒不断变异，以及引起传染病的病毒的结构

和性质难以确定，疫苗的研制不一定有效防控突发病毒性疾病，这是疫苗预防的最大难题。

以往防治病毒性疾病，主要注重针对病毒本身，而忽视了人体内在抗病毒能力的激发和增强。中医药治疗病毒性疾病的优势，并非只针对病原体，而是通过整体调节，提高人体综合免疫能力，即提高人体抗病能力，达到抑制病毒的目的。病毒的不断变异，使人体的功能状态发生变化，表现出不同的临床征象，中医的辨证论治能够适应这种变化，根据患者不断变化的症状、体征及时进行诊断治疗，而不是必须明确病原体后的干预。中医药治疗病毒性疾病不仅强调单纯与病毒对抗，而是既注重驱邪，又注重扶助正气，祛邪外出，使邪有出路。研究表明，在作用于体外时，板蓝根、双黄连等本身的抗毒效果不如病毒灵，但患者服用后，中药的抗毒效果却明显优于西药。

我们课题组在临床运用透表解毒法治疗流感、感冒等呼吸道感染性疾病疗效确切的基础上，根据中医瘟疫理论及对SARS的认识优化了中药处方，形成了中药复方制剂安替威（金柴抗病毒）胶囊。这是当时最早被证实对冠状病毒有抑制作用的中药复方之一。研究结果显示：安替威胶囊的作用是多方面的，从整体来讲，有针对病因的抗病毒作用，有针对机体免疫功能的调节免疫力的作用，也有针对病变环节的抑制病毒及缓解化学物质引起的肺部炎性病变与退热等作用；从微观来讲，安替威胶囊可直接作用于细胞本身，提高病毒攻击后的细胞膜脂质流动性，阻止病毒的进一步感染。同时，还可以抑制炎症因子NO的释放，降低由其引起的肺损伤，充分显示了中药作用的多环节、多向性，体现了中药在应对SARS等急性传染性疾病方面的优势。

四、中医药防治病毒性疾病具有毒副作用小、减少西药后遗症和并发症的优势

从中、西医治疗SARS的预后效果看，单独采用西药治疗的病例中，曾出现大面积股骨头坏死的情况。虽然激素在控制SARS病人病情，挽救患者生命起了不可替代的作用，但其副作用——骨坏死就是其中最常见、最严重的并发症之一。在北京2000多名SARS感染患者中有400多位医务工作者，2004年3月北京市卫生局对这400多位医务工作者进行流行病学调查，证实有138位发生了骨坏死，发病率为34.5%。李子荣等对551例SARS患者进行骨坏死普查，在使用激素3～6个月后，骨坏死发生率为32.9%。我们课题组前期研究的结果表明骨坏死的发生率达50%。而采用中医治疗的，基本无后遗症。这充分证明了中医药毒副作用小，能够减少西药后遗症、并发症的优势。

五、充分认识中医药防治突发流行性传染病的优势，提高中医药应对突发卫生事件的能力

中西医学在认识疾病和治疗疾病上各具特色，这两种医学的差异和特色使其在治疗不同疾病或疾病不同阶段时各具优势。而中医对人体和疾病的认知理论与实践，在防治突发病毒性传染病时有其优势，可以弥补西医的不足。因此，我们应该充分认识中医药在防治突发流行性传染病中的优势，发挥中医药的主动性和积极作用，更好地发挥中医药在应对突发公共卫生事件时的作用。

提高应对突发公共卫生事件的能力，首先，要不断提高中医药防病治病能力和科技创新能力，提高参与公共卫生突发事件的能力。只有自身能力提高，才能在公共卫生突发事件中发挥更大的作用。2005年，当禽

流感开始在全世界蔓延的时候，我国卫生部及时发布的《人禽流感诊疗方案（2005修订版）》中有了完整的"中医药治疗"方案。中医药的快速介入表明，与SARS流行时期比较，中医药应对突发公共卫生事件的能力显著增强。其次，要在中医药领域建立开放、竞争、协作的机制，特别是要通过资源共享、协作攻关、优势互补、技术支持、联合共建等一系列形式建立协作机制，提高中医药在公共卫生突发事件中的整体能力。再次，要发挥中医药理论与实践的先进性，加强中医药防治流行性传染病的研究工作，特别是中医药防治病毒性疾病研究，才能真正使中医药在突发公共卫生事件中发挥重要作用。

（在中奥中医药学术研讨会上的主题报告，2010 年 10 月）

中医药在防治SARS中的作用

SARS作为一种新型传染病，现代医学和中医学都需要进一步认识和深入研究。从历史上看，在我国重大疫病防治中，中医药积累了丰富经验，形成了独特的理论和有效方法，是我国防治传染性疾病的重要医疗卫生资源，义不容辞应该成为防治SARS的一支重要力量。自SARS在中国大陆部分地区流行以来，中医药界广大医疗科技工作者积极参与、踊跃献计献策并探索防治方案，使中医药在预防、临床治疗与中药筛选研究诸方面发挥了重要作用，得到了政府与广大民众的充分肯定。

一、中医药防治重大疫病的历史回顾

中华民族在与疾病较量的漫长岁月中，积累了与疫病斗争的宝贵经验。先秦文献《礼记·月令》已有许多关于四季气候反常、自然灾害及生态环境改变导致或诱发疫病的记载。对于疫病的传染性，我们的祖先已经能够认识，并采取有效措施加以预防和控制。如秦代为隔离麻风病人设立了"病迁所";西汉元始二年（公元2年）政府命令"民疾疫者，空舍邸第，为置医药"，此后历代抗疫都设有"病坊"、"避痘所"等疫病隔离场所。此外，历代疫病流行，多采取了全国动员、颁布医方、开仓放粮、减免赋税、疏散人口、捐赠抗疫、赐棺埋葬等预防措施。中华民族在与疫病斗争的同时，积累了丰富的中医药防治疫病的经验，形成了独特的理论和有效方法。在疫病流行高峰时期诞生和成熟的中医伤寒学派、金元学派和温病学派，则是中医药学理论和临床最重要的组成部分，为我国历代战胜疫病、为中华民族的繁衍和昌盛做出了巨大贡献。据不完全统计，我国自春秋时代以来，有记载的疫病流行近600次，分别出现于东汉三国、南宋元朝、明末清代等两个流行高峰期。中华民族依靠祖国医学将疫死者降到了最低限度，一次疫病流行死亡百万人者并不多见。而在欧美、非洲等国家或地区，一次疫病死亡上千万者的记载屡见不鲜，如查士丁尼鼠疫就死亡上亿人。在世界性疫病大流行时，我国的死亡人数也相对较少，说明历史上中医药防治疫病发挥了重要作用。

二、中医药防治SARS的理论优势

辨证论治是与现代医学的诊疗体系迥异的中医药学的诊疗体系。它根据"天人相应"理论，采用"望闻问切"四诊方法，从宏观上把握疾病的发生发展及其演变规律，然后确定治疗原则，选择适当的中药方剂。在中医诊疗体系中，整体观念、审证求因和因时因地因人制宜是最为显著的优势和特点。几千年的医疗实践证明这种理论和方法是行之有效的。

（一）中医药预防疫病的理论基础

中医学认为，疾病的发生是由于外在因素，如细菌、病毒等六淫之邪和内在因素，如机体气血阴阳、脏腑功能失调等因素综合作用的结果。如果人体的气血阴阳、脏腑功能正常，即使遇到外来邪气，也可以不发病，即所谓"正气存内，邪不可干"，正气包含了人体脏腑组织正常生理机能和抵御疾病发生的免疫功能。因此，根据时令特点、所处地域和人体的状态，选择适当的中药方剂，补偏救弊，调整人体的脏腑功能，使之达到最佳的机能状态，从而达到防御疾病发生的目的。这是中医防治疾病因时、因地、因人制宜的具体体现，也是几千年来中医药预防疫病的理论基础。

（二）中医治疗SARS的理论优势

中医学认识疾病的方法是辨证求因，即通过分析病人的临床资料、辨识证候、推测病因。治疗疾病的思路是辨证论治，即根据辨证的结果采取相应的治疗方法。中医这种司外揣内、整体调节的诊疗思路，对于原因不明的疾病、多原因导致的疑难性疾病从认识到治疗都具有独到的优势。尤其是在几千年防治疫病实践基础上形成的六经辨证、卫气营血辨证、三焦辨证等诊疗体系，有效地指导着伤寒、温病等疫病的医疗实践。在SARS流行过程中，中医药的防治理论与实践发挥了重要作用。

（三）中医对SARS的认识与实验研究

根据SARS的发病、传播情况和患者的临床表现，SARS属中医"温疫"之范畴，病因是疫病之毒，病位在肺，其基本病机是热毒、湿毒，毒邪壅阻肺络，耗伤气阴，甚则气脱阴竭。病机特点是毒邪贯穿始终，因此治疗时解毒至关重要，但必须根据疾病的不同阶段采取不同的解毒方法，如早期宜透表解毒，中期宜清热凉血解毒，后期宜益气养阴解毒。还要针对毒邪引起的高热、气急喘脱等危急重症，尽早解毒退热、宣通肺气。同时，根据毒邪易累及多脏的特点，适时顾护正气，谨防突变。

SARS病毒传染性强、传变迅速，故必须早期治疗，截断病势传变。透表解毒法是截断传变的主要方法，透表解毒方法主要有三：一是解表宣肺解毒，用麻杏石甘汤合升降散加减，适用于发热、恶寒、咳嗽、咽痛、身痛、舌稍红、苔黄、脉浮数等症。二是和解少阳、解毒透邪，用小柴胡汤合升降散加减，适用于发热与恶寒交替、或有寒战、恶心、口苦、不欲食、或身酸痛、苔白腻、脉滑数等症。三是化湿宣肺解毒，用三仁汤合升降散加减，适用于发热、微恶寒、身重困倦、脘痞、呕恶、腹泻、苔白微腻、脉浮滑数等症。透表解毒法用之得当，邪气得祛，则病情缓解。反之，病邪骤进，病势危急。临床上，运用透表解毒法治疗各种流感、上呼吸道感染均有良好的疗效，尤其是对上述疾病引起的发热效果颇佳。但该法能否抑制冠状病毒，其作用机理如何，值得深入研究。我们以解表透毒法对冠状病毒的作用为切入点，根据中医理论及对SARS的认识优化了中药处方；运用血清药物化学方法提取制备了中药复方进入体内的直接作用物质，纯化了药效部位；进行了体外抑制冠状病毒的药效试验，结果表明解表透毒法对冠状病毒有确切的抑制作用。研究结果进一步证实，以中医理论为指导，中药不仅能通过调节人体免疫功能而达到治疗目的，而且对病毒、病菌等病原体有直接的抑制作用。

三、中医药防治SARS的作用

对于这场突如其来的防治SARS战役，最为急迫的目标就是在尽可能短的时间内，迅速切断病源，降低感染率，阻断病情发展，降低病死率。时间和任务都是急迫的，因此无论是医药卫生领域的管理者，还是科研和临床一线的医务工作者，其首要任务是选择一切可能的方法和手段，达到控制疫情的目的。中医药作为防治SARS的一支重要力量，在对SARS主要病理环节进行中药筛选研究的同时，主要是以中西医结合的形式参与治疗SARS，只有北京和广东报道了少数病例单纯以中医药治疗。从中国中医研究院牵头的中西医结合治疗SARS临床研究课题组及北京、广东等地应用中医药和中西医结合方法防治SARS的临床研究报告分析，中医药对SARS的防治作用主要包括：早期干预，可阻断病情的进一步发展；可明显减轻SARS的临床症状，特别是能够缩短发热时间，促进炎症吸收；能减少激素用量及西药毒副作用，减少后遗症与并发症，且能够缩短病程，提高疗效，对促进患者康复有良好效果。

四、中医药防治SARS的科研现状和前景

从我国开展中医药防治SARS的科研工作看，临床研究采用了前瞻性、多中心、随机对照的设计方案，数据收集和数理统计更加规范；药物研究从病理关键环节入手进行药效综合筛选，同时注意加强毒理学研究；为临床研究和药物研究提供有力支撑的是防治SARS的信息文献研究，这也是此次中医药防治SARS科学研究的特点。应用现代信息学手段，广泛收集和分析国内外一切有关SARS的信息和文献，提供给科研医疗人员，及时掌握科技动态，及时完善科研思路，使研究目标更加明确、研究方案更加可行、研究水平进一步提高，取得了显著成效。

在如此紧急的状态下，中医药临床科研工作仍能科学、规范、有序地开展，说明中医药的科研工作有了较为坚实的基础，正朝着现代化发展方向稳步迈进。中药防治SARS科研方向和重点任务：

（一）进一步开展SARS临床回顾性研究，为SARS中医辨证论治研究提供临床基础

中医药参与SARS防治工作所获得的一手临床资料十分宝贵，充分利用这些临床资料进行回顾性分析，研究其发病特点、中医证候特征及演变规律，优化中医药治疗方案。同时，总结中医药治疗的成功经验和失败教训等，为指导中医药防治SARS实践及形成理论奠定基础。

（二）进一步加强中医药防治SARS的理论研究

如何将中医药防治SARS的诊疗经验升华到理论，进而指导今后中医药防治SARS的临床实践，对提高中医药的作用和地位，对中医药现代化发展具有重要意义。

（三）充分发挥中药方剂整体综合调节的优势，从抗病原体和疾病发生发展的各个环节入手，研制安全、可控、高效的中药制剂

中药的治疗优势就是方剂的"整体综合调节"作用方式，通过配伍将中药整合为一个整体后，干预作为整体的疾病状态下的人体。它通过不同途径干预疾病的不同环节，其干预的主要方式不是单纯的补充或对抗，而是强调祛邪不伤正、扶正不留邪的调节方式。

从目前的研究工作基础看，有希望能够研制出既能够抗SARS病毒又能够调节机体免疫功能，有效控制SARS发病关键病理环节的方药。

五、中医药要在应对公共卫生突发事件中发挥更大作用

在SARS防治中，中医药发挥了较好的作用，成为抗击SARS的一支重要力量，得到了党和国家领导人的重视，也得到了广大患者的高度信任。但是，在今后的公共卫生突发事件中，中医药如何发挥更好的作用，是中医药行业的重大课题。

第一，要进一步加强队伍建设，不断提高中医药科技水平和诊疗水平，提高参与和控制公共卫生突发事件的能力。只有自身能力提高，才能在公共卫生突发事件中发挥更大的作用。

第二，要在中医药领域建立开放、竞争、协作的机制，特别是要通过资源共享、协作攻关、优势互补、技术支持、联合共建等一系列形式建立协作机制，提高中医药在公共卫生突发事件中的整体能力。

第三，要发挥中医药的优势和特色，加强中医药防治流行性传染性疾病的研究工作，特别是中医药防治病毒性疾病研究。要加强中医药基础研究技术平台建设，建立一支从事这项工作的高水平专业化队伍，使这项工作常抓不懈，真正使中医药在今后公共卫生突发事件中发挥重要作用。

（原载于《中国中医基础医学杂志》2003年第9期）

透邪解毒法探析

透邪解毒法是临床常用中医治法之一。针对SARS发病与临床特点，2003年我们提出运用该法治疗，创制金柴抗病毒胶囊，2014年获中国专利优秀奖。通过实验与临床研究，证实透邪解毒法对呼吸道病毒感染性疾病疗效确切，并深入研究了该法的作用机理。临床常以此法为指导，治疗各种感冒高热、疱疹性咽峡炎等外感性疾病，疗效显著。

一、透邪解毒法内涵与理论渊源

透邪与解毒治法，萌芽于《内经》，成形于金代，升华于温病诸家，后世医家传承与发展形成透邪解毒法，不断深化认识和拓宽应用，其适应症更加广泛。

（一）透邪

所谓"透"，即透达、宣透，引邪外出之意；"透邪"含义，包括达邪外出与宣畅气机两个方面。

《内经》有"火郁发之"记载，指火热之邪、阻碍气机、易致疮痈等特点，宜用透法治疗。《伤寒杂病论》针对厥阴病下利而咽喉不利、唾脓血之证，用麻黄升麻汤透邪。金代医家刘完素结合《内经》热病理论，认为热病病机关键是阳热怫郁，指出"郁，怫郁也，结滞壅塞而气不通畅也，所谓热甚则腠理闭塞而郁结也"，明确热病入里不仅会闭塞腠理、阻碍气机升降出入，而且会郁伏于里，创立防风通圣散、双解散等透邪清里方剂。明末清初，随着温病理论不断完善，"透邪"法运用于温病和瘟疫治疗。吴又可在《温疫论》中以"邪伏膜原"为论点，指出邪伏膜原的病机特点是"邪气蟠踞于膜原，内外隔绝，表气不能通于内，里气不能达于外……"，针对膜原伏邪，亦多用透邪之法，引邪出表。叶天士《温热论》重视"透邪"，提出"透风于热外"、"急急透斑"、"战汗透邪"、"透热转气"、"清热透表"、"泄湿透热"、"养正透邪"等治法；吴鞠通《温病条辨》载银翘散、清营汤、翘荷汤等，体现了透邪法的应用。柳宝诒《温热逢源》指出："热已陷营阴，而邪之走于经者，表气尚郁而不达，宜于凉营中再参透表。"将透邪法运用于瘟邪在表、或表里同病、或气营两燔、或邪盛正虚等病证。

（二）解毒

"毒"的本义指剧烈致病作用的草，《说文解字》云："毒，厚也，害人之草，往往而生。"在中医古籍中，"毒邪"的含义概括起来包括三个方面：一是泛指一切致病邪气；二是特指"疫毒"，是具有强烈传染性并可引起广泛流行的一类致病因素；三是指有毒的致病因素，如蛇毒、食物中毒等。解毒，泛指解除体表或体内之毒邪。

《内经》提出寒毒、热毒、湿毒、燥毒、清毒、大风苛毒等概念，并有"五疫之至，皆相染易，无问大小，病状相似……不相染者，正气存内，邪不可干，避其毒气"的论述。《伤寒杂病论》中有阴毒、阳毒病专论，明确提出治疗方法。《诸病源候论》有温毒、热毒、湿毒、寒毒为病的记载。《外台秘要》载黄连解毒汤，以"解毒"为方剂名称，拓宽解毒法应用范围。金代刘完素以火热立论，善用清热解毒法。明代吴有性《瘟疫论》论述"疫毒"的致病特点及治疗，开启温病学派解毒法治疗疫病的先河，提出疫气即毒，"今感疫气者，乃天地之毒气也"（《温疫论·应补诸症》），后世医家，多宗其理，如顾祖庚《吴医汇讲·卷六》言"治疫之法，总以毒字为提纲……试观古今治疫之方，何莫非以解毒为主。"邵步青在《温毒病论》阐发对温毒的认识与解毒法应用，强调"古人治疫，全以解毒为要。"邵根仙在《伤寒指掌·评注》强调"天行时毒，必以解毒为先"。可见毒邪致病，既可见内伤病，也可见外感病与瘟疫，故解毒法应用十分广泛。

二、透邪解毒法病机与遣方用药特点

透邪解毒法由透邪和解毒两方面相辅相成，透邪为先，解毒为要，以透助解，解毒利透，透解兼施。主要用于外邪或疫毒邪气侵犯人体所致的疾病，适应于毒邪在表、或表里同病、或正虚邪恋等病证；也可用于郁毒内发、气机不利为主要病机的内伤疾病。其中"郁、毒、虚"是该法的病机特点。所谓"郁"，即外邪自口鼻或皮毛而入，邪郁于表，或伏于膜原、三焦等半表半里部位，表里气机不通，营卫运行受阻而壅滞；"毒"指的是各种毒邪；"虚"则是正气不足或邪伤气阴。因而，透邪解毒法主要针对外邪或疫毒邪气侵袭，病机具有"郁、毒、虚"为特点的各种疾病。曹洪欣教授常以小柴胡汤、升降散、荆防败毒散化裁，主方以柴胡、黄芩、半夏、党参、蝉蜕、僵蚕为主。小柴胡汤和解少阳，既有柴胡透邪，又有黄芩清热解毒，用党参益气有利透邪，与"郁、毒、虚"的病机特点相应。升降散为治疫名方，用僵蚕、蝉蜕透达毒邪。热毒盛者，加金银花、连翘以解热毒；毒邪偏寒者，用荆芥、防风、羌活透邪散寒；同时根据病位、病性、病势，随症加减，切中病情，提高疗效。

三、透邪解毒法作用

透邪解毒法是治疗急性外感病的有效方法，临床上急性外感病的病机错综复杂，透邪不仅是发汗，解毒并不局限清热苦寒之品；透邪解毒法需根据临床情况、病因病机特点灵活应用。

（一）透邪解毒退高热

外感病有寒、温之别，又有在表、在里、半表半里的差异。毒邪侵袭常表里同病、寒热错杂，症见高热恶寒或寒热往来、头痛、身痛、咽痛、鼻塞流涕、喷嚏阵作、苔薄白或薄黄，脉滑数或浮紧等。当明晰高热而腠理孔窍闭塞为毒邪郁伏所致，选择透邪解毒法，祛其郁伏之毒邪，则热退身轻。对于表有邪束、内有毒伏的寒热错杂的高热，透邪解毒法尤其适用，如寒邪束表，温邪伏里，外而恶寒发热、内而咽痛口干症状，透其表邪，解其里毒，高热自退。

（二）透邪解毒消痈肿

痈肿的病因，既有外感温热毒邪，亦可内热伏毒，《素问·生气通天论》说："营气不从，逆于肉理，乃生痈肿。"临床常见的病毒性咽喉炎、疱疹性咽峡炎等，多为外感温热时毒、郁伏于肺卫所致，症见发热、恶寒、咽喉痛甚、声音嘶哑、咳嗽、舌尖红、苔薄黄或薄白，常见咽喉部疱疹或痈肿，扁桃体肿大等。多因阳热怫郁于内，灼血耗气伤津，临床常以透邪解毒法，清热解毒的同时，辅以辛凉扶正、透热于表。此外，因毒火引起面部痤疮或皮下痈肿，一般是郁热伏毒内发所致，虽没有发热等外感症状，亦可用透邪解毒法，可透里之郁热外达，解其内毒，调畅气血而见效。

（三）透邪解毒截病势

急性外感热病，外邪或疫毒邪气侵犯人体，邪郁于表，或伏于膜原、三焦等半表半里部位，病势传变，有达表与入里的差异。把握病势特点，采用透邪解毒法，驱逐秽浊之邪，畅通表里气机，能及时截断病势，防止病情传变加重。临床常见高热反复发作之人，采取透邪解毒法，很快热退身凉，控制病情发展。

四、临床应用举隅

案例1：吕某，女，3岁，2015年8月8日初诊。发热3日，体温高达39.2℃，服泰诺林热退，继则复热，并服中药麻杏甘石汤加减，效果不显。症见：发热，体温38.6℃，发热前先恶寒，热甚则恶寒消失，咽喉部疼痛，可见3个疱疹，口干不欲食，舌暗红尖赤、苔黄，脉浮数。血常规WBC：8.16×10^9/L。诊为疱疹性咽峡炎，辨证属风温时毒郁伏肺卫，治以透邪解毒法。处方：柴胡10g、黄芩10g、天花粉15g、党参10g、金银花20g、连翘20g、僵蚕10g、蝉蜕10g、赤芍10g、牛蒡子10g、大青叶10g、桔梗10g、升麻10g、生甘草10g、生姜3片。三剂，水煎服。前2剂3小时服药1次，每次服50ml，第3剂日服3次。服药2剂热退，第3剂咽部疱疹等症消失而愈。

案例2：王某，男，34岁，2015年7月27日初诊。主诉：咽喉部梗阻、吞咽困难2日，初起咽喉部有异物感，似有鸽蛋大小物体压住舌根，恶心欲呕，伴左侧耳中痛。经医院喉镜检查：会厌部充血水肿，有一肿泡。诊为急性会厌炎，予以激素冲击治疗，症状略有改善，舌稍红苔黄腻，脉滑数。证属郁毒内发，治以透邪解毒法。处方：僵蚕15g、蝉蜕15g、片姜黄12g、酒大黄5g、牛蒡子15g、金银花30g、连翘30g、大青叶20g、清半夏10g、茯苓15g、桔梗10g、升麻10g、生甘草10g、生姜3片。5剂，水煎服，日1剂，分3次服。服汤药1剂，症状明显减轻，3剂而愈。

按： 两个案例均以透邪解毒法治疗，但其病因有郁毒外感与内发的区别。案例1为外感温热时毒，郁伏肺卫，前医以发汗之法治疗，邪未去，而气阴皆伤，患者咽喉疱疹疼痛，故在加大透热解毒之力之时，仍须顾护气阴，用小柴胡汤和普济消毒饮加减；案例2虽无发热等外感症状，但结合舌、脉、症，属郁毒内发，成痈化脓。经云"邪气盛则实，精气夺则虚"，"邪之所凑，其气必虚"，内发之实邪郁毒，必有耗气损阴之本质，此时，当急透泄内发之郁毒，防其进一步耗伤气阴，故去调和小柴胡汤，用升降散加味透解郁毒，及时控制病情发展。二案虽病变不同，然证治相应，故疗效显著。

（原载于《中医杂志》2016年第10期）

寒疫论治

寒疫即寒性疫病，属于瘟疫的一种。历代文献关于瘟疫的阐述详于温而略于寒，故对寒疫理论研究常被忽视。然而寒疫是客观存在的，而深入研究寒疫的辨证论治具有重要的现实意义。本文通过历代文献对寒疫的认识研究，对寒疫的特征、病因病机、临床表现与证治等内容探析如下。

一、对寒疫的认识

寒疫理论是随着对疫病认识的不断深化及伤寒理论的丰富而逐渐形成的。早在《素问·刺法论》中有"五疫之至，皆相染易"的论述，《类经》提出"五疫"中的水疫即为寒疫。汉·张仲景在《伤寒论》序中述其宗族亡者众多，伤寒十居其七，说明张氏家族所患伤寒非普通外感伤寒，应属寒性疫病。晋代王叔和在《伤寒例》中首次明确提出"寒疫"概念，认为寒疫是春分至秋分之间感受非时暴寒，折遏时令之气所致的流行性疾病。隋唐及宋以来，"寒疫"的内涵多隐含在"伤寒"、"时气"或"天行"、"阴毒伤寒"等病名中。隋代巢元方提出某些伤寒具有传染性，可以看作传染性寒疫。唐代孙思邈《备急千金要方》中的辟瘟疫诸方多用辛温药物，是该时期医家治疗寒疫的经验总结。明代张三锡《医学六要》指出："天久淫雨，湿令流行，民多寒疫"，认为湿邪可以导致寒疫。清代陆懋修明确指出，寒疫是具有传染性的寒性疫病，寒疫当用热药治疗。民国以来，对寒疫病因的认识更加深入，《重订通俗伤寒论》指出，寒疫是寒邪夹杂戾气或秽湿所产生的传染性疾病，认为疫病有感染阴毒者致病危急。此外，古代文献中也有将瘟疫阴证当作寒疫的论述，如一些医家认为素体阳虚、感受温毒，病机由温热变为阴寒也可称寒疫。

总之，随着历代医家对于寒疫认识的不断深化，医家对寒疫的认识由感受非时暴寒出现的类似伤寒的流行性疾病，逐渐发展成为感受具有寒邪性质的疫疠之气引起的流行性传染性疾病，体现了中医对疫病认识的不断深化。

二、寒疫的辨证论治

寒疫具有传染性、流行性、季节性、地域性等特点。无论长幼、众人同病、症状相似，多发生于气候寒热变化较骤的冬、春、秋季，多出现不符合正常运气规律的反常寒冷气候的时期，且寒冷潮湿的地域更易发生。寒疫之邪多从皮毛、口鼻而入，病变部位与六经、三焦等相关。

（一）病因病机

《疫证治例》指出："风寒暑湿燥火六气失时，是谓六沴。沴，恶气，抑毒气也。中其毒者，率由口鼻入……稽留气道，蕴蓄躯壳，病发为疫，证类伤寒。"认为六气失时皆可以产生不同病性的毒沴疫气。寒疫的病因是感受了寒性的毒沴之气，多为寒邪与疠气或秽湿等具有传染性质邪气的合邪所致，也可因感染具有强烈致病力和传染性的阴寒毒邪导致。主要病机为阴毒秽沴侵袭气道，阻塞气机。常见以下三种病变：（1）寒疠疫：多为寒邪夹杂疠气而致，此即《治疫全书》所言："既感疫气，又伤风寒，或暴感风寒兼染疫气者，寒疫二邪一时混合。"疠气夹杂寒邪主要通过口鼻经侵袭气道从三焦传变，或病邪从皮毛而入循六经传变。（2）寒湿疫：多为寒邪夹杂秽湿而致，多发于夏秋季节及秽湿之地。《重订通俗伤寒论》指出："寒疫多发于四五六七四个月。若天时晴少雨多，湿令大行，每多伤寒兼湿之证。"寒邪夹杂秽湿毒邪侵犯肺卫、脾胃及膜原，多从三焦传变。（3）阴毒疫：多由具有强烈致病力和传染性的阴寒毒邪而致。《重订通俗伤寒论》："疫症虽多，总由吸受种种霉菌之毒，酿成传染诸病。其为病也，不外阳毒阴毒。""猝中阴毒，吐利腹疼，身如被杖，四肢厥逆……此皆阴寒毒气入深，乃最危最急之证。"阴毒寒疠从口鼻而入，直中经络脏腑。

（二）分类与证治

寒疫的临床表现因感受病邪性质不同而不尽相同，但恶寒、身痛、神疲、苔白滑、脉紧或迟等阴寒征象是其共同特点，这些症状在寒疫的病程中存在时间相对较长，甚至贯穿于病程的始终。寒疫治疗当以散寒、祛湿、解毒为要，同时结合疫毒之邪侵犯的部位和病变机理而综合调治。

1.寒疫疠

寒疫疠初期，寒邪夹杂疠毒从口鼻侵袭气道，外透太阳肺卫。症见先恶寒后发热、无汗不渴、头身疼痛、项强、肢体拘急、胸闷纳呆、头昏，舌淡红苔薄白、或淡灰薄腻、脉浮紧，宜选荆防败毒散加减以疏风散寒解毒。寒邪夹杂疠毒束缚卫阳，卫阳郁而化热，则为表寒里热的证候，症见恶寒而发热逐渐加重、周身酸痛、或呕吐、腹泻、乏力，苔白腻、脉弦滑或滑数，宜选麻黄升麻汤加减以发汗透邪、清热解毒。寒疫疠中期，邪气盘踞少阳，症见恶寒重发热轻或寒热往来、周身酸痛、咽痛、胸闷、口苦、纳呆、恶呕，舌淡红苔白、脉弦，宜选小柴胡汤加僵蚕、蝉蜕、银花、连翘以和解少阳、透邪解毒。寒疠邪毒外透三阳，症见憎寒壮热、身体酸痛、两侧头痛、口渴、或耳聋、心烦、胁痛，舌红苔黄、脉弦数，宜选柴葛解肌汤加僵蚕、蝉蜕、银花、连翘以和解三阳、逐秽解毒。此外素体阳盛者，疠邪从阳化热、弥漫三焦，症见身体壮热、面赤鼻干、烦渴引饮、烦躁不眠，或神昏谵语，或鼻衄发黄，或发疹发斑，舌红苔黄、脉洪滑，宜选《寒温条辨》增损三黄石膏汤清泻三焦、逐秽解毒。寒疫疠末期或素体阳虚者，寒疠毒邪入里，损伤阳气，出现邪犯三阴、阳虚血瘀证候，症见恶寒或畏寒、四肢厥冷、呕吐不渴、腹痛腹泻，舌边瘀斑苔白滑、脉弱，宜选急救回阳汤加减，以温阳益气、活血解毒。

2.寒湿疫

寒湿疫初期，寒邪夹杂秽湿毒邪从口鼻侵袭气道及肌表肺卫，表现为秽湿困脾、肺卫不和的证候，症见恶寒发热、头重昏蒙、胸膈满闷、脘腹疼痛、恶心呕吐、肠鸣泄泻或手足厥冷、烦躁欲死，舌淡红苔白滑腻、脉濡数，宜选藿香正气散加减以散寒除湿、除秽解毒。寒湿疫中期，寒湿秽毒侵袭膜原，可见秽湿伏于膜原的证候，症见寒热往来、恶寒重、发热轻、身痛体重、胸脘痞满、恶心欲呕，舌淡红苔白黄腻、脉濡数，宜选达原饮加藿香、干姜以开达膜原、化湿解毒。寒湿疫末期，寒湿秽毒侵犯三阴，可以酌选温阳化湿解毒之方药治疗。

3.阴毒疫

阴毒疫邪直中经脏，表现为周身厥冷、唇青面黑、脐腹筑痛、身如被杖，或数栗而寒、头目俱痛、腰重背强；或咽喉不利，或心下胀满结硬，或昏沉不省、烦躁、冷汗自出；舌淡紫或青紫，苔白或灰滑，六脉微欲绝，宜选苏合香丸以温经散寒、芳香开窍、避秽解毒。

三、展望

随着全球性片面追求经济发展引起的自然生态与人类生存环境变化以及气候异常状况的不断出现，特别是生物链的破坏与物种的变异，异常气候往往为病原体的传播提供了孳生和蔓延的条件，成为某些流行病的重要因素。有学者认为，疫病流行频度与气候的寒冷程度呈正相关，寒性气候可以降低人体的免疫力，忽热忽冷的异常气候更能够改变病原体的生存环境，使病原体短期内大量繁殖或发生变异，并削弱受灾人群的抵抗力和自身调节功能，从而诱发寒性疫病的流行。如2009～2010年甲流在世界范围内的流行特点，与寒性疫病密切相关。可以预见，随着环境的恶化及其他未知天文自然等因素的变化，未来与之相关的寒性疫病仍可能随之出现，希望本文对寒疫防治以及丰富中医瘟疫理论有所裨益。

（原载于《中国中医基础医学杂志》2012年第4期）

论寒疫与甲型H1N1流感的治疗

　　中医学对疫病的认识与防治已有几千年历史，积累了丰富而宝贵的临床经验，并经过不断的总结与创新形成了系统而独特的防治理论体系。不论是在瘟疫肆虐的古代，还是在新型传染病不断发生的今天，中医药一直在防治疫病、维护健康方面发挥着重要作用，为中华民族的繁衍昌盛做出了巨大贡献。

　　疫病又称作瘟疫，按五行可分为五类，《素问·刺法论》中有"五疫之至，皆相染易。"的论述。根据疫病的发生发展及病邪特点，疫病主要有寒疫和温疫之分。历史上随着疫病理论由伤寒向温病的演变，以及现代医学对流行性传染性疾病的认识，温疫理论渐臻完善，而寒疫研究相对较少。本文结合寒疫的特点及甲型H1N1流感的临床特征进行阐述，以期拓宽中医药治疗甲型H1N1流感的思路，提高临床疗效。

一、伤寒与寒疫

《黄帝内经》中对以发热为主要临床表现的外感病进行了论述，并根据病因为其命名。《素问·热论》提出"今夫热病者，皆伤寒之类也。"其"伤寒"意为"伤于寒"。至东汉时期"伤寒"不仅指感受寒邪引发的疾病，而是所有外感病的总称。《难经》中"伤寒有五"的论述给予"伤寒"更广泛含义，《伤寒论》建立了外感疾病辨证论治体系。历代医家通过对《伤寒论》的不断继承发展，六经辨证一直有效地指导着中医治疗外感疾病的临床实践。

寒疫理论是随着伤寒理论的发展以及人们对外感疫病认识的不断深化而逐渐形成的。对寒疫的认识最初从对伤寒疾病的认识开始，汉代张仲景在《伤寒杂病论》序说"余宗族素多，向余二百，建安纪年以来，犹未十稔，其死亡者，三分有二，伤寒十居其七"，可以说张氏家族所患伤寒非普通外感伤寒，很可能是寒性疫病。晋代王叔和《伤寒例》指出"从春分以后秋分节前，天有暴寒者，皆为时行寒疫也"。明确提出寒疫非其时有其气的发病特征。宋代庞安时《伤寒总病论·时行寒疫论》中提出治疗寒疫的方剂圣散子方，其方药主要由三类药组成：麻黄、防风、细辛等辛温解表，藿香、石菖蒲、白术等和中化湿，附子、高良姜、肉豆蔻等温中散寒。从药物组成分析，寒疫属感受寒邪而致的伤寒病，应以温热药物治疗。明代吴又可《温疫论·伤寒例正误》认为寒疫就是冬日之伤寒，不宜以寒疫命名，"交春夏秋三时，偶有暴寒所着，与冬时感冒相同，治法无二，但可名感冒，不当另立寒疫之名"。

至清代对寒疫的认识已经脱离感受非时之寒的伤寒范畴，寒疫成为一类瘟疫疾病的概称。叶霖《难经正义·五十八难》提出寒疫与伤寒的区别在于其具有传染性，"寒疫初病……与伤寒异处，惟传染耳"。凌德《温热类编·卷六》明确指出寒疫并非伤寒，治寒疫不宜用治伤寒之法，"风温、湿温、温病、寒疫等症，皆类伤寒耳。病热虽同，所因各异，不可概以伤寒法治之"。

综上所述，从《伤寒例》提出寒疫之后，随着对疾病认识的不断深入，医家对寒疫的认识，也由感受非时之寒而致的地域性外感寒邪之病，发展为感受具有寒邪性质的疫疠之气引起的流行性传染性疾病。

二、寒疫的特征

（一）病因病机

（1）戾气是寒疫发病的主要原因：寒疫是由戾气引起的传染性疾病。刘松峰《松峰说疫·卷二》中强调寒疫是由疠气引起的传染病，"二曰寒疫……众人所患皆同者，皆以疠气行乎其间。"吴鞠通在《温病条辨·寒疫论》中论述其传染性，"世多言寒疫者……时行则里巷之中，病俱相类。"

（2）天时有寒是寒疫发病的外在条件：天时偏寒以及非时之暴寒是寒疫发生的外在条件。天时偏寒则有助于某些寒性戾气的滋生而致寒疫的发生，正如张三锡《医学六要·运气略》中指出"湿令大行，脾土受伤，民多寒疫。"而非时之暴寒不但有助寒性戾气的衍生，而且易削弱人体之正气导致寒疫的流行和暴发。

（二）发病季节

寒疫四季可发病，但以气候寒热变化较骤的冬、春、秋季节多见。如刘松峰《松峰说疫·卷二》论述寒疫发病季节为"不论春夏秋冬，天气忽热，众人毛窍方开，而暴寒，被冷气所逼。"刘世祯《温热诠真·疫论》中有冬季寒邪合时气发病"冬气严寒，其气凛冽，疫气行于闭藏之令，合时行之气而化寒，其变多为寒疫。"的论述。黄元御《四圣悬枢·卷四》："而病寒疫，故多病于秋冬。"

（三）临床特点

寒疫一般以恶寒、壮热、头身疼痛为主要临床特征，兼见腹泻、呕吐等症，无汗、不渴、苔白、脉浮紧为其辨证要点。吴鞠通在《温病条辨·寒疫论》中有"究其症状，则憎寒壮热，头痛骨节烦痛，虽发热而不甚渴"。刘谦吉《伤感合编·外感编》有"寒疫之为病，身热头痛，憎寒恶风，舌苔面垢"。张三锡在《医学六要·运气略》中指出："民多寒疫，多兼泻利，忌用润药，宜渗湿理脾。"黄元御《四圣悬枢·卷四》指出："寒疫之证，寒热无汗，得之于寒。"

三、寒疫与甲型H1N1流感的治疗

随着新发流行性传染性疾病的不断出现，人们对疫病的研究更加深入，从中医理论与实践深入研究甲型H1N1流感的治疗，提高中医药防治疫病的疗效已成为人们关注的课题。

（一）甲型H1N1流感的临床特征

根据卫生部《甲型H1N1流感诊疗方案》，甲型H1N1流感的主要临床症状为发热、咽痛、流涕、鼻塞、咳嗽、咳痰、头痛、周身酸痛、乏力，部分病例出现呕吐或腹泻，少数病例仅有轻微的上呼吸道症状而无发热。据英国《新科学家》杂志报道，有半数的甲型H1N1流感患者无发热症状。我们在临床中也发现部分甲型H1N1流感患者表现为只恶寒不发热、或恶寒重发热轻、或先恶寒后发热、伴无汗、周身疼痛、鼻塞流清涕、苔白腻等表现，结合发病迅速、传染性强等特征，综合分析甲型H1N1流感的临床征象，应属寒疫范畴。

（二）治疗原则

甲型H1N1流感有温疫与寒疫之分，按照卫生部《甲型H1N1流感诊疗方案》中医药指导原则，甲型H1N1流感属温疫者以解毒清热为主，而对于甲型H1N1流感属寒者当从寒疫论治。

寒疫，由寒邪疫毒引起，其初起性质属寒，宜辛温解肌，透邪解毒之法，从温解论治。如《世补斋医书》用吴茱萸、川花椒、干姜、附子等温热药治疗。刘谦吉《伤感合编·外感编》提出治寒疫"人参败毒散、六神通解散并主之"。《医存》中有"除湿温、寒疫可酌用温燥之品"的论述，刘世祯《温热诠真·疫论》中有"寒疫发于冬……宜用附子、细辛、大黄、牙皂辈以温里解郁。"对寒疫的辨治多有阐发。

寒疫的演变趋势，或寒邪伤阳或从阳化热，当辨证治疗。对于寒疫之邪，入里伤阳，出现肢冷、昏厥则宜回阳救逆之法；寒毒入里化热，出现持续高热、口渴、神昏、谵语者应清热解毒、凉血开窍。

根据甲型H1N1流感的临床特点，初起出现恶寒、无汗、周身疼痛，苔白或白腻，脉浮或浮紧者，宜选荆防败毒散加减治疗：荆芥15g、防风10g、羌活15g、独活15g、川芎15g、柴胡15g、前胡10g、桔梗10g、枳壳10g、茯苓15g、甘草10g，可酌加金银花20g、连翘20g，增加解毒之力，以疏风散寒解毒。

对于邪正交争，邪踞少阳，而表现以恶寒与发热交替出现，胸闷、纳呆、恶心、咽痛、周身酸痛、苔白、脉弦者，可用小柴胡汤加减：柴胡20g、黄芩15g、清半夏10g、党参10g、僵蚕10g、蝉蜕10g、金银花20g、连翘20g、甘草10g，以和解透邪解毒。

对于寒邪从阳化热，发热逐渐加重，高热持续不退，或呕吐、腹泻、乏力、周身酸痛、咽痛、苔白腻、脉弦滑或滑数者，可选麻黄升麻汤加减治疗：麻黄6g、升麻10g、知母15g、石膏30g、黄芩15g、玉竹10g、白芍15g、桂枝10g、茯苓15g、白术15g、干姜6g、金银花30g、连翘

30g、甘草10g，以透邪清热解毒。

寒邪入里损伤阳气，而见恶寒、四肢厥冷、呕吐不渴、腹痛腹泻、舌苔白滑、脉弱，可选用急救回阳汤加减：制附子10g、党参15g、干姜10g、白术15g、桃仁10g、红花10g、连翘15g、甘草10g，以温阳益气活血解毒。

综上所述，甲型H1N1流感病情与发病季节、个体体质以及病毒变异密切相关，表现错综复杂，病情演变与转归不一，治疗宜把握病变演变特点与辨证论治相结合，有利于提高疗效而控制疫病发展。发挥中医瘟疫理论与辨证论治优势是治疗甲型H1N1流感的有效途径，也是提高临床疗效的关键。

（原载于《中医杂志》2010年第1期）

外感发热治疗经验

外感发热是一类常见病、多发病，冬春季多发，老年人、儿童高发。主要表现为发热、恶寒、周身酸痛、咽喉疼痛、咳嗽、鼻塞流涕等。西医学对细菌感染引起的发热，通过解热镇痛、抗炎等治疗后，大部分患者尚可痊愈，但对病毒引起的发热，效果不十分理想。中医药治疗外感发热积累了丰富的理论与实践经验，通过整体调节人体综合免疫能力，达到抑制细菌病毒的目的，比较西医对抗疗法有其独特的优势，特别针对原因不明的发热，中医可根据病人的发热特点、汗出、咳嗽、疼痛的不同性质而辨证治疗。中医治疗外感疾病的理论源于《内经》，继《伤寒论》问世到温病理论的形成对外感发热的认识也在不断深化与完善，六经辨证与卫气营血、三焦辨证体系成为外感热病辨证论治的基础，至今有效地指导着临床实践。

我们运用中医药治疗外感发热疗效显著，现举三则验案，介绍治疗外感发热经验，以飨同道。

验案1：白某，男，5岁，2016年3月24日初诊。患儿自3月2日发热，体温39℃，次日出现皮疹，查血常规：白细胞13000×10³/dL，诊为猩红热，服用头孢治疗7天后血常规、尿常规（－），停药；3月15日又出现发热，体温38.5℃，查血常规：白细胞23000×10³/dL，继服抗生素1周，血常规、尿常规（－）；停药后，3月23日又出现发热，体温37.9℃，白细胞16000×10³/dL，继服抗生素，无明显好转。现发热、咽痛、咳嗽、皮疹、饮食与大小便如常。舌淡苔白腻中有剥落，家属电话求方。中医诊断：发热。辨证：邪热壅肺。治法：宣肺解表，透邪解毒。处方：柴胡10g、黄芩10g、法半夏5g、沙参6g、茯苓10g、麦冬10g、金银花15g、连翘15g、淡竹叶10g、蝉蜕6g、甘草6g，3剂，水煎服。1剂后，体温正常。停服抗生素，继以中药调服。

2016年3月28日二诊：热退疹消，舌红苔黄白。处方：生地6g、沙参6g、麦冬6g、玉竹10g、柴胡10g、黄芩6g、法半夏6g、蝉蜕10g、连翘15g、桔梗10g、牛蒡子10g、甘草5g，8剂，水煎服。服用5剂后诸症消失，随访三个月未复发。

按：猩红热为溶血性链球菌感染引起的急性呼吸道传染病，多见于5～15岁的儿童，因冬春季节气候反常，暴暖，时疫发生，加之患儿素体阴虚火旺，外感时邪而发病。患儿就诊时，主要表现为高热，以小柴胡汤和解少阳、疏利气机、透邪外出，人参易沙参，增加清热养阴之效，蝉蜕升浮透散，金银花、连翘清热解毒以助透邪之力，共奏和解枢机，透邪解毒之功而收效。小儿退热后在原方基础上加沙参、麦冬、玉竹，清养肺胃、以调其后。幼儿稚阳之体，脾胃之气尚未充实，多见小柴胡汤证，因此小柴胡汤是治疗小儿外感发热的常用方，应用此方治疗发热，疗效可靠。《伤寒论》所说之少阳病，或是现在的病毒性流感、肺炎、腮腺炎、猩红热等等，只要见到少阳病主症，皆可使用小柴胡汤加减，疗效显著。

验案2：释某，女，43岁，2016年3月27日初诊。系统性红斑狼疮病史。近1周下午和晚上持续发热，体温在37.6～38.1℃浮动，左胸疼痛不能侧卧，四肢关节疼痛，行走困难，舌淡苔黄白腻，脉滑利。中医诊断：发热。辨证：气阴不足，湿热痹阻。治法：清热益气，通络止痛。处方：竹叶15g、生石膏30g（先煎），麦冬15g、法半夏10g、虎杖20g、秦艽20g、威灵仙20g、羌活15g、防风12g、川芎15g、连翘30g、蝉蜕15g、甘草10g、党参15g，3剂，水煎服。1剂后，发热消退，胸痛减轻，继服3剂后痊愈。

按：竹叶石膏汤，出自《伤寒论》，有清热生津、益气和胃之效。所以用于治疗伤寒高热不退，热在气分，气阴两伤，常取良效。患者既往患有系统性红斑狼疮，且反复发热病程较长，伤及气阴，同时关节疼痛、舌苔黄白腻，兼有湿热邪气，方中竹叶、石膏清透气分余热，麦冬益气生津，竹叶、半夏清热燥湿，蝉蜕升浮透散，连翘清热解毒以助透邪之力，因患者兼有胸痛、四肢关节痛，以虎杖活血定痛、祛风利湿、清热解毒，与秦艽、威灵仙、羌活等共奏祛风通络止痹痛之功，体现标本同治之要义。

验案3：张某，男，7岁，2016年4月5日初诊。发热3日，服退烧药效果不显，医院诊断口腔炎，咽喉炎和细菌感染。体温39.2℃，腹痛，口腔、咽喉溃疡，血常规：白细胞18000×10³/dL。舌淡红苔黄白，边有溃疡。中医诊断：发热。辨证：热毒壅盛。治法：清热解毒，疏风散邪。处方：黄芩10g、川连5g、牛蒡子10g、桔梗10g、板蓝根10g、升麻6g、柴胡15g、法半夏6g、连翘15g、陈皮10g、僵蚕10g、蝉蜕10g、生石膏20g（先煎）、甘草6g，3剂，水煎服。服药1剂后，热退，口腔溃疡好转，3剂后痊愈。

按：患儿发热，腹痛（考虑肠道溃疡），口腔、咽喉溃疡，属热毒壅盛，瘟毒浸淫，故用普济消毒饮加减，该方出自《东垣试效方》，具有清热解毒，疏风散邪之功效。临床常用该方治疗各种上焦热毒壅结之证，如腮腺炎、急性扁桃体炎、严重呼吸道感染等。此方并非外感通用方，但在严重感染、热毒壅盛时，用之得当，疗效显著。方中黄芩、黄连味苦寒，泻肺胃之热；桔梗、升麻、柴胡载药上行，解毒透热；连翘、牛蒡子苦辛平，板蓝根味苦寒，僵蚕味苦平，透邪利咽、散肿消毒，生石膏甘寒退热，甘草泻火补气、调和诸药。

讨论：我们在治疗外感发热时，秉承"急则治其标"之原则，退热为第一要务，以大剂柴胡、银花、连翘等解表药来疏风散邪、清热解毒，生石膏乃退热之圣药，可清热解肌、除烦止渴、清中有透，达到退热解毒之功；同时十分注重舌诊辨证，兼顾标本兼治；外感发热多发病急骤，此3个病例都是通过微信把患者的舌象传与医生，通过病人或家属描述症状和舌象来辨证处方。根据舌象变化辨析病邪、病性不同、病变阶段差异而区分表里、寒热、虚实，以及太阳、少阳、阳明感邪深浅与卫、气、营、血及夹湿、夹瘀等。当今社会外界环境变化多端，如环境污染等，致使"外邪"也相应变化；尤其是滥用抗生素，导致细菌、病毒变异，形成抗生素耐药，以及超级细菌、病毒的出现，以致外感发热、呼吸道感染等成为诸多慢病的原因或老年人致死的重要因素，及时有效控制病情发展是发挥中医药优势的关键。多年来，凡遇发热，均以中医药治疗为主，从小儿突发高热到百岁老人肺感染，常1～3剂药而收效，验案不胜枚举，核心是辨证准确，动态把握病情病势，寒温并用，善用经典名方，灵活加减，及时用药，常平中见奇而疗效显著。

从大气下陷论治慢性病经验

慢性病主要指以心脑血管疾病、糖尿病、恶性肿瘤、慢性阻塞性肺部疾病等为代表的一组非传染性疾病，具有起病隐匿、病因复杂、病程长、反复发作、多脏腑罹患、迁延难愈等特点。随着社会发展、生活方式改变、疾病谱变化，慢性病已逐渐成为威胁人类健康的首要原因。2008年，卫生部在全国范围内组织开展了第四次国家卫生服务调查，表明慢性疾病已经成为我国重要的公共卫生问题。几千年实践证明，中医学对于慢性病的防治具有独特优势。从大气理论分析部分慢性病，特别是治疗以心肺气虚、大气下陷为主要病机的慢性病，以益气升陷法治疗多获良效。

一、大气与大气下陷

大气一词，首见于《黄帝内经》，后世医家如孙一奎、喻昌等对其都有论述，但以近代医家张锡纯论述最为详备。张氏总结了大气的概念及功能，病机和临床证治，卓具创见地提出大气下陷理论，创立升陷汤为治疗大气下陷证的基础方剂。大气即宗气，由先天元气化生，后天脾胃运化的水谷精微之气和肺吸入的清气结合组成。具有走息道司呼吸，贯心脉行气血，统摄三焦，司运动知觉等功能。大气病变有虚实之分，大气下陷是大气虚的主要病机之一。大气下陷是大气不足而无力升举为主要特征的一种病理状态，其特点有三：一为气虚心肺失司；二为气陷清阳不升；三为气陷三焦气化失职，不能升举固摄。主要表现为：气少、呼吸无力或不足以息，或心悸怔忡、或胸前下坠感、或胸中憋闷、脉象沉、迟、微、弱，关前尤甚，或寸脉不及，或叁伍不调，或见二便失禁、癃闭、脱肛，甚则神昏、猝死等。

二、大气下陷与慢性病

（一）大气下陷与慢性病的发病密切相关

中医认为疾病是否发生取决于正气和病邪相互斗争的结果。正气是决定发病的关键因素，对于疾病的发展及转归起着主导作用。邪正相搏，正能胜邪则不发病，邪胜正虚则发病，正气亏虚，抗邪无力，易感受外邪而发病。正气即一身之气，是构成人体和维持人体生命活动，具有抗病、祛邪、调节等作用的精微物质。大气是一身之气的分化，是人体正气的重要组成部分。

大气司呼吸和主心脉，是心肺功能的动力，故心肺慢性病的发生发展与大气强弱密切相关。以病毒性心肌炎为例，毒邪从皮毛、口鼻侵犯肺卫，与大气相搏。如邪胜正虚，大气虚损，则托举无力而气陷。如素体宗气亏虚，统摄营卫无力，肺卫不固，而容易感受外邪，此即"邪之所凑，其气必虚"。宗气无力与邪气相争，正不胜邪，导致大气耗损，升举无力而气陷。大气积于胸中，具有鼓动肺之开合而行使呼吸功能。肺气虚则呼吸不利，一方面不能充分摄取自然界之清气以养大气；另一方面又迫使大气努力助肺行呼吸而耗伤，以致大气虚陷。因此一些呼吸系统疾病的发病与大气下陷有着密切联系。如原发性肺动脉高压的发病及某些慢性阻塞性肺部疾病的复发都与大气下陷直接相关。

（二）大气下陷是慢性心肺病变的病机之一

慢性病迁延日久致多脏腑罹患或受损，其中心、肺、脾三脏受损与大气下陷密切相关，因而许多慢性病可表现为大气下陷的证候。慢性病日久，耗气伤血，心气亏虚无力鼓动心脉，则心动不安；肺脏受损，肺虚则呼吸不利，不能充分摄取自然界之清气以充养大气，大气亏虚，升举无力而下陷；损伤脾胃，脾胃运化失司，水谷精微之气衰少，滋养大气不足，可致大气亏虚而下陷。某些慢性病迁延日久，导致心、肺、脾功能低下，三焦气化无力，精血津液的代谢运行失常，易致痰饮、瘀血等病理产物产生，致邪盛正亏而大气下陷。气陷无以助心行血，大气运转无力，血行涩滞而致瘀血内停。气陷则三焦气化失职，水液不化，聚而成痰成饮。因此大气下陷可以导致痰饮、瘀血等病理产物产生，形成正虚邪恋的病机。正气亏虚和正虚邪恋是导致慢性病反复发作、久治不愈的主要原因。

三、医案举隅

（一）大气下陷，心肺失司案

常某，女，17岁，2009年8月17日初诊。主诉：2003年9月无明显诱因出现心慌、胸闷，Holter检查：室性早搏16000次/24h，被诊为"病毒性心肌炎"，经中西医治疗5年余未见明显好转。现时胸闷，气短，偶有心中拘急疼痛，时心悸，入睡难，畏寒，时咽干。舌暗红尖红苔白，脉滑时结时促。2009年7月13日Holter：室性早搏4426次/24h，房性早搏3次/24h，ST-T改变。诊断为病毒性心肌炎后遗症（心痹）。证属大气下陷，心肺失司。治以益气升陷之法。予升陷汤加减。处方：黄芪20g、麦冬15g、桔梗10g、升麻10g、柴胡15g、太子参20g、苦参10g、丹参10g、白茅根20g、茯苓15g、赤芍15g、生龙骨（先煎）30g、生牡蛎（先煎）30g、炙甘草15g，水煎服，日1剂，分3次服。服上方21剂后心中拘急疼痛不显，胸闷、心悸、气短、入睡难等症均好转，时手心出汗，舌淡红苔白，脉弦细偶结代。继以上方加减治疗8月余，诸症消失。2011年6月15日Holter：未见早搏及ST-T改变。随证调理观察近半年，病情稳定。

讨论：病毒性心肌炎是指由各种病毒引起的心肌急性或慢性炎症，多发于儿童及青少年，目前西医对本病尚无特效治疗方法。本病属于中医的"心悸"、"怔忡"等范畴，曹洪欣教授经长期实践，总结出大气下陷证是病毒性心肌炎常见证候。大气积于胸中，贯心脉而行气血，是联系心肺的枢机。大气下陷，心肺功能失司，则出现呼吸和心搏异常。表现为气短、心悸、胸闷、咽中拘急或胸中下坠感、脉结代或促或律不齐等症状。临床用益气升陷法治疗，并根据体质差异、证候演变阶段不同而辅以养阴、活血、健脾、温肾等不同治法，常取得满意效果。

（二）大气下陷，清阳不升案

边某，女，10岁，2011年1月23日初诊。1年前发现下肢无力，诊断为进行性肌营养不良症，经治疗未见明显好转，近半年进行性加重。现双下肢无力抬举，时走路时跌倒，胸中窒闷、气少动则尤甚、畏寒、足凉、舌淡红苔白滑，脉滑缓。诊断：进行性肌营养不良症（痿证）。证属大气下陷，清阳不升，宗筋失养。拟益气升陷，升举清阳。以升阳益胃汤加减。处方：党参20g、白术15g、黄芪30g、川黄连10g、清半夏15g、陈皮10g、茯苓15g、泽泻15g、防风15g、羌活15g、独活15g、柴胡15g、葛根20g、升麻10g、甘草10g，水煎服，2日1剂，每日服3次。服上方15剂，下肢力气增加，畏寒不显，胸闷、气短等症减轻，舌淡红尖红苔白微腻，脉滑。以原方为主随症加减治疗10月余，患儿下肢功能恢复正常，走跑自如，无明显不适。

讨论：进行性肌营养不良症（progressive myodystrophy）是一组由遗传因素所致的原发性骨骼肌疾病，其临床主要表现为缓慢进行的肌无力、肌肉萎缩及不同程度的运动障碍，对本病目前尚无特效治疗方法。该病属中医"痿证"范畴。病机为大气下陷，不能吸摄全身气化，导致脾胃气陷，清阳不升，宗筋失养，发为痿废。升阳益胃汤益气举陷，虽以升举中气为主要功能，但对大气、中气下陷均有良好疗效，用之得法，每获佳效。

四、结语

慢性病病机错综复杂，涉及多个脏腑。大气下陷是慢性病的常见病机之一，尤适于心血管、呼吸系统、免疫系统疾病及神经系统疾病的肌肉无力为主要表现而有大气下陷证者。本文列举两例难治慢性病，从大气下陷论治，收到满意效果。临床实践中，大气下陷病机存在于许多慢性疑难病中，运用大气下陷理论指导论治具有独到优势。

（原载于《中华中医药杂志》2012年第3期）

益气升陷法治疗病毒性心肌炎

病毒性心肌炎（VMC）是指由病毒感染引起的以心肌细胞变性、坏死和心肌间质炎性浸润及纤维渗出为特征的炎性病变。可出现各种心律失常或程度不同的心肌损伤与心功能不全，甚者可导致心肌病或猝死。近20年来，其发病率有逐年增高的趋势，已成为危害民众健康的常见病。对该病的防治，至今尚无特效治疗方法和药品，一般采用对症及支持疗法。近年来，我们运用益气升陷法（升陷汤加减）治疗病毒性心肌炎，取得较好效果，特将经验介绍如下。

一、病因病机认识

临床上，90%的病毒性心肌炎患者是以心律失常为主诉或首见症状。常诉心悸、乏力、胸闷、气短、头晕、心前区隐痛，可出现晕厥，甚至阿—斯综合征。多数后遗症期患者仅表现为气短、乏力，伴有心律失常。这与张锡纯所论述的大气下陷证极为相似，其曰："治胸中大气下陷，气短不足以息。或努力呼吸，有似乎喘。或气息将停，危在顷刻。其兼证，或满闷怔忡，或神昏健忘，其脉象沉迟微弱，关前尤弱。其剧者，或六脉不全，或叁伍不调。"分析病毒性心肌炎的病因病机，多因素体虚弱，感受温热或湿热毒邪，滞而不散，延及脏腑，内舍于心而成。从该病的发病途径来看，多数先有肺及脾胃的损伤，继则出现心经症状。其邪气多由皮毛、口鼻而入，温热毒邪易袭表侵肺，因此初期多表现出肺卫表证，如咽赤、咽痛、咽中不适、咳嗽、鼻塞流涕等，继则出现心悸、气短、胸闷等症，此因邪毒由肺逆犯心脏所致；外感湿热毒邪则蕴阻脾胃，脾失健运，症见腹泻、头身困重、恶寒发热、恶心呕吐、腹痛等，若湿热毒邪郁久不解，进一步侵及心脉则现心悸、胸闷、气短等症。

大气是由肺所吸入的清气和脾胃运化水谷精微所化生的水谷之气相结合而成，因此当邪气伤及肺和脾胃，影响了肺的主气、司呼吸的功能和脾胃的健运转输功能时，则必然会影响大气的生成而致大气亏虚形成大气下陷证。故在病毒性心肌炎的初期，就可以形成大气下陷证。在以往临床研究中，我们观察了820例病毒性心肌炎病例，初诊有典型大气下陷证的病例200例，占24.4%。在疾病的进一步发展过程中，由于病情的迁延不愈，则更易消耗正气，致大气亏虚而下陷，在疾病演变过程中由大气下陷证初诊或由其他证转化为大气下陷证的病例逐渐增多。大气是连接心肺功能的纽带，司呼吸和心搏之枢机直接作用于心肺二脏。大气下陷，则出现呼吸和心搏异常，患者表现出心悸、气短甚、胸闷、咽中拘急或胸中下坠感、神疲乏力，舌淡红或淡、苔白或白黄，脉结代或促或律不齐等症状，这些脉象与现代医学心律失常的脉象相一致。因此，可以认为大气下陷是病毒性心肌炎的常见病理变化之一。

二、大气下陷证的证候特点

以往研究中，我们运用x^2检验及逐步判别分析表明，与横向及纵向证候相比较，从16项指标（症状及体征）筛选出4项指标，认为它们是与大气下陷证相关性最大、最精确的指标。因而该4项指标是最具代表性的。结合按照分值统计出的主症，我们归纳出诊断标准为：主要症状：（1）咽中拘急或心前坠胀；（2）气短、心悸、胸闷；（3）舌淡红或淡苔白。次要症状：（1）乏力神疲；（2）心电图示心律不齐、期前收缩或脉结代。主要症状具备两条或主要症状和次要症状各具备一条，诊断即可成立。大气下陷证的病理变化有虚—陷—竭，即由轻至重的递进过程。在VMC发病初期，热毒或湿毒炽盛侵袭肺脾两脏，临床虽见气短、心前坠胀等气陷之症，但此时主要以外感或消化道症状为主，是大气"虚"的病理阶段；邪毒由肺、脾胃至心，宗气耗损，气陷失司，临床上出现典型的气短、心前坠胀、胸闷、乏力等症，是气"陷"阶段，此阶段可表现出各种心律失常；若邪毒嚣张，耗竭宗气，则见心阳暴脱，发生休克，是大气下陷重症"竭"的阶段，患者可出现猝死、严重心律失常、心源性休克或心力衰竭。

三、益气升陷法治疗病毒性心肌炎的应用

临床实践证明，益气升陷法是治疗病毒性心肌炎大气下陷证的有效方法。然而临床上病毒性心肌炎的病机错综复杂，益气升陷法并非单纯地使用益气升陷药物，应根据该病大气下陷证的病机特点灵活应用。

（一）益气升陷，突出补益，注重安神

大气源于元气，靠后天水谷之气滋养，以胸中为宅窟。当外邪直接

伤及脏腑或疾病日久，脏腑之气虚损时，则会导致大气亏虚，大气亏虚无力从肾回归于胸中，下陷于膈下脏腑，使胸中之气匮乏，影响心肺功能，而形成大气下陷证。大气亏虚是大气下陷的病理基础，大气下陷是大气亏虚的进一步发展。因此，在益气升陷时，应突出补益，只有大气充盛，才能统领诸气，升而不陷，发挥其走息道而行呼吸、贯心脉以行气血的功能。补气药中除了黄芪之外，还可根据气虚程度，配以党参、白人参、茯苓、白术等补益中气，健运脾胃，以培补宗气。此外，患者每有心悸怔忡、胆怯易惊、少寐多梦等心神失养症状，故治疗时应注重养心安神，临证时常辨证选取生龙骨、生牡蛎、珍珠母、夜交藤、柏子仁、酸枣仁、远志等药物以安心神。

（二）益气升陷，莫忘养阴清热

病毒性心肌炎多见于心气、心阴素亏以及感邪较重者，毒热内侵，极易耗气伤阴。因此，病毒性心肌炎早期，虽毒邪初盛，然气阴已伤。气阴两虚，极易感受湿热邪毒；热毒内侵，势必更加耗伤气阴，二者互为因果。气阴两虚是贯穿病毒性心肌炎的基本病理变化，而外感温热邪毒则是诱发本病的主要外因。大气下陷，气不布津，也可导致津液不足而伤阴。患者常伴见发热、咽痛等外感症状或者五心烦热、唇红、口咽干燥、大便干燥等阴虚症状。因此治疗时莫忘养阴清热，常用麦冬、天冬、知母、金银花、连翘等，既可养阴清热解毒，又可佐制补气药之温热。

（三）益气升陷，兼顾活血化痰

血液和津液的运行均依靠气的推动，大气下陷，气虚推动无力，血行不畅，致瘀血内停；气不行津，津停为痰。大气下陷无以助心行血，血脉凝涩则心前刺痛，舌质淡暗或淡紫；大气下陷三焦气化无力，水液代谢障碍，聚而成痰饮，出现胸中闷痛、心下痞满、恶心、苔腻脉滑等。说明瘀血痰饮是病毒性心肌炎病变过程中常见的病理产物。因此，益气升陷要兼顾活血化痰，痰瘀去亦有助于大气恢复正常，且活血不易过度，否则容易更伤宗气，宜用赤芍、川芎、丹参等；化痰宜用茯苓、白术、陈皮等健脾化痰；若痰浊痹阻胸阳者，可合瓜蒌薤白半夏汤加减；痰郁化热，可用竹茹、胆星等。

（原载于《第二届国际中医心病学术研讨会论文集》，2005 年北京）

病毒性心肌炎的中医药治疗

病毒性心肌炎是指由各种病毒引起的急性或慢性心肌炎症。以儿童和40岁以下的成年人居多，其中35％病人在10～30岁，成年人发病平均年龄在31～35岁。90％左右的患者以心律失常为主诉或首见症状，常见心悸、胸闷、心前区隐痛、头晕、乏力等症状，可出现晕厥甚至阿—斯综合征，重症弥漫性心肌炎可引起急性心力衰竭，易合并心源性休克或导致心肌病。由于病毒性心肌炎的发病机制尚不完全清楚，因此，目前西医尚无特效治疗方法，临床多采用免疫抑制剂、干扰素和心肌细胞营养剂等对症治疗。笔者在临床上用中医药治疗病毒性心肌炎患者上万例，对病毒性心肌炎的病因病机、证候演变、证候特征及治则治法进行了深入研究，体会到中医药治疗病毒性心肌炎具有一定的优势和良好的疗效，现将临床体会总结如下。

一、对病毒性心肌炎病因病机认识

病毒性心肌炎通常以心悸、心前痛、乏力等为主要临床表现，与中医多种疾病相关，一般而言，以心悸为主症者，可归属于"心悸"范畴；若以心前痛为主症者，可从"心痹"或"胸痹"论治；以乏力为主症者，又可归属于"虚劳"范畴；若系急性感染起病者，则可从"温病"论治；危重者可归"心水""厥脱"等。

（一）感受外邪是病毒性心肌炎的主要病因

病毒性心肌炎多因素体虚弱，感受温热或湿热毒邪，滞而不散，延及脏腑，内舍于心而成。从该病的发病途径来看，多数先有肺及脾胃的损伤，继则出现心经症状。其邪气多由皮毛、口鼻而入。如温热毒邪（呼吸道病毒、疱疹病毒、风疹病毒等）从皮毛、口鼻而入，易袭表侵肺，因此初期多表现出肺卫表证，如咽赤、咽痛、咽中不适、咳嗽、鼻塞流涕等，继则出现心悸、气短、胸闷等症，此因邪毒由肺逆犯心脏所致。外感湿热毒邪（柯萨奇病毒等肠道病毒）易从口而入，毒邪蕴阻脾胃，脾失健运，症见腹泻、头身困重、恶寒发热、恶心呕吐、腹痛等症，若湿热毒邪郁久不解，进一步侵及心脉则出现心悸、胸闷、气短等症。

（二）气阴两虚是疾病演变过程中的主要病理变化

正气不足、邪毒侵心是导致病毒性心肌炎发生的重要因素。而气阴两伤、气阴两虚是本病发生的内在因素。外感邪毒则是诱发或加重本病的外在因素。气阴两虚极易感受温热邪毒，邪毒内侵势必耗伤气阴。因此，病毒性心肌炎初期多见气阴两伤，后期常见气阴两虚，表现为气短、乏力、手足心热、咽干盗汗等症状。

（三）大气下陷是最常见病理特征

邪气从皮毛、口鼻而入，袭表侵肺或损伤脾胃，肺损或脾虚耗伤宗气，致宗气不足或虚损，或毒邪直中心肺损伤宗气，因虚致陷导致大气下陷。气陷于下，心失所养则咽中拘急、胸前坠胀、气短少气等。病毒性心肌炎以青少年居多，由于先天不足或劳逸、饮食失调，则易形成气虚之体。感受邪毒更易损伤正气而致气虚乃至大气下陷。

（四）痰浊、瘀血是主要病理产物

在疾病演变过程中，因热毒伤津，炼液为痰；或心肺气虚，肺失治节，气不行津，津聚为痰，导致痰浊内生。若热毒壅遏，热灼阴血，血热搏结而成瘀血；或气阴两伤，气不行血，血行不畅，阴血不足，血行滞涩，均可导致血行瘀滞形成瘀血。痰浊、瘀血既是本病常见的病理产物，又是导致病情加重，迁延难愈的主要原因。

二、病毒性心肌炎的辨证论治

（一）热毒侵心证

多见于病毒性心肌炎的急性期，也可见于慢性期或后遗症期复感外邪的病人。本证的发生是由于素体虚弱，卫外不足，感邪而发。风寒、风热或风湿之邪由口鼻、肌表、皮毛而入侵袭肺胃，邪气侵心，耗伤心之气阴而发病。

临床表现：常先出现咽痛、咳嗽、痰黄、鼻塞、黄涕、发热等，也可表现为腹泻、腹痛、恶心、呕吐等症；外邪不解，耗伤心气，则见心悸、气短、胸闷、心前痛或背痛、乏力、舌暗红或红、苔黄或黄干、脉数或促等。

病机分析：外邪侵袭，肺卫失宣，则表现为咽赤、咽痛、咳嗽、痰黄、鼻塞、黄涕、发热等肺卫表证，此谓"温邪上受，首先犯肺"。腹泻、恶心、呕吐等为湿热蕴脾之征。心悸、气短、胸闷等则由邪毒侵心所致。乏力、苔黄干为热毒耗气伤阴之象。

治法：清热解毒

方药：竹叶石膏汤加减。取其清热而不伤阴，养阴而不敛邪之功。

加减：临床应用时，可在本方基础上加金银花、连翘等，既增强清热解毒之功，又有疏散风热之效。若咽痛明显者，可加蝉蜕、山豆根等以解毒利咽；若咳嗽、痰黄稠者，可加川贝、鱼腥草等以清肺化痰。若热毒兼湿者，常以甘露饮加减。

（二）痰阻心络证

本证主要出现在病毒性心肌炎的慢性期，多由素体痰湿，或热毒、湿热之邪耗伤气机，损及脾胃，脾失健运，痰浊内生而成。

临床表现：胸闷痛或背沉而痛、气短、心悸、头晕、恶心呕吐、腹胀、舌暗红胖大、苔厚或腻，脉滑缓或结代等。

病机分析：痰浊内停，阻滞血脉，心脉不畅，则发为胸闷、气短、心悸。痰湿碍脾，气机不畅，则出现恶心呕吐、腹胀等症。苔厚或腻、脉滑皆为痰湿之征。若痰湿之邪日久酿为痰热，则见口苦、失眠、苔黄腻、脉滑数或促等痰热扰心的表现。

治法：化痰宣痹

方药：枳实薤白桂枝加减。

加减：如兼见脾虚证，加白术、党参等以健脾化痰；若痰湿化热，加川连、竹茹等以清热化痰；若出现气阴两伤之证，加黄芪、白人参或太子参、麦冬等以益气养阴；有瘀血征象加赤芍、川芎等。

（三）心血瘀阻证

本证主要见于病毒性心肌炎的迁延期、慢性期。因素体气血瘀滞，或热毒侵心，阻滞心脉，伤及气阴，气不行血，营阴涩滞而成。

临床表现：心前刺痛、心悸、胸闷、气短、手足心热、便秘、乏力，舌暗红或有瘀点瘀斑、苔薄白或少、脉弦等。

病机分析：瘀血阻滞，气机不畅，不通则痛，故表现为心前刺痛、心悸、胸闷等，手足心热、便秘、乏力为耗气伤阴之象。舌暗红或有瘀点瘀斑、脉弦为瘀血之征。

治法：活血化瘀

方药：血府逐瘀汤加减。

加减：本证易兼见气阴两伤之象，根据气虚或阴虚的程度，可加白人参、黄芪、麦冬、五味子等，伴心悸、心烦、失眠，可加生龙骨、生牡蛎重镇安神。

（四）大气下陷证

病毒性心肌炎常见大气下陷证，以后遗症期最为多见。多因素体心肺气虚，复被邪毒侵袭，正气耗伤，致宗气亏虚，气陷于下而成本证。

临床表现：气短少气、心悸、咽中拘急、胸中坠胀、胸闷、舌淡或淡红、苔白或白黄、脉滑或叁伍不调等。

病机分析：宗气亏虚，无以奉养心肺，心肺失养，故气短少气、心悸、乏力。咽中拘急、胸中坠胀是大气下陷的特征性症状，亦是气虚下陷、心肺失司的表现，如张锡纯所云："呼吸之气不能上达，胸中之气息下坠，咽喉发紧，努力呼吸似乎喘。"舌淡、脉见叁伍不调均是宗气亏虚、运转无力、血脉失养的表现。

治法：益气升陷

方药：升陷汤加减。升陷汤由黄芪、知母、升麻、柴胡、桔梗组成。方中黄芪为君，既能补气，又能升气，善治胸中大气下陷，张锡纯云："柴胡为少阳之药，能引大气之陷者自左上升。升麻为阳明之药也，能引大气之陷者自右上升，桔梗为药中之舟楫，能载诸药之力上达胸中，故用之为向导也。"若心悸怔忡、少寐多梦，加柏子仁、酸枣仁以安心神；痰浊盛者，加瓜蒌、半夏化痰宽胸。

（五）心脾两虚证

本证主要见于心肌炎的后遗症期，其形成原因有两方面，一方面，素体脾胃虚弱，感受外邪，则脾胃更伤，而脾胃为气血生化之源，脾胃虚弱，气血无以化生，心失所养，从而出现心脾两虚。另一方面，由于病程日久，耗伤气血，损及心脾，也可发为本证。

临床表现：心悸、气短、乏力、失眠、纳少、腹胀、便溏、舌淡、脉细、弱等。

病机分析：心脾两虚，气血不足，心失所养，故心悸、气短、乏力。心血不足，心神失养，则少寐多梦。脾气虚弱，脾失健运，则纳少、腹胀、便溏。舌淡、脉细、弱均是气血不足之征。

治法：健脾养心法

方药：养心汤加减。

加减：本证常兼见痰浊内停，可加陈皮、竹茹等化痰之品；若兼见瘀血征象，可加赤芍、桃仁等活血之品。

（六）阴虚火旺证

本证多见于病毒性心肌炎的后遗症期。多因热毒之势较重，或素体羸弱，不耐攻伐，伤阴明显，阴不制阳，故虚火上扰，心神不宁，发为本证。

临床表现：心悸不宁、胸闷、气短、心前痛、心烦、少寐多梦、手足心热、盗汗、口干咽燥、舌红或尖红、苔少或剥、脉细数或促等。

病机分析：心阴不足，心神失养，则见心悸、胸闷、气短、心前痛。虚火内生，扰及心神，则见心烦、少寐多梦。手足心热、盗汗、口干咽燥、舌红少苔、脉细数均是阴虚火旺之征。

治法：滋阴降火

方药：天王补心丹加减。天王补心丹为心肾阴虚，心神不宁所设。治疗阴虚火旺证，尤其对于快速型心律失常的改善，效果颇佳。可酌加生龙骨、生牡蛎，以增重镇安神之功。

（七）气阴两伤证

本证多出现在病毒性心肌炎的迁延期、慢性期。多由于邪祛正伤，气阴耗损，或失治、误治，耗气伤阴，气阴虚损而成。

临床表现：气短、乏力、心悸、胸闷、自汗或盗汗、少寐、咽干、口渴，舌淡红、苔少或无苔，脉细数无力等。

病机分析：心之气阴两伤，心失所养，故致气短、乏力、心悸、自汗或盗汗等。苔少、脉细数均示气阴已伤。

治法：益气养阴

方药：生脉饮加味或天王补心丹加减。方中人参大补元气为君，麦冬养阴生津、清热除烦为臣，五味子酸敛止汗而为佐使，共奏益气养阴之功。

加减：偏于气虚，可加黄芪、白术等以增益气之功。若阴虚明显，可加天冬、生地、石斛等以增阴液。

（八）阴阳两虚证

本证主要见于病毒性心肌炎的慢性期。由于病程日久，失治误治，迁延不愈，病及五脏，阴液亏耗，不能荣养心血，阳气虚损，不能宣通脉气，遂为阴阳两虚。

临床表现：心动悸、胸中憋闷、气短甚、乏力、手足不温、畏寒、盗汗，舌淡或淡紫，苔少，脉沉迟无力或结代等。

病机分析：心之阴阳俱亏，心失所养，故心动悸、气短甚、乏力。盗汗、苔少为阴虚之象，阴阳两虚，血脉失养，则多见结代之脉。

治法：滋阴补阳宁心

方药：炙甘草汤加减。

加减：若偏于阴虚，应减少姜、桂用量，加天冬、沙参等滋补阴液；偏于阳虚者，应减少生地、麦冬用量，加仙茅、仙灵脾温阳；伴浮肿者，加茯苓、白术等健脾运湿。兼有瘀血，加当归、丹参养血活血；气虚明显者，加黄芪，改人参为红参；阳虚甚者，脉沉迟缓者，用附子汤化裁。

三、典型病例

案例1：丁某，女，15岁，1998年3月12日初诊。心悸、胸闷、气短2月余，确诊为"病毒性心肌炎"，经治疗无效，故来门诊求治。病人心悸，胸闷，气短，自觉时有早搏，乏力，多梦，睡眠不实，少寐，舌淡红尖赤苔白，脉促。心电图示：频发室早，二联律；心频示：偶发室早，心肌损伤，心肌缺血。辨证为：阴虚火旺，心神被扰。处方：柏子仁15g、枣仁15g、天冬20g、麦冬15g、生地10g、当归15g、苦参10g、丹参15g、白人参10g（先煎）、白茅根20g、茯苓20g、赤芍15g、生龙骨30g、甘草10g，水煎服，日1剂，分3次服。

3月26日复诊：服上方14剂，胸闷气短，纳食，睡眠好转，力气增加，多梦，舌淡紫苔白，脉滑稍数。处方：太子参30g、黄芪30g、生地15g、当归15g、桃仁15g、红花15g、枳壳15g、川芎15g、柴胡15g、赤芍20g、桔梗10g、生龙骨30g、生牡蛎30g、夜交藤30g、甘草10g，服法同前。

4月9日复诊：服上方14剂，自觉早搏消失，时气短、低热、舌暗红苔薄黄，脉滑稍数。心电图：正常。处方：柏子仁20g、枣仁20g、天冬15g、麦冬15g、生地10g、当归15g、玄参15g、地骨皮15g、苦参10g、丹参15g、太子参20g、白茅根15g、生龙骨30g、甘草10g，20剂，水煎服，巩固疗效。

按：据该患舌脉分析，此案属于阴虚火旺，心神被扰。治以滋阴降火安神，服药14剂，改方为血府逐瘀汤加减治疗。阴虚火旺者，用滋阴降火效果不明显者，可考虑阴虚血瘀并存，可用此方。其中生地凉血清热、滋阴补肾；当归补血活血共奏凉血养阴之效。

案例2：张某，女，6岁。1999年3月25日初诊。病毒性心肌炎病史2年，时气短，乏力。3天前出现发热、咳嗽，继则出现心悸、胸闷、气短，乏力甚，舌暗红苔白黄，脉滑律不齐。心电图示：频发室早，右束支不完全传导阻滞，心律不齐。辨证为热毒侵心，治以清热解毒，养心安神。处方：竹叶10g、石膏20g、太子参20g、麦冬15g、半夏15g、紫菀15g、冬花15g、川贝5g、鱼腥草20g、黄芪15g、赤芍15g、生龙骨20g、甘草10g，水煎服，日1剂，分3次服。

4月1日复诊：服上方7剂，发热、咳嗽消失，心悸、胸闷、气短减轻，时纳少，舌淡红苔白，脉滑。处方：黄芪20g、麦冬10g、桔梗10g、升麻5g、柴胡15g、内金10g、苦参10g、丹参10g、党参15g、白茅根10g、茯苓15g、生龙骨30g、甘草10g，水煎服，服法同前。

4月8日复诊：服上方7剂，诸症消失。舌淡红，苔白，脉滑，ECG：心律不齐，右束支不完全传导阻滞。续服上方，巩固疗效。

按：病毒性心肌炎迁延期，病情往往容易反复发作，外感是导致病情反复的常见因素。患者初诊时，以咳嗽、发热等外感症状为主，急则治其标，故治以清热解毒，养心安神。复诊时，外感征象已消失，治本为主，据其脉诊，治以益气升陷，养心安神，以升陷汤加减治疗。

（原载于《中国中医药现代远程教育》2005 年第 7 期）

失眠治疗经验

  失眠是指睡眠时间不足或质量下降为主的一种常见病症，既是一种由心理或情志异常引起的常见病，又可见于多种疾病中。临床表现为入睡困难，睡眠时间短，甚则彻夜不寐；睡眠不实，醒后难以再睡；睡眠质量下降，睡时多梦；伴次日头昏、精神不振、倦怠等症状。流行病学研究显示，失眠在全球发病率接近25％，随年龄增加而增加，女性多于男性。最近的调查结果显示，我国失眠的人群近四成，并有不断上升增长的趋势。

  一般而言，暂时的失眠不会引起严重后果，但长期失眠可引起高血压、冠心病、糖尿病、脑血管病等慢性病，或导致精神、神经障碍乃至抑郁症的发生。西医治疗失眠疗效可靠，但容易药物依赖，且长期用药对大脑过度抑制从而导致过早衰老，还会加重肾脏代谢负担。《英国医学杂志》报道美国克里普克医生研究结果：通过23600人（未服药）与10500人服安眠药（苯二氮平类、非苯二氮平类、巴比妥酸盐类和镇静剂）两年半研究，每年服药18～132次，死亡的可能性是不吃药人群的4.6

倍，每年服药少于18次的，有3.6倍的死亡可能性，癌症风险增加35%。尽管这项研究有些骇人听闻，但西药治疗失眠的副作用应该引起人们的高度重视。

失眠，中医称不寐。《内经》云："阳入于阴则成寐"，故失眠主要由各种原因引起脏腑功能失调、心神不宁、阳不入阴所致，常见心脾两虚、阴虚火旺、心肾不交、肝郁血虚、心虚胆怯、痰热内扰、胃气不和等证候。中医治疗失眠，通过辨证论治，调节脏腑阴阳平衡，安神定志，疗效确切，起效缓慢，不仅无药物依赖性、无明显副作用，而且能逐渐停减镇静剂、抗抑郁制剂的使用，且可避免终生服药的弊端。

一、滋阴养心安神

李某某，男，56岁。2008年5月20日初诊。失眠多梦5年余，靠服舒乐安定维持睡眠，近3月因情志因素失眠逐渐加重，入睡难，甚则彻夜不眠，服用思诺思仅能睡眠1～2小时，心悸、心烦、气短、胸闷、头晕、倦怠、目干、口干、手足心热，大便干、1～2日1行，舌稍红苔少、脉细数时促。心电图：频发房性早搏。辨证：心阴虚，心神不安。治法：滋阴养心安神。处方：柏子仁15g、酸枣仁15g、天冬15g、麦冬15g、生地10g、当归20g、党参10g、苦参10g、丹参10g、白茅根30g、桔梗10g、五味子10g、茯苓15g、生龙骨30g、甘草10g。10剂，水煎服，日1剂，分3次服。

6月2日二诊：服药后，睡眠逐渐好转，能睡3～4小时，心情平稳，大便通畅，日1次，舌淡红苔白干，脉细偶促。嘱停服西药，上方去丹参、桔梗，加夜交藤30g、生牡蛎30g，14剂，水煎服。

6月16日三诊：服药后，睡眠5～6小时，但多梦，自觉早搏未作，余症减轻，舌淡红苔白，脉滑。守法治疗，服药2月余。睡眠正常，查心电图正常。随访2年未复发。

按： 此案心阴虚、心火旺临床表现明显，故用天王补心丹加减，滋心阴、降心火；加白茅根清心通脉，与苦参配伍调节心律，加生龙骨重镇安神。服药10剂，睡眠好转，但醒后难以再睡，睡眠时间3~4小时/夜；心悸、气短等症减轻，早搏减少。守法加减继服14副后，诸症明显好转。后调理治疗2月余，不仅睡眠恢复正常，早搏也消失。

二、补益心脾、养血安神

王某，女，47岁，2011年4月18日初诊。睡眠不实1年余，每于晚饭后困倦欲睡，睡后多梦，醒后难以入睡。纳少，腹胀，腰酸，倦怠乏力，动则心悸气短，活动后头晕，面黄白，形瘦；半年来月经后期，35~40日一行，量多，色淡。舌淡苔白，脉沉滑无力。证属心脾两虚，心神失养，脾不统血。治宜补益心脾、养血安神。处方：炒白术15g、党参15g、黄芪30g、当归15g、茯苓15g、茯神15g、酸枣仁15g、柏子仁15g、木香5g、旱莲草15g、川续断15g、甘草10g、加生姜3片，14剂，水煎服，日1剂，分3次服。

5月17日二诊：服药28剂，饭后困倦、睡眠不实等症均明显好转，月经按月来潮，唯经量多，色淡苔白，脉沉滑。守法治疗，服药2月余，诸症消失，面色转润，力气增加。

按： 困倦易睡、醒后不易再睡，或睡眠不实、多梦易醒是心脾两虚失眠的特点，本病例因心气不足，故动则心悸、气短；脾气虚、运化失常，故纳少、腹胀；气血不足则倦怠乏力、活动后头晕、面黄白、形瘦、月经后期色淡，脾不统血则月经量多，舌淡苔白，脉沉滑无力均为虚象。故用归脾丸加减治疗，去远志，免伤胃之弊；加茯神、柏子仁宁心安神，加旱莲草、川续断补肾摄血。诸药合用，切中病机，故效果显著。不仅睡眠正常，月经不调也得以恢复。1年后随访，睡眠、月经均正常。

三、疏肝解郁，养血安神

赵某某，女，34岁，2008年4月7日初诊。睡眠不实8年余，睡后易醒，醒后难以再睡，多梦，心悸胆怯，心烦易怒，喜悲伤欲哭，生气后头胀痛，目赤，咽痛，手心黄，舌淡红苔黄厚，脉弦。辨证：肝郁血虚，心神不宁。治法：疏肝解郁，养血安神。处方：酸枣仁20g、川芎15g、茯苓15g、知母15g、炒麦芽30g、百合20g、生地10g、香附15g、栀子15g、神曲15g、夜交藤30g、柏子仁20g、党参15g、甘草10g，14剂，水煎服，日1剂，分3次服。

4月21日二诊：服药1周后，睡眠逐渐好转，其他症状减轻，舌淡红苔薄黄，脉弦滑。守法加减，调治3月余，睡眠正常，能睡7小时左右，心情舒畅，诸症消失。

按：此案患者睡眠不实、易醒、心悸胆怯提示心肝血虚，神魂失养，醒后难再睡、悲伤欲哭、心烦易怒、生气后头胀痛、目赤、咽痛等由肝郁化热、肝火上炎所致，辨证当为心肝血虚，肝郁化火，扰动心神，故苔黄厚、脉弦。方用酸枣仁汤养血安神、滋阴降火、收敛魂魄，川芎、香附、栀子、神曲又有越鞠丸之义疏肝解郁，泻火安神；百合、生地养心润肺除烦，夜交藤安神。调治3月余，睡眠恢复正常。

四、和解少阳，解郁安神

刘某，女，49岁。2008年3月5日初诊。不易入睡，睡眠不实1年余，近1月加重。夜寐3~4小时，甚则彻夜不寐，多梦，易惊醒，口苦，心烦易怒，善太息，现睡前口服罗拉0.5mg×2片，效果不佳。舌暗红、苔薄白，脉弦。证属少阳经气不利、胆郁而心神不宁。治宜和解少阳，解郁安神。处方：柴胡15g、黄芩15g、清半夏15g、党参15g、茯苓15g、茯神15g、郁金15g、炒麦芽30g、生龙骨30g（先煎）、生牡蛎30g（先煎）、甘草10g，7剂，水煎服，日1剂，分3次服，嘱停服罗拉。

3月12日复诊：服药7剂后，夜卧20分钟内即可入睡，睡眠6~7小时，睡眠不实好转，未有夜间惊醒，时心烦，舌淡红、苔白，脉弦。守方加减服药30剂，睡眠正常，诸症消失，随访半年未复发。

按： 该患为少阳经气不利，转枢失职，郁热内扰心神所致。故选用小柴胡汤加减，以小柴胡汤和解少阳、疏利气机，茯苓、茯神健脾养心安神，郁金、炒麦芽行气解郁，疏肝和胃，龙骨、牡蛎重镇安神，甘草调和诸药，全方使气机调畅，阴阳和调，睡眠自安，诸症消失。

（原载于《中国中医药信息杂志》2014年第6期）

神经症治验

　　神经症（neurosis）也称"神经官能症"，是以焦虑、抑郁、恐惧、强迫、疑病症状等精神障碍为主要表现一类疾患。发病特征为：有易患体质和个性特征，发病受社会心理因素影响，无器质性病变为基础，自觉症状明显但无阳性体征，自知力完整或基本完整，病程大多持续迁延。1980年美国精神病学会在精神病分类中删除了神经症，我国学者仍认为神经症是客观存在的临床实体，在CCMD-Ⅱ中将神经症分为八个亚型：焦虑症、癔症、恐怖症、抑郁性神经症、神经衰弱、疑病症、强迫症及其他神经症。

　　神经症患病率高，WHO根据各国调查资料推算：人口中约5%～8%有神经症或人格障碍，是重症精神病的5倍。西方国家的患病率100‰～200‰，我国为13‰～22‰。神经症也是门诊中最常见疾病之一，在一定程度上影响患者的生活质量，干扰其工作、学习。

　　我们通过多年的临床实践，发现很多疑难杂病患者伴随神经症，或以神经症为主诉就诊，及时治疗神经症是提高患者恢复健康信心的有效途径，也是提高疑难病疗效的关键。

一、百脉一宗，随证治之

临床上很多神经症患者的临床表现与百合病颇为相似，《金匮要略·百合狐惑阴阳毒病证证治第三》曰："百合病者，百脉一宗，悉致其病也"，以心脉受损，神失舍藏为主要病机，以"意欲食复不能食，常默默，欲卧不能卧，欲行不能行，饮食或有美时，或有不用闻食臭时，如寒无寒，如热无热"等症状为临床特征。曹教授认为这类病人具有两个基本特征：一是病人自诉身体不适较多，而经现代医学客观检查却很难发现异常体征或影像及生化指标改变；二是患者症状常随情绪变化而改变，当患者情绪较差时常症状较重，而患者精神专心时，常症状减轻甚至消失，患者情绪和症状变化相互影响。

治疗这类病人，一般根据患者主症而辨证处方。如患者以失眠为主要表现，常选择归脾汤、酸枣仁汤加减化裁，如患者腹泻为主，时常用健脾止泻方药；重要的是在治疗主症的同时，一般都加入治疗百合病主方，百合地黄汤以及柏子仁、酸枣仁等安神药物，有利于提高疗效。

二、疏肝解郁，平肝宁神

肝气郁结而致情志不畅，是常见的神经症病因病机。治疗肝郁气滞，应根据病机变化，选用不同治法和方药。如肝郁气滞，逆气上冲者，可选用柴胡加龙骨牡蛎汤。《伤寒论》第107条云："伤寒八九日，下之，胸满烦惊，小便不利，谵语，一身尽重，不可转侧者，柴胡加龙骨牡蛎汤主之"，本方疏肝解郁，镇静安神，对于躁狂型或胆怯症均有良好的疗效。如肝郁气滞化火者，当选用加味逍遥丸，以丹皮、栀子清泄肝火。《临证指南医案》以丹皮散肝血之火，栀子散肝气之火，治疗肝火时常并用。结合逍遥丸疏肝解郁，养血调中，体用兼顾，临床用治肝郁化火的神经症效果颇佳。对肝郁气滞导致气血运行不畅，痰湿蕴结化火者，用朱丹溪越鞠丸。原书以"理气为主，通治六郁"，用治气、血、痰、火、湿、食诸郁。《古今名医方论》云"君以香附快气，调肺之怫郁；臣以苍术开发，强胃而资生；神曲佐化水谷，栀子清郁导火，于以达肺，腾胃而清三焦；尤妙杭芎之辛，直入肝胆以助妙用，则少阳之生气上朝而营卫和，太阴之收气下肃而精气化。此丹溪因五郁之法，而变通者也"，临床治疗情志郁结兼有脾胃失和、痰火蕴结者。

三、益气养血，养心安神

神经症患者多表现神志恍惚，注意力不集中，善思多虑，悲伤欲哭，神疲倦怠，气短乏力，失眠多梦等为主症，多为心神失养，气血两虚，方用养心汤或归脾汤、甘麦大枣汤等化裁。《内经》云"静则神藏，躁则消亡"，心神需要心血的滋养才能神气清明，心血亏虚则心神不宁，神气涣散不收。《医方集解》言养心汤中"人参、黄芪以补心气，川芎、当归以养心血，二茯、远志、柏仁、酸枣以泄心热而宁心神，五味收神气之散越，半夏去扰心之痰涎，甘草补土以培心子，赤桂引药以入心经，润以滋之，温以补之，酸以敛之，香以舒之，则心得其养矣"。相对归脾汤而言，养心汤更注重心血心神的滋养，安神效果更明显，而归脾汤则侧重健脾益气养血，对于脾虚明显，中焦失斡导致气血不足的失眠、心悸等症状更为合适。《金匮要略》甘麦大枣汤治疗脏躁，脏躁表现为"喜悲伤欲哭，象如神灵所作，数欠伸"，多由精血亏血，心神失养所致。《绛雪园古方选注》论甘麦大枣汤"小麦，苦谷也。经言心病宜食麦者，以苦补之也。心系急则悲，甘草、大枣甘以缓其急也，缓急则云泻心。然立方之义，苦生甘是生法，而非制法，故仍属补心"，本方制方虽小，匠心独具，临床上曹师常配合其他药物应用，小麦则常用浮小麦代替，常用量30克。

四、化痰开瘀，通窍醒神

中医认为，怪病多痰多瘀，痰瘀阻窍常导致患者的神志异常。特别是很多神经系统疾病，由于患病时间较长，常出现痰瘀阻滞之证。由于气滞血瘀，津液不行，则痰浊内生，血瘀与痰浊交互为患，阻闭清窍，导致神志异常。临床上，导师非常注重应用活血化瘀、涤痰开窍方治疗神经症，

常用王清任《医林改错》癫狂梦醒汤，本方由桃仁、柴胡、香附、木通、赤芍、半夏、大腹皮、青皮、陈皮、桑白皮、苏子和甘草等12味药物组成，原书谓本方主治"癫狂一症，哭笑不休，詈骂歌唱，不避亲疏，许多恶态，乃气血凝滞，脑气与脏腑气不接，如同做梦一样"。曹师将本方灵活运用于表现为神志异常的神经症中，同时随症加石菖蒲、郁金、胆星等药增强化痰开窍醒神之功，常收满意疗效。另如温胆汤、导痰汤、菖蒲郁金汤、血府逐瘀汤等方剂，也经常根据患者症状特点，随证加减应用。

五、验案举隅

验案1：谢某，女，28岁，2014年12月27日初诊。食后即泻，大便不成形1年余。入睡难，睡眠不实，多梦。时悲伤欲哭，气短。月经30日一行，持续2日，量少，色暗。舌淡暗尖赤苔白黄干，脉弦。

处方：炒白术15g、党参15g、黄芪20g、当归10g、茯苓15g、柏子仁15g、陈皮10g、白芍15g、防风10g、炒麦芽30g、合欢花15g、夜交藤30g、丹皮15g、甘草10g，14剂，水煎服。

2015年1月10日复诊，睡眠、悲伤欲哭好转，药后时有气上冲感，反酸，食后欲泻，乏力。舌淡红偏淡苔白黄，脉弦。处方：柴胡15g、黄芩15g、清半夏10g、党参15g、茯苓15g、枳实15g、制瓦楞子15g、白芍20g、肉蔻10g、内金10g、薏米30g、夜交藤30g、炒麦芽30g、生龙骨30g、甘草10g，14剂，水煎服。

2015年1月31日复诊，气上冲感、反酸未作，月经按月来潮，量少、色暗，持续3日。大便不成形，日3～4次，乳头瘙痒，醒后不易再睡，时右侧头痛。舌暗红苔白黄干，脉弦细。

处方：百合20g、生地10g、柴胡15g、白芍15g、当归15g、茯苓15g、炒白术15g、川芎15g、龙胆草10g、炒麦芽30g、防风10g、枳实15g、甘草10g，14剂，水煎服。

按：患者以腹泻为主诉就诊，食后即泻，加之情志不遂、失眠多梦，虽悲伤欲哭，然其脉弦，应责之于肝，故为脾虚肝郁之证。初诊以健脾止泻、养心安神为治则，方用归脾汤和合痛泻药方，方中炒白术燥湿健脾，白芍养血泻肝，陈皮理气醒脾，防风散肝升阳，合归脾汤健脾养血安神，神安而魂魄守，其泻自止。二诊神志小安，但反酸、食后欲泻，仍肝失调达，厥气未降，方用大柴胡汤加消导之品。三诊，诸证好转，睡眠稍有不安，脉弦细，为肝郁血虚，方用逍遥散养血疏肝，痛泻药方健脾泻肝，百合地黄汤养血清热安神，使肝气疏、血脉充、神识清、魂魄安。

验案2：黄某，男，44岁，2014年10月25日初诊。头胀、心悸、易紧张2年余，每于劳累后焦虑，手足心多汗，下肢无力，胆怯易惊，口干，舌淡红稍紫、苔白黄微腻，脉弦。处方：柴胡15g、黄芩15g、法半夏10g、党参15g、茯苓15g、白蒺藜15g、炒麦芽30g、郁金15g、石菖蒲10g、香附10g、生龙骨30g、生牡蛎30g、杜仲15g、连翘15g、甘草10g，15剂。水煎服。

2014年12月7日复诊：头胀，心悸不显，心情好转，睡眠好转，时胸前盗汗，舌淡红胖苔白黄，脉滑缓。处方：胆星6g、川连6g、竹茹15g、枳实15g、法半夏10g、茯苓15g、陈皮10g、郁金15g、石菖蒲15g、炒麦芽30g、远志10g、夜交藤30g、党参15g、甘草10g，14剂，水煎服。

按：患者劳累后表现为头胀、心悸、易紧张、多虑等症状，属典型的焦虑症，平素胆怯易惊、脉弦，病位在肝，舌淡红稍紫、苔白黄微腻，属痰瘀互结。《伤寒论》："胸满烦惊，小便不利，谵语，一身尽重，不可转侧者，柴胡加龙骨牡蛎汤主之"，方以柴胡加龙骨牡蛎汤合菖蒲郁金汤加减，方证相应，诸症好转，脉缓滑，继以温胆汤合菖蒲郁金汤化痰消瘀，以祛余邪，巩固疗效，药后诸症消失而痊愈。

验案3：刘某，女，42岁，2013年4月12日初诊。入睡难，甚则彻夜不眠3年余，曾以思诺思、中西药等治疗，效果不显。背部皮疹、色暗、瘙痒，大便2～3日一行，口干苦，胸闷，善太息，急躁易怒，舌淡红苔白，脉沉滑右弱。处方：柴胡15g、黄芩15g、清半夏10g、党参15g、茯苓15g、炒白术15g、当归20g、苦参10g、地肤子15g、白鲜皮15g、柏子仁20g、枣仁15g、生龙骨30g、生牡蛎30g、甘草10g，20剂，水煎服。

2013年4月27日复诊：睡眠好转，能睡4～5小时，配服西药，背部皮疹瘙痒、口干苦减轻，大便通畅，日1次，时胸闷隐痛，心悸，目赤而干。舌淡红苔白，脉沉滑。处方：柏子仁20g、枣仁15g、天冬15g、麦冬15g、生地10g、当归20g、玄参15g、桔梗10g、五味子10g、郁金15g、茯苓15g、夜交藤30g、甘草10g，20剂，水煎服。

2013年5月26日复诊，睡眠好转，能睡6～7小时，心悸、胸闷减轻，目赤好转，口苦减轻，时胸背冷痛，紧张遇热时头痛，面红，舌淡红边赤、苔白黄，脉沉滑。处方：川芎15g、柴胡15g、黄芩15g、川连6g、羌活15g、防风10g、葛根15g、吴茱萸5g、茯苓15g、夜交藤30g、柏子仁20g、炒麦芽30g、生龙骨30g、生牡蛎30g，20剂，水煎服。

按：患者以失眠就诊，平素胸闷、善太息，急躁易怒，既有抑郁又有躁狂情绪，舌脉均显示虚象，脉证不符，病情比较复杂。以柴胡加龙骨牡蛎汤安神定志，柏子仁、枣仁养心安神，气血同调，加入苦参、地肤子等调理其皮疹。二诊时虽睡眠、皮疹好转，但仍有胸闷胸痛、心悸等症状，目赤而干提示阴血亏虚，以天王补心丹养阴血安心神，合郁金、夜交藤等开郁活血。三诊诸症大减，睡眠已达6～7小时，针对头痛等症，用清空汤加减治疗，巩固疗效，随访诸症消失而停药。

温阳益心法治疗冠心病

《中国心血管病报告2017》显示，我国有心血管病患者2.9亿人，农村心血管病死亡率超过并持续高于城市水平。2015年农村居民心血管病死亡率为298.42/10万，其中心脏病死亡率为144.79/10万；城市居民心血管病死亡率为264.84/10万，其中心脏病死亡率为136.61/10万，居各种疾病之首。在心血管疾病中，冠心病已成为致病和致死的主要原因。近年来，我国冠心病发病率和死亡率逐年上升，发病年龄提前，死亡率居世界第二位。尽管扩冠、溶栓等方法广泛应用，仍不能显著提高患者的生存质量；强化降脂及抗血小板药物，没有明显降低冠心病急性事件发生率；特别是冠心病介入治疗率虽逐年增高，并没有遏制冠心病死亡率上升及介入后再狭窄等均为冠心病防治的瓶颈问题。

作为慢性病中的一种，心血管疾病尤其是冠心病的防治已成为公共卫生领域的重大问题。寻找更加有效的防治办法是医学界面临的重要任务。中医药对冠心病具有独特的防治理论与方法，活血化瘀法和益气活血法治疗冠心病得到广泛认可。在深入学习中医理论结合临床实践，20

世纪90年代初，我们提出温阳益心法治疗冠心病，按照提高临床疗效—传承创新理论—揭示作用机制—提升中医治病能力的研究思路，我们团队围绕温阳益心法治疗冠心病，从基础到临床开展了系统深入研究，在中医药治疗冠心病的理、法、方、药等方面取得可喜进展。

一、基于临床实践，创新温阳益心理论

首次提出冠心病新治法——温阳益心法。通过对482例冠心病患者临床研究，证实心阳虚是冠心病主要病理基础，痰浊、血瘀为主要病理因素。心阳虚可表现为心阳虚弱、阳虚血瘀、阳虚痰浊、阳虚痰瘀、阳虚水湿等不同证候，而心阳不足、痰浊血瘀则是其主要病机。系统梳理古今文献关于胸痹与阳虚痰瘀的相关理论，通过知识网络与中医自然语言理解技术、数据挖掘与可视化技术阐释"温阳益心法"理论内涵，创新丰富了冠心病中医证治理论。

在张仲景以通阳法治疗胸痹的基础上，针对心藏象理论与冠心病病机特点，依据冠心病多发于40岁以上人群特征，结合中医"年过四十，阴气自半"的理论认识，重视阳气对血脉的温煦、推动作用，抓住阳虚这一主要矛盾，执心阳虚之本而驭痰、瘀、气、火之标，融温阳补气益心、活血化痰通脉、清心调气宁神为一体，从而确立温阳益心法，创立温阳益心复方（参桂瓜蒌薤白半夏汤），突出"温心重在温通兼施，通滞得以血畅神安"的组方特点。温通心阳、补益心气以治本，痰瘀并治、调气清心以治标，标本兼治、通补结合。该法对以心前区及背痛、心悸、胸闷气短、畏寒肢冷等症状为主要表现的冠心病患者疗效确切，能够显著缓解和预防冠心病心绞痛发作。

二、强化临床研究，提高冠心病临床疗效

通过温阳益心法与西药常规治疗临床对照研究，证实该法能明显改善冠心病患者症状，缓解心绞痛、减少发作频率、缩短发作时间，服药6个月硝酸甘油减停率91%，减少急性心血管事件发生率，降低再入院次数，提高患者生存质量，并具有改善心肌缺血、降低血脂与血液黏稠度等作用，显效率66.7%，总有效率90.9%，明显优于对照组。不同时点治疗组和对照组综合疗效分析，温阳益心法远期疗效优势显著。对1996～2011年期间益气活血法、活血化瘀法及其他中药疗法治疗冠心病临床研究的1106篇期刊文献统计分析显示：益气活血法总显效率47.51%，总有效率88.81%；活血化瘀法总显效率48.71%，总有效率88.09%，其他中药疗法总显效率46.71%，总有效率87.67%。表明温阳益心法治疗冠心病临床疗效优于其他治法。

临床研究证实温阳益心法治疗冠心病的整体调节优势体现在：（1）降低心肌耗氧量，显著增加冠脉血流量，扩张冠状动脉、抑制冠脉痉挛，改善心肌供血，明显减少心肌梗死面积；（2）调节脂代谢，显著降低血清总胆固醇（TC）、甘油三酯（TG）、β-脂蛋白、低密度脂蛋白胆固醇（LDL-c）水平；（3）保护血管内皮细胞，直接抑制内皮素（ET）和血浆血栓烷B2（TXB2）的释放，促进降钙素基因相关肽（CGRP）和前列腺素1（PGF1）的合成和释放；（4）改善血液高凝状态，降低血小板膜蛋白-140（GMP-140）水平、血黏度值和血小板聚集率，抑制血小板活化；（5）改善心功能，显著提高左室射血分数，提高每分输出量，提升心脏指数，降低舒张早期充血时间、流速指标和A/E值，降低左室舒张末期内径，改善左室舒张功能，防止心力衰竭的发生。从多角度证实了温阳益心法对冠心病的确切疗效，提高了中医药防治冠心病能力。

三、阐明温阳益心法治疗冠心病多途径、多靶点综合调节优势作用

围绕冠心病"阳虚痰瘀，心脉痹阻"的核心病机，从多途径、多靶点、多层次揭示了温阳益心法防治冠心病的作用机制。

（一）构建了冠心病心阳虚动物模型及指标体系

创建病证结合的冠心病心阳虚动物模型。采取病因造模与宏观表征、理化指标相结合的造模方式，根据中医理论和冠心病发病特点，通过高脂饮食、脑垂体后叶素皮下注射及寒冷刺激的复合造模方法，模拟冠心病发病过程，建立冠心病心阳虚证大鼠模型；形成心功能、心电图、心肌酶学、血脂、组织形态学及体征等指标体系；根据"以方测证"原则，证实温阳益心复方的确切疗效，为揭示温阳益心法治疗冠心病作用机理奠定基础，为病证结合动物模型研究提供借鉴。课题组发表的病证结合造模方法，被文献引用65次，广泛应用于病证结合模型的研制。

（二）阐明温阳益心法治疗冠心病的整体调节优势

1.多途径抗心肌缺血损伤

通过温阳益心方干预异丙肾上腺素所致大鼠心肌缺血模型、垂体后叶素注射加寒冷刺激高脂饮食所致冠心病心阳虚证大鼠模型、鸡胚绒毛尿囊膜模型、大鼠心梗模型等研究，探索其对缺血心肌组织的多重保护作用。

研究证实温阳益心法能够：（1）显著提高和恢复Na^+-K^+-ATP酶、$Ca^{2+}-Mg^{2+}-ATP$酶活性、降低LD含量，加强和恢复氧化磷酸化过程，改善心肌细胞能量代谢，阻止细胞内钙超载；（2）明显下调Fas基因蛋白表达，降低Bax基因蛋白表达，上调Bcl-2基因蛋白表达，抑制和阻断细胞凋亡的发生；（3）保护心肌超微结构，促进线粒体及细胞间毛细血

管生成、改善亚细胞结构损害；（4）调节心肌组织环核苷酸含量，显著降低环腺苷酸（cAMP）、环磷酸鸟苷（cGMP）含量，明显提高cAMP/cGMP值，调节平滑肌细胞舒缩功能，扩张血管；（5）显著提高血清一氧化氮水平，改善内皮依赖性血管舒张功能障碍；（6）显著增强心肌细胞及血管内皮细胞的血管内皮生长因子（VEGF）、成纤维细胞生长因子（bFGF）蛋白及其基因表达，增加梗死边缘区的血管面密度及鸡胚尿囊膜模型血管生成数量，显著减少心肌梗死面积，促进缺血周围的血管新生、加速和增强侧支循环的建立。

2.多环节抗动脉粥样硬化

运用温阳益心方对冠心病心阳虚证大鼠模型、动脉粥样硬化（AS）家兔模型及动脉粥样硬化泡沫细胞模型，揭示温阳益心法调节脂质代谢、保护血管内皮、调节炎症及免疫反应、减轻氧化应激损伤、稳定易损斑块的作用机制。

研究结果表明温阳益心法能够：（1）明显降低血清LDL-c、氧化低密度脂蛋白（ox-LDL）水平，升高高密度脂蛋白胆固醇（HDL-c）含量，有效降低TC水平，并阻止TC沉积于血管壁；（2）明显降低血浆丙二醛含量，提高超氧化物歧化酶活性，调节血红素在细胞内代谢，抑制脂质过氧化过程；（3）抗内皮细胞损伤，调节TXA2/PGI2代谢平衡，抑制血栓形成；温阳益心法作用的AS家兔模型外周血循环内皮细胞（CEC）明显少于复方丹参片组，显示其抗内皮细胞损伤作用强于活血化瘀法；（4）调节血红素加氧酶（HO）—一氧化碳（CO）通路，增强HO活性，增加CO生成量，抑制血管平滑肌增殖，在一定程度上抑制AS进展；（5）抑制心肌和主动脉组织肿瘤坏死因子α（TNF-α）及TNF-α mRNA和主动脉组织细胞间黏附分子-1（ICAM-1）、血管细胞黏附分子-1（VCAM-1）高表达，降低血清C反应蛋白（CRP）含量，抑制核转录因子kappaB（NF-κB）及单核细胞趋化蛋白-1（MCP-1）活化，抑制单核细胞向内皮黏附及迁移，减少白介素-6（IL-6）等促炎因子产生，延缓炎性进程，从而防止AS的发生发展。

应用体外巨噬细胞源泡沫细胞，观察了温阳益心法对AS血管壁泡沫细胞的影响，为AS泡沫细胞的研究提供了快捷、简便而科学的新方法。温阳益心法抑制泡沫细胞基质金属蛋白酶（MMPs）表达，同时促进基质金属蛋白酶组织抑制物（TIMPs）表达，双向调节MMPs、TIMPs的表达，延缓AS发展进程，稳定脂质斑块；辛伐他汀在抑制泡沫细胞MMPsmRNA表达的同时，也抑制了TIMPs的表达，不利于脂质斑块的稳定，表明温阳益心法在稳定脂质斑块方面优于辛伐他汀；益气活血法只对MMPs-9有明显的抑制作用，而温阳益心法对泡沫细胞MMP-2、MMP-9mRNA表达有明显的抑制作用，亦对泡沫细胞TIMP-1、TIMP-2mRNA表达有明显促进作用，明显优于单纯益气、活血、化痰法，综合疗效优于益气活血法。

3.多靶点抗血栓形成

借助心肌缺血大鼠模型及冠心病心阳虚病证结合大鼠模型，证实温阳益心法可通过影响花生四烯酸代谢通路，减少TXB2含量及升高其PGI2含量，从而降低血小板聚集率；降低造模后大鼠血小板膜糖蛋白（GPⅡb/Ⅲa）含量，抑制血小板黏附、聚集；保护内皮细胞，降低造模后大鼠血浆血管性假血友病因子（vWF）含量和GMP-140水平，抑制血小板活化；阻止血小板形态学病理改变，修复其超微结构；降低血浆中纤溶酶原激活物抑制物（PAI-1）的含量，抑制其在心肌、主动脉组织中蛋白及基因表达；升高组织纤溶酶原激活物（t-PA）在血浆中的含量，促进其在心肌、主动脉组织中蛋白表达，有利于机体双向调节PAI-1、t-PA，具有增强纤溶系统活性的作用。

温阳益心法降低实验性冠心病心阳虚证大鼠模型的血小板聚集率、TXA2含量、vWF浓度及GPⅡb/Ⅲa分子数的作用明显强于复方丹参片组，与阿司匹林组无明显差异。电镜下修复造模后血小板超微结构作用优于丹参对照组和阿司匹林对照组，升高PGI2作用优于阿司匹林，显示其抗血栓形成作用优于单纯活血化瘀法和阿司匹林。

4.多层次改善心功能

利用充血性心力衰竭（CHF）大鼠模型、实验性心房颤动（AF）小鼠模型，阐明温阳益心法改善心功能、缓解心力衰竭、抑制肾素—血管紧张素—醛固酮系统（RAAS）及自主神经激活、抑制心室重构的作用机制。

研究结果显示温阳益心法能够：①改善CHF大鼠血流动力学，增加心肌收缩力，提高心输出量；②拮抗RAAS激活；减少心肌细胞死亡，减轻心肌细胞肥大，抑制细胞心肌纤维化及胶原纤维降解；③通过对心肌细胞及细胞外基质重塑的相关基因TNF-α、ICAM-1、MMP-9及TIMP-1进行综合调控，从而有效干预心肌重塑，延缓CHF的发生发展；④上调α-心肌肌球蛋白重链（MHC）的mRNA基因表达，下调β-MHC的mRNA基因表达，降低胚胎基因再表达，逆转心室重构进程；⑤阻止细胞外调节蛋白激酶2（ERK2）信号通路激活，下调ERK2mRNA及其蛋白的表达，阻止心肌细胞缝隙连接蛋白的过度降解，延缓心房间质纤维化；上调心肌细胞连接蛋白分子40（Cox40）、连接蛋白分子43（Cox43）mRNA与蛋白表达的水平，抑制心房结构重构（ASR）；上调L型钙通道（LTCC）mRNA表达的水平，阻止心房电生理重构（AER）发生。从而减少AF发作次数及缩短持续时间，起到抗心律失常的作用，综合疗效优于盐酸胺碘酮。

5.多角度抗心肌缺血再灌注损伤

利用家兔及大鼠制备心肌缺血再灌注损伤（MI/RI）模型，从心肌酶活性、抗氧化能力、心肌细胞凋亡、炎症损伤、脂代谢组学等不同角度探索温阳益心法抗MI/RI作用机制。

研究结果证实温阳益心法能够：（1）降低心肌酶活性，降低再灌注心律失常发生率，改善心功能；（2）减轻缺血再灌注损伤后心肌细胞凋亡的程度，减少心肌梗死面积；（3）增强内皮活性物质超氧化物歧化酶活性和热休克蛋白70（HSP70）的表达，减少丙二醛生成，减少内皮素释放，促进降钙素基因相关肽 CGRP 的释放，通过提高清除氧自由基的能力，减少脂质过氧化物的形成，抑制氧自由基介导的心肌细胞损害；（4）抑制再灌注后心肌 NF-κB 诱导激酶（NIK）、NF-κB 抑制蛋白激酶 β（IKKβ）表达，下调 NF-κBp65mRNA 及蛋白表达，阻止其核移位，从而降低 NF-κB 调控的下游炎性细胞因子水平，同时促进抑炎因子 IL-10 的表达，减轻再灌注后炎症损伤；（5）调节脂代谢紊乱及血液流变学状态，调控血浆代谢中发生异常的代谢产物，改善高脂血症 MI/RI 大鼠炎症反应。

综上所述，基于病证结合动物模型的构建，通过器官、组织、细胞、分子水平与神经—内分泌—免疫网络等多途径、多靶点、多层次地深入系统研究，证实温阳益心法对冠心病发生发展的各阶段、各环节具有"抗心肌缺血损伤、抗动脉粥样硬化、抗血栓形成、改善心功能、抗心肌缺血再灌注损伤"等多重作用，可有效改善冠心病临床征象，减少急性心血管事件发生，显示了温阳益心法的整体调节优势。

总之，基于临床实践发现问题、解决问题、提高防病治病能力，是中医认知健康与疾病的基本规律，也是当今世界转化医学的发展方向。20多年来，我们在诊治冠心病的临床实践中凝炼出温阳益心法，通过经典文献研究、临床证候学与理论诠释研究，丰富该法的理论内涵，体现了基于临床的理论创新；运用现代科技手段，从器官、组织、细胞、分子等水平揭示了温阳益心法作用机制，为该法的应用推广提供科学依据；临床研究进一步证实该法的有效性、科学性，提高中医药治疗冠心病的疗效。构建"源于临床—创新理论—揭示机理—提高疗效"系统整合的中医研究模式，突出基于临床实践的理论创新、集传承经典理论与丰富现代疾病诊疗方法于一体、将中医药主体发展与多学科研究方法相结合的特点。对于保持和发扬中医特色优势、不断提高临床疗效、积极探索符合中医自身规律的临床研究方法、培育临床与研究相结合的人才队伍、促进中医药的自主创新和主体发展具有积极作用。

温阳益心法治疗冠状动脉闭塞

冠心病基本病理过程在于冠状动脉出现粥样硬化，使管腔狭窄、阻塞，以致心肌缺血、缺氧或坏死。目前临床上以二级预防为主，旨在防止斑块进一步形成、预防心血管事件发生，并无较好缓解冠脉狭窄的办法。对于大面积狭窄（75%以上），多进行有创性血管重建，但重建后仍有再狭窄的可能。冠心病属中医"胸痹"、"心悸"等范畴，基于胸痹阳虚痰瘀病机特点与长期临床实践，我们提出"温心阳、护心体、益心用"的温阳益心法，可有效改善冠心病心绞痛症状、预防急性心血管事件发生。现举验案三则，以飨同道。

一、典型病例

病例1：患者，男性，58岁，因"胸闷气短、背部酸沉、需服硝酸甘油缓解1年"，于2012年4月9日初诊。现胸闷气短、背部酸沉，时畏寒、夜间身热、偶口苦，舌淡有瘀斑苔黄少津，脉弦滑。冠脉造影示：第1对角支100%闭塞，右冠状动脉中段狭窄90%，左前降支中段狭窄80%。心电图示：STII，III，avF，v2-v6下移。血压170/100mmHg。既往高血压病史10年。西医诊断：冠心病。中医诊断：胸痹，证属心阳不振、血瘀痰凝、肝阳偏亢，治以温阳益心、活血化痰、平抑肝阳。方药：夏枯草30g、决明子20g、党参20g、麦冬15g、黄连10g、清半夏15g、瓜蒌15g、薤白15g、赤芍15g、川芎15g、茯苓15g、生龙骨30g（先煎）、生牡蛎30g（先煎）、甘草10g。20剂，水煎服，日1剂，分3次服用。

2012年4月28日二诊：胸闷、气短减轻，夜间身热减轻，但时有午后心前区不适、背部酸沉。血压130/100mmHg。舌淡红稍紫苔黄滑，脉滑。上方去龙骨、牡蛎，加枳实15g、竹茹15g、桂枝10g、钩藤30g。30剂，煎服方法同前。

2012年5月27日三诊：心前不适未作，停服硝酸甘油，偶气短、背沉、晨起恶心，时口角不适。血压140/95mmHg。舌淡红稍紫、苔薄黄，脉滑缓。上方去枳实、桂枝，加黄精15g、仙茅10g、生龙骨30g（先煎）。30剂，煎服方法同前。

2012年7月1日四诊：诸症消失，无明显不适。血压130/85mmHg。守法治疗，连服汤药270剂。2013年4月27日查冠脉CT：第1对角支轻度狭窄（25%～49%），右冠状动脉中段及左前降支中段中重度狭窄（50%～89%），心电图大致正常。守法治疗，随诊5年，无明显不适，心电图及生化指标均正常，无心血管意外事件发生。

按： 该患者除典型的心阳不振、血瘀痰凝外还可见血压升高、口苦、身热等肝阳偏亢的症状，在温阳益心、活血化痰的基础上加用夏枯草、决明子、钩藤、龙骨、牡蛎以平肝潜阳。二、三诊时血压降低、身热不显，但阳虚痰热的症状凸显，故加桂枝、仙茅振奋心阳，枳实、竹茹清热化痰。守法治疗1年余，临床症状、冠脉狭窄程度及心电图得到了明显改善。

病例2：患者，男性，64岁，因"胸闷、心前区痛，需服用硝酸甘油缓解，活动后明显2月余"，于2013年2月23日初诊。现症：胸闷、心前区痛、时心悸，背痛，腹胀、午后明显。冠脉CT示：第一对角支闭塞（100%），左前降支近段重度狭窄（75%~89%），右冠脉中度狭窄（50%~75%）。动态心电图：室性期前收缩5253次/24h，伴二联律。既往高血压史3年，糖尿病史10年。血压148/88mmHg。舌淡红稍紫苔白黄厚，脉滑时促。西医诊断：冠心病、高血压、糖尿病。中医诊断：胸痹，证属痰热痹阻、心神失养，治以宽胸化痰、养心复脉、宁心安神。方药：西洋参10g、麦冬15g、五味子10g、黄连10g、清半夏15g、瓜蒌15g、薤白15g、厚朴15g、枳实15g、茯苓15g、夏枯草30g、生龙骨30g（先煎）、生牡蛎30g（先煎）、珍珠母30g（先煎）、甘草10g。30剂，水煎服，日1剂，分3次服。

2013年4月12日二诊：背痛、心悸不显，自觉力气增加，时有胸部窜痛、腹胀，期间服用硝酸甘油2次。动态心电图：室性期前收缩1577次/24h，阵发性ST-T改变。血压128/88mmHg。舌淡紫苔淡黄厚，脉滑。上方去五味子、珍珠母，加桂枝10g、苦参10g。30剂，煎服方法同前。

2013年7月15日三诊：服上方90剂，胸部窜痛发作次数减少，心悸基本消失，偶有心前区痛，期间服用硝酸甘油1次。血压160/90mmHg。舌紫、苔白厚，脉滑。方药：上方去桂枝、枳实，加丹参10g、钩藤30g，30剂。

2013年11月3日四诊：服上方60剂，心前区痛基本消失，心悸减轻，未服用硝酸甘油。守法断续服用汤药120剂，2014年10月25日查冠脉CT：第一对角支、左前降支重度狭窄（75%～89%），右冠脉中度狭窄（50%～74%）。守法治疗，随诊3年，偶心悸，停服硝酸甘油，生化指标正常，无心血管意外事件发生。

按： 该患者以胸闷心前痛合并室性期前收缩为特点，辨证以痰热痹阻为主，在温阳益心法的基础上先后加龙骨、牡蛎、珍珠母宁心定悸，五味子、苦参养心复脉，厚朴、枳实理气化痰来调整心律，治疗后患者心前痛基本消失，停服硝酸甘油，复查动态心电图显示室性期前收缩明显减少，已无促脉，同时冠脉狭窄程度也明显减轻。

病例3： 患者，男性，48岁，因"活动后气短，背沉1年"于2013年6月23日初诊。现症：活动后气短，背沉，畏寒肢冷，早泄，焦虑多疑，情绪低落。冠脉造影示：左前降支中段狭窄＞90%，第一对角支100%闭塞，回旋支中段狭窄50%，右冠脉中段狭窄50%。血压120/70mmHg。舌黯红瘀斑苔黄白，脉弦滑。西医诊断：冠心病。中医诊断：胸痹，证属心阳不振、痰瘀痹阻，治以温阳益心、活血化痰。方药：党参20g、麦冬15g、黄连7g、清半夏15g、瓜蒌15g、薤白15g、茯苓15g、赤芍15g、川芎15g、桂枝10g、枳实15g、仙茅10g、淫羊藿10g、生龙骨30g（先煎）、甘草10g。20剂，水煎服，日1剂，分3次服。

2013年7月16日二诊：气短不显、背沉未作、焦虑减轻，晨起视物昏花，遇异味则喷嚏阵作、畏寒肢冷、耳鸣、睡眠不实、时尿后余沥。血压118/82mmHg。舌胖黯红稍紫苔白少津，脉弦滑缓。上方去桂枝、仙茅、淫羊藿、枳实、生龙骨，加五味子10g、黄精20g、蝉蜕15g、荆芥15g、首乌藤30g。30剂，煎服同前。

2013年8月18日三诊：喷嚏阵作、睡眠、尿后余沥、视物昏花减轻，心情转佳，时耳鸣，两侧少腹、腰部、手臂散在湿疹，大便不成形，日1次。血压128/70mmHg。舌淡红稍黯苔白，脉弦滑。上方去五味子、黄精、蝉蜕、荆芥、首乌藤，加葛根20g、苦参10g、地肤子15g、蔓荆子15g、杜仲15g。30剂，煎服方法同前。

2013年9月21日四诊：皮肤湿疹未作，时有鼻塞、喷嚏阵作，偶有心前区痛，心情舒畅。血压130/80mmHg。守法治疗，继服汤药250剂。2014年10月14日查冠脉CT：左前降支中段重度狭窄（75%～89%），第一对角、回旋支中段、右冠脉中段狭窄50%。随诊2年，病情稳定，无心血管意外事件发生。

按： 该患者在冠心病的基础上合并焦虑多疑、情绪低落。因心主神明，心阳不振则会出现情绪上的变化，辨证以阳虚痰瘀为主，应用温阳益心法合二仙汤温阳益心、活血化痰。二诊时患者气短、背沉未作、焦虑减轻，但过敏性鼻炎发作，且尿后余沥，则以蝉蜕、荆芥祛风脱敏，黄精、五味子固肾缩尿。三诊合并湿疹，以苦参、地肤子祛风止痒，蔓荆子、葛根清利头目，杜仲补肾以巩固疗效。守法治疗1年余，第一对角支冠脉闭塞再通，其余支狭窄程度明显减轻。

二、小结

心为阳中之阳，血液及津液的循环不休全赖心阳的推动和温煦。若心阳不足，血行瘀滞，停留脉管则为瘀血；水液运化失司，停而凝聚则成痰湿，加之心阳亏虚，痰浊、水湿等阴寒邪气上乘阳位，心脉挛缩，发为胸痹心痛。温阳益心法针对上述病机，其特点在于温阳益心，重在温阳；痰瘀同治，宜先调气；时佐清热，标本兼顾。胸痹症见胸闷气短、心悸胸痛，遇寒加重，舌淡紫，治宜温补心阳，选用桂枝、人参等温通心脉、散寒蠲痹；症见胸脘痞满、重痛或刺痛，或痛无定处、呃逆、善太息，遇情志不遂加重，舌紫黯有瘀斑、苔厚腻，此气郁不舒，痰瘀互结，治宜疏肝理气、活血化痰，在瓜蒌薤白半夏汤基础上加赤芍、川芎等理气化痰活血；胸痹病势缠绵、痰瘀郁久化热，加之时人嗜食肥甘厚味，助湿生热，症见心中灼热、口渴欲饮、苔黄等，酌加麦冬、黄连等滋阴清热，同时可防温阳化痰药伤阴之弊。

三则病例均守法施治、酌情加减，取得标本兼治、多效合一的临床疗效，主要体现在以下六个方面：1.再通严重闭塞的冠状动脉，减轻冠脉多支狭窄程度，避免了有创性的支架置入或冠脉搭桥，为大面积冠脉狭窄药物治疗提供新思路；2.改善患者心绞痛、胸闷、心悸等主要症状，配合药味灵活加减，其他症状得到有效治疗；3.纠正异常心电图，恢复心脏功能，表现为ST段回升，期前收缩减少；4.减少心绞痛发作，停服硝酸甘油；5.改善"双心病"患者抑郁情绪，提高生活质量；6.预防心血管意外事件发生，长期预后良好，未见不良反应。

（原载于《国际中医中药杂志》2019年第1期）

温阳益心法治疗房颤

心房颤动（简称房颤）是常见的心律失常，其发病率仅次于窦性心律失常和期前收缩，占心律失常的第三位。房颤可见于多种心血管疾病，属中医心悸、怔忡等范畴，可出现心动悸、头晕甚至晕厥等症状，并能引起心脏结构和心功能的变化，使血液动力学状态恶化，影响生活质量，甚至危及生命。房颤引起的血液动力学改变，易导致心房附壁血栓形成，因此房颤患者的脑栓塞发生率是窦性心律的4～7倍，严重威胁着人们的健康。

我们在大量临床实践的基础上，运用温阳益心安神法治疗房颤取得良好疗效，主要体会如下。

一、心阳不足是房颤的基本病机之一

临床研究证实心阳虚是房颤的常见证候。房颤发作状态下，心房收缩功能丧失，心室收缩不规则，心排血量下降，这种病理状态与心的阳气不足密切相关。我们曾对门诊就诊的30例房颤患者的证候进行分析，初诊属心阳虚弱、心气亏损与胸阳不振、心气不足这两证占19例，占总例数的63.3%，其主要表现为心悸、气短、胸闷、乏力、动则尤甚、肢冷、畏寒、舌淡胖、苔白，脉沉缓或结代等心阳不足的表现；或胸闷或憋闷疼痛、时有夜间憋醒、四肢不温等胸阳不振症状。心属火，位居于胸，胸为阳，火亦为阳，两阳相合，故心为"阳中之太阳"。由于阳气主动，阴气主静，故心脏能不息地搏动，从生到死，阳气是维护心脏功能的基础。由于各种原因如感受风寒或寒邪等阴寒邪气，或过服苦寒之品，内伤阳气；或久病迁延日久而耗伤阳气；或因年老体虚，以及禀赋素弱等，皆可损伤心之阳气而发生心阳不足、温煦失职、运血无力所表现的证候。

心阳气不足是房颤的主要病机。由于房颤的症状表现复杂，特别是房颤发作时，心阳不足的虚证被掩盖。心主血脉，阳气不足，气血运行不畅，痰浊、瘀血、水湿、气滞等病邪阻滞，则心房颤动不安。临床观察体会到，部分房颤患者初诊时并无明显的阳气虚弱的表现，而往往是痰热、痰瘀、气滞等表现比较突出，如胸憋闷、心前区刺痛、部位较固定、舌暗红或胖大等痰浊、瘀血症状。但经过治疗，房颤得以控制后，随着标实症状缓解，心悸、气短、畏寒、肢冷、舌淡苔白等阳气虚弱的病理本质明显表现出来。

二、温阳益心安神法是治疗房颤的基本法则

通过临床对房颤患者证候演变过程的分析总结，我们确立了治疗房颤的基本原则，即温心阳、益心气、重镇安神。结合心脏的病理变化与房颤虚实并见的证候特点，组成温阳益心安神方。方中人参大补元气、补脾益肺、安神益智，《神农本草经》有"补五脏、安精神、止惊悸"的功效。现代药理证实：人参具有强心、抗心律失常作用，桂枝温

经通阳、助阳复脉。薤白理气宽胸、通阳散结；麦冬养阴润肺、清心除烦，《本草汇言》载"清心润肺之药也，主心气不足、惊悸怔忡、健忘恍惚"。半夏燥湿化痰、降逆止呕、消痞散结，瓜蒌润肺化痰，与半夏合奏开胸中痰结降逆之功，以宣畅心脉。厚朴温中下气、燥湿消痰，叶天士云：其多则破气，少用则通阳。黄连清热解毒、泻火燥湿，能清郁热，佐制诸药辛温之性，防劫阴之弊。因心藏神，心房纤颤则心神不安，故常伴睡眠不实、入睡难、多梦等症状，故用生龙骨镇静安神，生牡蛎敛阴潜阳，珍珠母平肝潜阳定惊，甘草调和诸药。诸药合用，温心阳、益心气，理气化痰、重镇安神，标本兼顾，扶正以祛邪，邪气祛则心阳复。

房颤的症状轻重不一，临床表现纷繁复杂，故贵在辨证论治、随证加减。若见心中灼热、胀痛、舌苔黄或黄腻、脉弦滑或滑数等症则为痰热壅盛的表现，加竹茹、知母等以清热化痰；若见脘腹拘急、冷痛则为脾胃虚寒，加吴茱萸、茴香等以温中散寒；若见腰背冷痛、四肢冷、自汗等症则为肾阳虚衰，加巴戟、仙茅等以温肾散寒止痛；若见面虚浮、肢肿、小便不利、舌淡胖苔白滑则为水湿内阻的表现，加泽泻、大腹皮、益母草等以利水消肿；若见自汗、盗汗、口干、手足心热、舌红苔少则为气阴两虚，加五味子、黄精等以益气生津；若见心烦易怒则为肝气不舒或肝火上炎，加郁金、柴胡等以舒肝气；若见头痛、头晕、血压升高等肝阳上亢者，加夏枯草、草决明等以平肝潜阳。

临床上房颤患者常见促脉、结脉、代脉、疾脉、数脉等，或结、促交替，或如解索、雀啄。结脉多见于心室率较慢的房颤，促脉多见于心室率较快的房颤，特别是阵发性房颤，更须仔细观察脉象变化。常有心律失常与脉律异常表现不尽一致，也有同一种脉象可见于不同种类的心律失常，而一种心律失常又可出现不同的脉象的状况，故应四诊合参，综合辨证。

房颤治疗应重在治心而不专于治心，应益心气、温心阳为主，对痰浊、瘀血、气滞的轻重则应综合施治。中医药治疗房颤的优势在于改善症状、提高生存质量、控制房颤发作，特别对阵发性房颤效果显著。

三、典型病例

徐某，男，71岁，2007年4月9日初诊。动则心悸、胸闷、气短，近2月加重，每于凌晨3~4时睡中憋醒。有房性早搏、反复发作史20余年，房颤史10余年。诊查：心前痛频作，服用硝酸甘油后可缓解。胸闷、气短，动则尤甚。肩背痛，腹胀，晨起睑肿，下肢微肿，畏寒。舌淡紫胖苔白黄，脉微时促。2006年7月超声示：左心室、左心房、右心房增大，二尖瓣、三尖瓣、主动脉瓣关闭不全。EF：33%。2007年4月8日ECG示：ST下移、T波倒置、房颤。现日服用速尿40mg，地高辛0.25mg。诊断：胸痹（冠心病）、房颤、心功能不全。辨证：阴阳两虚，痰瘀互阻。治法：温阳益心，活血化痰。处方：西洋参10g（先煎）、麦冬15g、五味子10g、清半夏15g、瓜蒌15g、薤白15g、茯苓15g、白术15g、赤芍15g、川芎15g、桂枝10g、枳实15g、生龙骨30g（先煎）、生牡蛎30g（先煎）、甘草10g、生姜3片。水煎服，日1剂，分3次服。

二诊：服上方14剂后，夜间憋醒仅发作1次，心前痛明显减轻，未服硝酸甘油即缓解，背痛、晨起睑肿不显，心悸、胸闷、下肢肿减轻，力气增加，睡眠好转。唯气短、略腹胀、舌淡暗胖苔白、脉沉偶促。嘱停服速尿，地高辛减半。处方：白人参10g（先煎）、麦冬15g、清半夏10g、瓜蒌15g、薤白15g、厚朴15g、枳实15g、赤芍15g、川芎15g、茯苓15g、葶苈子20g、生龙骨30g（先煎）、甘草10g、生姜3片。水煎服，服法同前。

三诊：服上方21剂后，夜间憋醒未作。心悸、胸闷、下肢肿、腹胀基本消失。略气短。舌淡紫苔白，脉沉滑。嘱停用西药。2007年6月3日ECG示：窦性心律，T波倒置。守上方加减，调治3月余，房颤未作，诸症消失，病情稳定。

按：本例患者病已日久，本虚之象明显，阴阳两亏，无以养心则发心悸、心前痛。动则耗气，而晨时阳气内敛，阴血运行更缓，心失所养更甚。阳虚不振，痰浊内生则见胸闷，气短，畏寒；气机不畅则腹胀；影响津液代谢则睑肿，下肢肿。舌脉亦是阳虚不能行血、输布津液之象。治以益气养阴治其本，活血化痰治其标。方选生脉饮补养心之气阴，合瓜蒌薤白半夏汤治其"阳微阴弦"，合枳实薤白桂枝汤温通心脉，行气化痰。方中加赤芍、川芎活血化瘀，白术、茯苓健脾宁神，生龙骨、生牡蛎镇惊安神，全方标本同治，共奏温阳益心之效。复诊时症状明显减轻，效不更法。以白参易西洋参增强温通心脉之功。前后加减续服3月余，停用西药，复查心电已恢复并维持窦性心律，至今病情稳定。

冠心病治疗经验

冠心病即冠状动脉粥样硬化性心脏病，是由于冠状动脉粥样硬化使血管腔狭窄阻塞，导致心肌缺血、缺氧引起的心脏病，与冠状动脉功能性改变一起，统称冠状动脉心脏病。因其发病率不断攀升、危险程度高，被称为"人类健康的第一杀手"。曹洪欣教授运用中医药治疗冠心病疗效显著，深受患者赞誉，特别是通过中医治疗冠心病临床研究20余年，对冠状动脉狭窄、不稳定性心绞痛以及冠心病房颤、心功不全等学术见解独到，常有平中见奇之效，体现了中医治疗冠心病的优势。现结合导师治疗验案整理如下，以飨同道。

一、温阳益心、活血化痰

李某，女，51岁，2009年8月诊为"冠心病（急性心肌梗死）、房颤"，住院治疗半月余，症状缓解。9月28日初诊：现胸闷，心悸，背痛，少寐多梦，头晕，畏寒。ECG示：频发室早，三联律。舌淡红稍紫胖苔薄白，脉沉滑时结时促。每日服用心律平600mg。辨证：心阳亏虚，痰瘀互结。治法：温阳益心，化痰活血。用养心汤和瓜蒌薤白半夏汤化裁，处方：黄芪20g、党参15g、茯苓15g、茯神15g、川芎15g、当归15g、柏子仁15g、清半夏10g、神曲10g、远志10g、桂枝10g、瓜蒌15g、薤白15g、甘草10g，生姜3片，21剂，水煎服，日1剂，分3次服。

12月20日复诊：症状明显好转。继服药60余剂，自觉早搏减少，心悸、胸闷每日发作4～5次，睡眠好转但睡不实，查心电图正常，舌淡紫胖苔薄白，脉沉滑时促。上方加葛根20g、生龙骨30g、生牡蛎30g。继服21剂。服药后症状逐渐消失，随证化裁，守法治疗3月余，停服心律平，随访半年未复发。

按：室性早搏是冠心病常见的心律失常。冠心病室早属心阳不足者，根据发病特点多选用养心汤、保元汤等。本例患者病程日久，心阳已虚，心脉失养，则悸动不安；心阳不振，故胸闷、背痛、头晕、畏寒；心失所养，神失所藏，则少寐多梦；阳虚不能运行气血，输布津液，故痰瘀内生，故见舌淡红稍紫胖、苔薄白，脉沉滑时结时促。治以温阳益心，化痰活血之法。方选"养心汤"补心气，养心血，安神定悸，合瓜蒌薤白半夏汤祛痰宽胸，通阳散结。方证相应，复诊时患者症状悉减。药已奏效，守法施治，随证加减，调理治疗6月余，早搏消失，停服心律平，病情稳定。

二、滋阴降火、养心安神

江某，女，59岁，2009年10月19日初诊。冠心病、脂肪肝、高脂血症20余年，1991年出现房颤。现每日房颤发作3～4次，每次持续1～2小时，发作时心悸不宁、气短、心前及背痛，腰酸，时舌痛，目干涩而痒，大便不成形，每日1~2次，睡眠不实，醒后不易再睡。心脏超声示：心房增大，二尖瓣关闭不全。舌暗红苔白干，脉促。辨证：阴虚火旺，心神内扰。治法：滋阴降火，养心安神。用天王补心丹加减，处方：柏子仁15g、酸枣仁15g、天冬15g、麦冬15g、生地10g、当归10g、西洋参（先煎）10g、苦参10g、丹参15g、白茅根30g、茯苓15g、五味子10g、生山药30g、生薏米30g、甘草10g，水煎服，日1剂，分3次服。

11月3日二诊：服上方14剂后房颤发作次数减少，心悸、心前痛、背痛、舌痛、腰酸等症状明显减轻，目干涩、睡眠好转，但时醒后难以再睡，时头晕，舌淡红苔白黄，脉沉滑偶促。守方略加减。2010年1月17日三诊：服药50余剂，心悸、心前背痛不显，病情逐渐好转，房颤消失，继服药30剂，巩固疗效，随访半年，房颤未作。

按： 对于冠心病快速心律失常患者属心阴虚者，导师常采用滋阴降火之法，临床常用天王补心丹、酸枣仁汤等加减。本案患者之房颤与其所患冠心病密切相关，属久病伤阴，虚火妄动，上扰心神而致，所谓"水衰火旺而扰火之动"，故心悸不宁每日发作数次，每次持续1~2小时，心前及背痛、气短，不得安寐；阴亏于下，则腰酸；目干涩，舌暗红苔薄白干，脉促皆为阴虚火旺之征。遂以天王补心丹加减以滋阴清火，养心安神。方中生地，上养心血，下滋肾水；天冬、麦冬清热养阴；丹参、当归调养心血；西洋参、茯苓益气宁心；枣仁、五味子敛心气，安心神；柏子仁养心安神；白茅根配苦参利尿强心，调整心律；山药、薏米健脾利湿，诸药恰中病机，故疗效显著。

三、健脾养心、益气安神

龚某，女，50岁，2011年8月24日初诊。冠心病史10余年。胸憋闷、心前痛反复发作，近半月加重。每于活动或劳累后发作，甚则咽痛，服硝酸甘油3～5分钟后缓解，伴心悸、气短、乏力、面色萎黄。月经量多，色淡，有血块，持续6～7天，时手麻，畏寒，舌淡苔黄，脉弱。查心电图ST-T改变。辨证：心脾两虚证。治法：益气健脾，养心安神。用归脾汤加减，处方：白术15g、党参15g、黄芪20g、当归20g、茯苓15g、柏子仁15g、酸枣仁15g、木香5g、丹皮15g、茜草15g、桂枝10g、川芎15g、内金10g、甘草10g，水煎服，日1剂，分3次服。

9月7日二诊：服药14剂后咽痛不显，活动后胸闷、心前痛减轻，自觉气力增加，舌淡红苔白黄，脉弱。守上方，继服20剂。

9月27日三诊：胸闷不显，自觉力气增加，偶心前痛或心前拘急感，月经量、色正常，舌淡红苔白黄，脉沉滑，守原方加减，加瓜蒌15g、薤白15g、清半夏15g、川黄连10g。服药月余，心前痛、拘急感未作，守法治疗，服药100余剂，诸症消失，心电图恢复正常，随访1年病情稳定。

按：劳累性心绞痛其特点是疼痛由体力劳累、情绪激动或其他足以增加心肌需氧量的情况所诱发，休息或舌下含用硝酸甘油后缓解。本例患者病程日久，心脾两虚，气血不足则胸闷、心前痛、甚则咽痛，心悸、气短、乏力；气血不能上荣于面，则面色萎黄；脾不统血则月经量多，色淡；手麻、畏寒为气血亏虚，濡养温煦不足而致；舌脉亦为气血两虚之象。治以益气健脾，养心安神法，方选归脾汤补益心脾，并加桂枝温经通脉，助阳化气；丹皮、茜草、川芎活血化瘀；内金消积，使诸药补而不滞。服药后，诸症好转，虑其兼有痰浊，加瓜蒌、薤白、清半夏祛痰宽胸，通阳散结，川黄连清心热，调理月余，心前痛、拘急等症基本消失，遂守法施治，巩固疗效，服药百余剂，诸症不显，病情稳定。

四、疏肝理气、宣痹止痛

张某，男，47岁，2009年7月13日初诊。反复阵发性胸闷、心前痛3年余，加重1周。曾于哈尔滨医大二院诊治，诊为"冠心病"，每因情绪波动或劳累等而发，经中西药治疗缓解，但症状逐年加重。1周前因情绪不畅而见胸闷、心前痛，遂来诊治。现自觉胸闷如窒，时心前及背痛、心悸、气短、烦躁易怒，时手麻，舌紫苔薄白略干，脉滑。Holter示：偶发房早、室早、短阵房速，ST-T改变。辨证：气滞血瘀，痰浊壅塞。治法：行气解郁，通阳化浊，豁痰开结。用越鞠丸和瓜蒌薤白半夏汤化裁，处方：川芎15g、苍术10g、香附15g、栀子15g、神曲15g、瓜蒌15g、薤白15g、清半夏10g、茯苓15g、郁金15g、赤芍15g、夜交藤30g、甘草10g、生姜3片，水煎服，日1剂，分3次服。

8月12日二诊：服药21剂病人心前、背痛不显，胸闷、心悸明显减轻，情绪平稳，舌淡红稍紫苔薄白，脉滑。继以上方化裁，服药3月余，心电图恢复正常，病情稳定，未复发。

按：心绞痛发作期或冠状动脉痉挛患者易出现心胸憋闷胀痛、心悸、气短，多因情志不畅而诱发或加重，导师多从肝论治。本案属气滞血瘀、痰浊壅塞，肝气郁则血行不畅，痰浊内壅，胸阳失展故胸闷如窒而痛、心悸；气机痹阻则气短；气血瘀滞则手麻。以越鞠丸合瓜蒌薤白半夏汤为基本方行气解郁，通阳开结，豁痰泄浊。方中加郁金活血行气解郁；赤芍活血化瘀；茯苓健脾祛湿以却生痰之源；夜交藤养心安神。

全方标本同治，切中病机，奏效甚捷。肝之功能失调，多致情志异常，久而气滞、瘀血、痰浊诸症内生，故治以行气解郁，豁痰散结，通阳泄浊之法，此为从"肝"论治冠心病之例。

五、活血化瘀、通痹止痛

娄某，男，58岁，2008年1月7日初诊。患冠心病、高脂血症10余年、出现房颤3年余。现时心前刺痛、胸闷、偶有夜间憋醒、惊悸胆怯，睡眠不实（每夜4~5小时），眩晕，盗汗。Holter示：房颤，频发室早伴成对；P-R间期延长>0.20共14次。心脏超声示：双心房扩大，主动脉瓣关闭不全。舌紫苔薄白，脉结时促。辨证：心脉痹阻，心神失养。治法：活血化瘀通痹，养心安神定志。用血府逐瘀汤加减，处方：生地15g、当归15g、桃仁15g、红花10g、枳壳15g、川芎15g、柴胡15g、赤芍15g、桔梗10g、川牛膝15g、党参20g、茯苓15g、生龙骨（先煎）30g、生牡蛎（先煎）30g、甘草10g，水煎服，日1剂，分3次服。

2月4日二诊：服药14剂心前刺痛未作，胆怯易惊、睡眠好转，盗汗减少，时心悸、眩晕、急躁、偶有夜间憋醒，舌淡紫苔白，脉滑。查Holter未见房颤、室早。守法治疗，原方减桔梗、牛膝、党参，加西洋参10g、麦冬15g、珍珠母30g，14剂水煎服。

三诊患者心前刺痛、夜间憋醒未作，偶有心悸、气短，时易紧张、胆怯。继续随证调治，服药100余副，诸症消失，查Holter正常。

按：冠心病心绞痛发作，患者常自觉心前区刺痛或绞痛，多由痰浊、瘀血痹阻心脉所致，若病情进一步发展，可出现心胸猝然大痛，甚至引发真心痛。本病例因瘀血痹阻心脉，则心前刺痛；邪实闭阻气道，气血运行不畅，则胸闷夜间憋醒；心神失养则惊悸胆怯，睡眠不实；舌脉亦是瘀血内阻之象。属心脉痹阻、心神失养之证；当以活血化瘀通痹，养心安神定志为治。方选血府逐瘀汤加减，用桃红四物汤活血化瘀而养血，以通心脉；配柴胡、枳壳疏肝理气，气行则血行；加桔梗引药上行达于胸中；牛膝引血下行；生龙骨、生牡蛎重镇安神定悸。全方共奏活血化瘀，通痹止痛之效。复诊心前刺痛未作，胆怯、睡眠不实、盗汗减轻，仍心悸、偶有夜间憋醒，可见药达病所，疗效已显，血脉痹阻得到缓解，但气血仍显不足，继守前法，加西洋参、麦冬取其养心阴，生脉之意。三诊心前刺痛，夜间憋醒消失，唯偶有心悸气短等症，随证施治，加减继服100余剂，随访3年，病情稳定。

六、化痰益心、理气宣痹

于某，女，47岁，2007年9月17日初诊。主诉：心悸5年余，近1年加重。时心前痛、胸闷、腹胀、偶恶心、多梦。2007年9月15日心电图示：频发室早，T波低平。舌暗红苔黄白，脉弱偶结。辨证：痰浊痹阻心脉；治法：温阳化痰，理气宣痹；处方：川黄连7g、竹茹15g、清半夏15g、瓜蒌15g、薤白15g、厚朴15g、枳实15g、桂枝10g、茯苓15g、赤芍15g、川芎15g、生龙骨（先煎）30g、生牡蛎（先煎）30g、甘草10g、生姜3片，水煎服，日1剂，分3次服。

9月24日二诊：服上方7剂后心悸、胸闷减轻，心前痛未作。略有腹胀，多梦，时善太息。舌淡红稍暗苔白黄，脉沉滑偶结。守原方加减，去竹茹、赤芍、川芎、生牡蛎，加党参、麦冬、郁金各15g，夜交藤30g。服药20剂后心悸、腹胀不显，唯略气短，舌淡红稍暗、苔白，脉沉滑，继守前法施治，调治4月余，诸症消失，查心电图大致正常，病情稳定。

按：《金匮要略》提出宣痹通阳化痰法治疗胸痹，在冠心病治疗中广泛应用。诸阳受气于胸而转行于背，阳气不运，气机痹阻不通，故见心前痛；胸阳不振，痰浊阻闭，气血运行不畅，故见心悸、胸闷；痰浊内阻，气机不畅，故见恶心、腹胀等症状；舌暗红、苔黄白，脉弱偶结均提示为阳虚痰浊血瘀之候，故用宣痹通阳，活血化痰之法。以栝蒌薤白半夏汤及枳实薤白桂枝汤为主，通阳化痰开闭；合小陷胸汤治痰浊蕴积化热之标；赤芍、川芎活血化瘀以行气血，竹茹合黄连清郁热、化痰止呕；心气虚则神无所归，故用生龙骨、生牡蛎重镇安神，兼可定悸。服方7剂，心前痛未作，心悸、胸闷减轻，略有腹胀，多梦，善太息，可见药达病所，效不更方，减活血药，酌加益气之品。三诊时心悸、腹胀不显，唯略气短，继守前法施治，调治4月余，诸症消失，病情稳定。

七、清热化痰、宽胸散结

苑某，女，65岁，2006年4月10日初诊。患冠心病10余年，近2个月胸中憋闷、气短加重，中午明显。现时心前痛、背痛，下肢肿、困倦、时有烘热感、恶心、四肢颤动，舌淡暗胖苔黄白干，脉滑数。BP：190/70mmHg。辨证：痰热痹阻心脉；治法：清热化痰，宽胸散结。处方：夏枯草30g、草决明20g、川黄连7g、清半夏10g、瓜蒌15g、薤白15g、太子参30g、麦冬15g、茯苓15g、泽泻20g、郁金15g、枳实15g、生龙骨（先煎）30g、生牡蛎（先煎）30g、甘草10g、生姜3片，水煎服，日1剂，分3次服。

4月24日二诊：服药14剂后心前痛不显，下肢肿好转，偶有心悸、手及下肢震颤、食后胸闷、腹胀、恶心，舌淡苔白微腻，脉弦，BP：165/80mmHg。原方加益母草20g、豨莶草10g。服药月余，诸症明显好转，BP：150/80mmHg，守上方加减，调治半年余，诸症基本消失，病情稳定。

按： 胸阳不振导致痰浊内生，蕴积日久而痰热内生，尤其是随着人们饮食结构的变化，营养过剩而导致痰浊内停，久则蕴积化热，蒙蔽心窍，痹阻阳气，而至胸痹心痛。该患者胸中憋闷、气短、下肢肿、困倦由痰浊痹阻心脉、上干清窍、下困肢体；舌淡暗胖、苔黄白干、脉滑数乃痰热内蕴，脾气虚损所致。故治以化痰清热、益气养阴法。方选小陷胸汤合栝蒌薤白半夏汤，化痰清热、通阳宣痹；太子参、麦冬益气养阴；夏枯草、草决明清泻肝火降压；茯苓、泽泻健脾利水而消肿；郁金、枳实开郁行气；生龙骨、生牡蛎重镇安神；生姜和胃止呕。服药后，心前痛未作，诸症均有好转，前方稍加变化，调理半年而愈。

结语

我们通过多年治疗冠心病的临床研究，积累大量临床研究资料，取得显著疗效，深入研究中医药的作用机理。临床上，注重将西医诊断与中医临床思维结合，辨病与辨证结合，整体调节与动态诊疗结合。在治疗过程中，绝大多数患者停减硝酸甘油等西药，体现了以中医理论与实践治疗冠心病的作用。对寒、痰、瘀、气、虚及其之间的动态变化在冠心病发生发展中的作用尤为重视，且以心阳不足为关键。心阳虚不能运行气血则气滞不通、血行不畅；心阳虚，温煦失司则易生痰浊、水湿、瘀血等病理产物，至心绞痛发作而病情进一步加重。因此，采用标本兼治、急则为先的原则，温心通阳以治本、理气祛瘀化痰以治标。标本兼顾，对冠心病缓解期控制病情发展，发作期缓解心绞痛，疗效显著，彰显了中医治疗特色。

（原载于《中华中医药杂志》2014 年第 2 期）

慢性心力衰竭治疗经验

慢性心力衰竭是心血管疾病终末期表现和主要死因，其患病率与死亡率高，严重威胁人类健康，有效控制心衰的发生发展成为临床医学的重要命题之一。研究显示，心力衰竭患者4年死亡率达50%，严重心衰患者1年死亡率高达50%，五年存活率与恶性肿瘤相近。目前，心力衰竭治疗虽有了很大进展，但仍难以控制逐年升高的心衰死亡人数。因此，心衰被认为是21世纪最重要的心血管病症之一。中医药在心衰的治疗中具有一定的优势，对提高患者生存质量，改善预后均有积极作用。曹洪欣教授治疗慢性心衰疗效显著，深受患者赞誉。本文通过对其治疗经验总结，以期发挥中医药治疗心衰作用具有积极意义。

一、中医对慢性心衰的认识

中医古籍中有诸多心力衰竭类似病症的记载，"心衰"二字最早见于西晋王叔和的《脉经》，其证治可见于"心痹"、"心水"、"喘证"、"水肿"等篇章。"十二五"规划教材《中医内科学》首次在心系疾病中增加了"心衰病"这一病种。慢性心衰为本虚标实之证，以心气亏虚、心阳不振为本，痰瘀互阻、水饮内停为标。五脏则以心为本，他脏为标。治疗原则当扶正补虚为要，重在强心温肾，补脾理肺；辅以祛除邪实，重在活血利水，行气化痰。同时要根据临证不同情况时佐清热、养阴、安神，从而固本清源、活血利水，瘀水同治。

二、慢性心衰治疗要点

（一）温振元阳，益气强心

慢性心衰的病机关键是心阳亏虚。心阳虚衰日久常累及肾阳，肾阳衰惫，不能运化水饮，则水气上逆，凌心犯肺。故患者临床多表现为喘憋，难以平卧，夜间尤甚，伴气短、乏力、倦怠、畏寒等。如心衰轻证，则温阳益心即可，如心衰重证累及肾阳，则须温心益肾。临床常用方剂有温心方、保元汤、养心汤、四逆汤、参附汤、生脉散、桂附八味丸、二仙汤等。常用药物包括附子、人参、黄芪、桂枝、肉桂、薤白、仙茅、仙灵脾、干姜、蛤蚧等。

（二）温阳化气，宣肺利水

心衰患者常见胸憋闷，咳嗽喘促，呼吸困难，常由水饮凌心射肺所致；甚者出现少尿、下肢及全身浮肿。心衰之生理病理均与肺密切相关：其一，百脉朝会于肺，故全身血液皆须经肺，血不利则为水；其二，肺主通调水道。心病及肺，可致气血循行不畅，水气泛滥，水饮内停。所以治疗常配以温阳化气、利水消肿、泻肺逐饮等治法。临床常合用五苓散、葶苈大枣泻肺汤、猪苓汤、苓桂术甘汤等。最常用的中药包括：茯苓、猪苓、泽泻、车前子、冬瓜子、益母草、葶苈子等。

（三）痰瘀同治，兼顾通阳

心阳不振，鼓动血脉无力变生瘀血；津液不得输布聚湿成痰，痰浊瘀血痹阻心阳，阴寒凝滞，则进一步加重胸闷、喘憋、胸痛、心悸等症。治疗当痰瘀同治，常合用方剂包括二陈汤、瓜蒌薤白白酒汤、瓜蒌薤白半夏汤、三子养亲汤、血府逐瘀汤、丹参饮、枳实薤白桂枝汤等。常用的活血化痰药物有半夏、陈皮、竹茹、瓜蒌、赤芍、川芎、桃仁、红花、丹参、地龙等。

（四）灵活应变，防微杜渐

心衰病机错综复杂，治疗中不仅要抓住主要病机，还应特别注意以下几方面：1.灌注不足：如心衰患者长期应用利尿药，难免会伤及阴液，阴虚症状明显可酌情加用麦冬、石斛、沙参、生地、葛根等；2.心律失常：心衰患者常伴心悸、失眠，可合用生龙骨、生牡蛎、茯神、夜交藤等药物安神镇静；3.肺循环瘀血及肺动脉高压：如患者肺络受损，出现咳血、痰中带血、喘憋等症，可酌情加用三七、蒲黄炭、藕节炭、仙鹤草等；4.消化系统症状：右心衰及全心衰患者常见肝脏瘀血及胃肠道瘀血，出现恶心、纳呆等脾胃不足表现，可加用砂仁、内金、厚朴、枳实、莱菔子、大腹皮等药物。

三、验案举隅

验案1：心肌梗死心衰

王某，女，62岁。2009年3月患者因"突发心前区剧痛2小时"就诊于北京安贞医院，诊断为"急性心肌梗死"，经内科保守治疗后病情缓解出院，此后患者反复因为心前区疼痛住院治疗。2009年6月开始出现下肢浮肿，渐至周身浮肿，于安贞医院诊为慢性心衰，心功能III级（Killip分级），再次住院治疗。2010年4月患者出现周身重度浮肿，经住院治疗后水肿减轻但活动后明显加重。患者于2010年6月13日来诊，症见：下肢肿，久坐立尤甚，色暗，下肢冷；时心悸气短，时胸憋闷，左卧位心前不适；时腹胀膨隆；入睡难，甚则彻夜难眠。现口服地高辛、速尿。冠心病、糖尿病病史10余年。舌紫苔白黄；脉左微、右弱。

辨证：心阳不足，水饮内停。

治法：温阳益气、利水消肿，活血化瘀。

处方：白人参10g、麦冬15g、五味子10g、川黄连7g、清半夏10g、瓜蒌15g、薤白15g、枳实15g、茯苓15g、泽泻30g、葶苈子20g、赤芍15g、桂枝10g、甘草10g、生姜6g。14剂。水煎服，早晚温服。

二诊：服上方，诉夜间憋醒未作，胸憋闷、心悸、气短减轻。下肢肿、无力好转；腹满膨隆减轻；夜间可睡3～4小时。舌紫苔白，脉沉滑。继守法治疗。处方：白人参12g、麦冬15g、五味子10g、清半夏15g、瓜蒌15g、薤白15g、厚朴15g、枳实15g、桂枝10g、茯苓15g、泽泻20g、大腹皮15g、赤芍15g、甘草10g、生姜6g。14剂，水煎服，早晚温服。

三诊：患者胸憋闷、心悸、腹满膨隆不显，下肢肿消，气短减轻，力气增加，可耐受日常活动，睡眠明显好转。处方：白人参10g、麦冬15g、清半夏15g、瓜蒌15g、薤白15g、厚朴20g、赤芍15g、川芎15g、桂枝10g、茯苓15g、泽泻20g、仙茅10g、大腹皮15g、甘草10g、生姜6g。14剂，水煎服，早晚温服。患者继服中药月余，停用地高辛，继服2月余巩固疗效，随访3年，病情稳定。

按： 此例患者为冠心病、心梗后心衰所致心源性水肿，属心之气阳不足，水不化气，气不行水。患者前后共服药5月余，始终以温阳利水为法，主方以温心方、生脉散、小陷胸汤、枳实薤白桂枝汤、瓜蒌薤白半夏汤加减调治，在用药中根据病机变化时佐清热、调气、安神，活用古方，有补有利，治疗有序，疗效显著。

验案2：扩张性心肌病心功不全

韩某，男，51岁，2012年2月25日初诊。2003年患者于哈尔滨医科大学附属第二医院诊断为扩张性心肌病，心衰Ⅳ级（NYHA分级），因心率过缓于2004年安装起搏器。首诊症见：轮椅推入诊室，时胸憋闷，睡中憋醒，腹胀，下肢肿，肢冷，纳少，乏力，消瘦，面色青黄，尿黄赤。舌淡胖苔淡黄厚，脉弱。BP：100/70mmHg。

辨证：心阳虚衰，脾胃失运，痰热内阻。

治法：温阳强心，补脾利水，痰瘀同治，清化郁热。

处方：红参10g、麦冬15g、川黄连10g、清半夏15g、瓜蒌15g、薤白15g、厚朴15g、枳实15g、桂枝10g、茯苓15g、泽泻30g、葶苈子20g、赤芍15g、甘草10g、生姜6g。20剂水煎服，早晚分温服。

二诊：服药20剂后，家属换扶入诊室，诉夜间憋醒次数减少，下肢肿减轻，仍腹胀满。舌淡紫胖、苔淡黄厚，脉沉滑偶结。处方：白人参15g、麦冬15g、黄芪30g、川黄连10g、清半夏15g、瓜蒌10g、薤白15g、桂枝10g、葶苈子20g、泽泻20g、大腹皮15g、车前草20g、炒白术15g、茯苓15g、甘草10g、生姜6g。20剂，水煎服，早晚温服。

2013年2月2日复诊：患者系统中药治疗1年后，病情好转，能独自由哈尔滨来京诊病，守法巩固疗效，并停服全部西药。

2013年4月患者停药、感冒后出现病情反复。再次就诊诉腹胀满膨隆，纳少不欲食，尿少，下肢肿甚，每日腹泻4~5次，咳嗽痰白，时有夜间憋醒，难以平卧，口苦。舌淡红胖稍紫苔黄，脉沉滑。处方：黄芩15g、川黄连10g、砂仁10g、厚朴15g、枳实15g、清半夏10g、陈皮10g、泽泻20g、草果仁10g、茯苓15g、猪苓15g、红参10g、炒白术15g、车前草20g、甘草10g。21剂，水煎服，分早晚温服。

再诊：经服用上方21剂后，患者腹部膨隆，腹泻、腹胀、咳嗽明显好转，唯下肢肿甚，尿黄。舌淡红紫胖苔白，脉沉滑缓偶结。处方：制附子12g、白人参10g、茯苓15g、炒白术15g、白芍20g、赤芍15g、大腹皮15g、泽泻30g、车前草30g、猪苓15g、坤草20g、桂枝10g、甘草10g。20剂，水煎服，早晚温服。

三诊：服上方，腹泻好转，日2次，腹胀减轻；但咳喘明显，下肢肿甚，尿少；咳嗽痰白，面色青白。服用速尿3片/日。舌淡紫苔白，脉沉滑缓右弱。处方：厚朴15g、当归10g、炙麻黄5g、吴茱萸5g、清半夏10g、升麻10g、柴胡15g、木香5g、干姜10g、草果仁10g、西洋参10g、黄芪30g、泽泻30g、茯苓15g、川黄连5g、益智15g、大腹皮15g、甘草10g。20剂，水煎服，早晚温服。

服药后患者胸憋闷明显好转，夜间憋醒、下肢浮肿较前明显缓解，水湿渐去，继以温阳强心利水中药治疗百余剂，病情稳定。

按：该患者扩心病日久而致心衰，病情复杂，病势凶险。纵观本案仍属本虚标实之证，心阳衰惫，水气泛滥，痰浊瘀血入里化热，阻碍气机，进一步加重了水肿和阳虚。治疗第一阶段，以温阳益气、强心利水，祛除实邪为法，取得了较满意的疗效。患者短暂停药后，病情反复，根据患者临床表现及体征，考虑患者为全心衰竭，存在体循环瘀血及胸水、腹水，是心衰的终末期临床表现，治疗应当机立断，以免贻误治疗最佳时机致病情危殆。因此，治疗第二阶段，仍以温阳强心贯穿始终，根据患者临床实际，合理应用中满分消丸、厚朴麻黄汤消除位于脘腹、胸肺的湿热、水饮，体现了"急则治标、缓则治本、标本同治"的原则。患者坚持服药2年余，病情稳定，但因路途遥远，往返不便，以防过度活动加重心衰，建议其病情稳定后于当地医院休养治疗。

四、结语

心衰的治疗目标为防止和延缓心力衰竭的发生发展；缓解临床症状，提高生活质量；改善长期预后，降低住院率与病死率。中医药对于慢性心衰疗效确切，能够显著缓解临床症状，提高患者生存质量，延长生存时间。曹洪欣教授指出慢性心衰多属本虚标实，本虚以心阳虚为主，标实以水湿居多，常见瘀血、痰浊、气滞为患。心阳衰惫是心衰发病的关键，且以心之阳气亏虚贯穿心衰整个病理过程始终。治疗上以温阳强心、活血利水、痰瘀同治为大法，同时还要兼顾养阴、调气、安神、清热等。慢性心衰急性发作，应"急则治其标"，祛除邪实，留存正气。把握标本虚实主次，兼顾脏腑失衡状态，有方有守、灵活施治，是提高中医药疗效的关键。

（原载于《中国中医基础医学杂志》2019年第4期）

中医治疗慢性阻塞性肺病

慢性阻塞性肺病（Chronic Obstructive Pulmonary Disease，COPD），简称慢阻肺，是一种难治、可控的常见慢性病，其特征为持续存在的呼吸道症状和气流受限，通常由有害颗粒或气体暴露引起的气道和（或）肺泡异常而导致，生命早期不良接触史、成年吸烟和大气颗粒物污染是影响慢阻肺发生的危险因素。2015年慢阻肺全球疾病负担数据显示：1.745亿人罹患慢阻肺，320万人死于慢阻肺，占全球疾病负担的2.6%。我国20岁及以上成人的慢阻肺患病率为8.6%，40岁以上患者达13.7%，60岁以上人群患病率超过27%，全国患病人数约9990万，我国成人患慢阻肺非常普遍，已成为重大疾病防治的重点领域。

一、中医药治疗慢阻肺的优势

目前，西医对慢阻肺稳定期治疗包括支气管扩张剂、吸入激素联合双支气管扩张剂、磷酸二酯酶抑制剂、抗菌治疗、戒烟、肺康复干预、长期氧疗、祛痰药、无创正压通气等，对慢阻肺急性加重期的防治包括健康教育、抗菌治疗、祛痰药、抗病毒治疗、经鼻高流量氧疗等，慢阻肺治疗的效果有限，且基于慢阻肺患者临床表型的个体化治疗尚缺乏有效方法；对并发症治疗，以对症治疗为主，常难以阻止病情进展，患者医疗负担加重，生活质量逐渐下降。

中医基于辨证论治为指导的"治未病"理论，针对不同患者的体质、发病特点与不同阶段，运用中医药整体调节、个体化治疗，实现未病先防、既病防变、病后防复的目的，可有效缓解症状，防止病情加重，改善患者生活质量，具有疗效可靠、作用相对稳定持久、副作用小等特点。针对慢阻肺的多种并发症，中医药疗法常可通过整体调节改善症状，原发病与并发症共同调治，不增加患者用药负担、减少药物治疗产生的副作用。曹洪欣教授治疗慢阻肺注重分清缓急、标本兼顾，特别是总体把握疾病演变规律，善于病证同治在降低急性加重频率、控制并发症、提高生存质量、延长生存期等方面具有确切疗效。

二、慢阻肺的辨证论治

慢阻肺属于本虚标实之证，"急性期偏于标实，稳定期偏于本虚"，应根据病情不同阶段，采取不同治疗原则。稳定期，以扶正为主，佐以祛邪，预防急性发作；急性期，祛邪为主，辅以补虚，控制疾病发展。

（一）稳定期

慢阻肺稳定期以脏腑亏虚症状为主，表现为气少不足以息、动则气促、咳嗽无力、语声低微等。根据临床表现的不同，大致可分为肺脾气虚、脾肾阳虚、气阴两虚、表虚不固等证，治以培土生金、温阳利水、益气养阴、益气固表等方法。

1.培土生金法

肺脾气虚证患者可见咳嗽阵作、咳声无力、语声低微、倦怠乏力、纳少、脘腹胀满、便溏等症状，舌淡胖或有齿痕、苔白或白黄，脉沉滑或缓。其病位在肺脾二脏，脾肺在气的生成与水液代谢的调节中具有协调作用，所谓"肺为主气之枢，脾为生气之源"、"脾为生痰之源，肺为储痰之器"。因此，临床治疗应重视脾肺之间的联系，补益肺气的同时，注重顾护中焦脾胃，二者同补则运化得宜，宗气充足，提高抗御外邪的能力，进而减轻临床症状。方药可选升陷汤、六君子汤等。

2.温阳利水法

阳虚水泛证患者可见气短、喘促、难以平卧、周身浮肿、倦怠乏力等症状，舌淡胖苔白腻，脉沉滑缓无力。其病位主要在肾，与肺脾相关。因病程较长，或素体亏虚，导致肾阳不足，阳虚不能蒸腾气化，失于温煦，则水液代谢失司；肾阳不足与肺气亏虚、脾阳不足相互影响，治以温阳利水为主，兼顾宣肺健脾，可用附子汤、真武汤等。

3.益气养阴法

气阴两虚证患者可见咳嗽、痰少或难以咯出、气短、乏力、倦怠、潮热、盗汗、手足心热、便秘等症状，舌淡红苔少或干，脉细弱。其病位在肺肾二脏，"肺为气之主，肾为气之根"，肺气虚则肃降失司，进而影响肾气摄纳功能，摄纳无权又反过来加重肺气亏虚；肺阴虚则肾阴失于充养，肾阴不足，水不润金，则进一步加重肺阴虚之证。结合肺肾气阴不足的病机，治以益气养阴，兼补肺肾，可用参芪地黄汤、麦门冬汤等。

4.益气固表法

表虚不固证患者可见咳喘气少、咳痰无力、自汗、易感、神疲乏力、畏风寒等症状，舌淡红苔白，脉沉滑或缓。其病位在肺脾二脏，肺脾气虚则卫气失养，"卫气者，所以温分肉，充皮肤，肥腠理，司开阖者也"，卫气不足，则腠理不密、肌表不固，肌表失养则易感外邪，本虚无力抗邪又进一步加重肺脾虚损。治以补脾益肺、益气固表，方用玉屏风散，补肺汤等。

（二）急性期

慢阻肺急性期以邪实为主，多因感受外邪与痰浊、瘀血、热结等相合为病，或久病正虚、邪实深重、调摄不慎，使病情急性发作或加重，对于邪盛阳虚的患者，可出现阳虚欲脱之证，此时不宜攻邪，以回阳救逆为要，宜中西医结合治疗。急性期可分为外寒里饮、痰热郁肺、痰浊阻肺证、痰蒙神窍证、气虚阳脱等证。以急则治标为原则，可采用温肺化饮、清热涤痰、化痰平喘、豁痰开窍、回阳固脱等方法。

1.温肺化饮法

外寒内饮证患者可见咳嗽、喘促、喉间痰鸣、胸膺胀满、咳逆倚息、恶寒发热、口唇青紫等症状，舌暗红苔白黄，脉沉弦细。其病位在肺脾，肺气亏虚、中阳不足、水湿内停为基础，水饮停聚，影响气机运行，则气郁血瘀，复感外寒，寒饮相搏，内阻于肺则使咳喘急性发作，寒邪又加重了气血阻滞，使病情进一步恶化。治以温肺化饮法，可用小青龙汤。

2.清热涤痰法

痰热郁肺证患者可见气急胸满、喘促难以平卧、痰黄黏稠或痰中带血、口干渴等症状，舌红或暗红稍紫、苔黄白或黄腻，脉弦滑数。其病位在肺，其人痰热素盛，感受六淫之邪或疫疠之气，外邪与痰热相合，从阳化热，郁遏肺气，气道不利，致使病情急性加重。治以清热化痰，可用宣白承气汤、定喘汤等。

3.化痰平喘法

痰浊阻肺证患者可见呼吸痰鸣有声、喘急气促、咳逆痰多、胸胁满闷等症状，舌淡或淡胖苔白腻，脉滑。其病位在肺，与脾肾相关，其人本有宿疾，痰湿内聚，肺虚失于宣降，脾虚失于生化，肾虚失于摄纳，复因起居不慎，引动在内之痰湿阻塞气道，肺气不降，脾失转输，肾不纳气，致使病情加重。治以化痰平喘为法，可用二陈汤合三子养亲汤。

4.豁痰开窍法

痰蒙神窍证患者可见咳逆喘促、咯痰不爽、唇甲发绀、神志恍惚、嗜睡、昏迷或谵妄、烦躁不安、撮空理线等症状，舌暗红稍紫、苔白腻或黄腻，脉滑细数。其病位在心脑，与肺肾相关，心主神明，脑为元神之府，受五脏精气滋养，其中与心肾关系最密切，久病心肾失于濡养，使脑窍亏虚，易受邪气侵袭，而肺气不足，不能宣降，气机失调，导致慢阻肺患者素体之痰湿内停，蒙蔽心窍，使病情加重，出现神识昏蒙等表现。治以豁痰开窍法，可用涤痰汤，偏于寒痰者用苏合香丸，偏于痰热者可用安宫牛黄丸。

如患者出现喉间痰喘、神识不清、四肢厥冷、大汗淋漓、二便失禁等症状属气虚阳脱证，治以回阳救逆法，可用四逆汤、参附汤化裁。由于病人生命垂危，以中西医结合综合治疗为宜。

三、验案举隅

（一）慢阻肺稳定期

案例1：栾某，男，60岁，2018年3月3日初诊。患肺气肿、慢阻肺10余年，现喉中痰声漉漉、时咳、气短、困倦乏力、易感、畏风寒、尿频、右肩臂痛、腹胀。胆囊切除术后20余年，1月26日查鳞状细胞癌抗原9.4 μg/L。舌淡红稍紫苔白黄，脉滑强弱不匀。血压110/90mmHg。证属脾肺气虚、痰浊阻肺、化热伤阴。处方：党参15g、麦冬15g、半枝莲20g、法半夏10g、瓜蒌15g、薤白15g、茯苓15g、桔梗10g、白芥子10g、苏子15g、莱菔子15g、葛根20g、桂枝10g、甘草10g。20剂，水煎服，日1剂，分3次服。

2018年4月1日二诊：服上方20剂，喉中痰声漉漉减、咳嗽、腹胀减轻，仍时右肩臂痛、口中异味、畏风寒，舌淡红稍紫苔白黄，脉滑强弱不匀。处方：柴胡15g、法半夏10g、瓜蒌15g、半枝莲20g、桔梗10g、白芥子10g、苏子15g、当归15g、前胡15g、党参15g、厚朴15g、茯苓15g、仙鹤草30g、仙茅10g、甘草10g。20剂，水煎服，服法同前。

2018年5月3日三诊：服4月1日方30剂，咽中痰声漉漉，腹胀减轻。时肩痛，易感，畏寒。4月28日胃镜：慢性胃炎，胆汁反流，食管糜烂。舌淡红稍紫苔白黄，脉滑。血压140/86mmHg。处方：柴胡15g、法半夏10g、瓜蒌15g、鱼腥草30g、苏子15g、陈皮10g、当归15g、前胡15g、厚朴15g、党参15g、黄芪20g、防风10g、茯苓20g、葶苈子20g、甘草10g。20剂，水煎服，服法同前。

2018年6月9日四诊：服5月3日方30剂，慢阻肺症状不显，继续中药调理近半年，期间感冒1次，咳喘未作。

按：本例患者西医诊断为慢阻肺，属中医"肺胀"范畴，以肺脾气虚、痰湿阻肺为主证，有病久阳气不足、气阴两伤、化热之机。初诊以瓜蒌薤白半夏汤合三子养亲汤加党参、麦冬等治疗，瓜蒌薤白半夏汤出自《金匮要略》，用以通阳行气解郁，祛痰宽胸；三子养亲汤出自《皆效方》，用以温肺化痰，止咳降逆；党参、麦冬益气养阴；加茯苓以健脾化湿；桔梗以宣发肺气，止咳化痰；葛根以升发太阳经气，鼓舞胃气，升发阳气；桂枝以通阳降逆平喘；加半枝莲，因患者肿瘤标志物升高，且舌稍紫苔白黄，是有血瘀，稍有化热，用之以解毒清热，防病传变；甘草以调和诸药。二诊患者痰声漉漉，腹胀减轻，方用柴陷汤合三子养亲汤，柴陷汤出自《医学入门》，用以疗结胸痞满初起，甘苦同施，燥润并举，消补兼顾；加前胡以去痰实；厚朴以降气除满；仙鹤草、仙茅补虚增力。三诊病情进一步减轻，舌象、脉象皆转佳，又根据胃镜的诊断结果，方用柴陷汤、苏子降气汤合玉屏风散，苏子降气汤出自《和剂局方》，功善降气止咳祛痰；玉屏风散出自《究原方》，以益气固表，以党参易白术，是健脾益气同时防治过燥伤阴；加鱼腥草以清热疏壅；茯苓以健脾渗湿；葶苈子泻肺平喘；甘草调药和中。三次处方皆紧随病机，抓住患者肺脾气虚、痰浊壅阻的主证，是治病必求其本之法，因此，经三诊之后，患者慢阻肺诸证基本消失，即便再遇外感，病未复发。

（二）慢阻肺急性发作合并房颤

案例2：赵某，女，73岁，2018年2月3日初诊。慢阻肺病、心包积液史。2017年7月因房颤行射频消融术后，病情反复发作。现感冒10余日，咳嗽气促，痰黄或痰中带血，胸憋闷难以平卧，下肢肿甚。舌淡红苔白黄，脉微时促。血压96/70mmHg。诊为慢阻肺急性发作合并房颤。证属痰热郁肺，阳虚水泛。处方：党参15g、黄芪30g、桂枝10g、茯苓15g、炒白术15g、瓜蒌15g、薤白15g、半夏10g、葶苈子20g、鱼腥草30g、浙贝母10g、紫菀15g、桑白皮15g、麦冬15g、甘草10g。12剂，水煎服，日1剂，分3次服。后去鱼腥草、桑白皮继服10剂。

3月9日二诊：服2月3日方22剂，咳嗽、咯痰黄、胸闷未作，已能平卧、气短不显、右下肢肿甚、多梦、舌淡红稍紫苔白，脉滑数无力。血压90/74mmHg。嘱停服氨茶碱、祛痰药。处方：党参20g、麦冬15g、五味子10g、法半夏10g、瓜蒌15g、薤白15g、桂枝10g、苦参10g、茯苓20g、葶苈子20g、川芎15g、生龙骨30g（先煎）、珍珠母30g（先煎）、炙甘草10g。20剂，水煎服，服法同前。

4月19日三诊：服3月9日方30剂，下肢肿，胸憋闷发作1

次，时气促，舌淡苔白，脉沉滑稍数。血压104/80mmHg。

处方：柏子仁10g、枣仁10g、天冬15g、麦冬15g、生地10g、当归10g、党参20g、苦参10g、白茅根30g、茯苓20g、葶苈子20g、泽泻20g、桂枝10g、珍珠母30g（先煎）、生龙骨30g（先煎）、甘草10g。30剂，水煎服，服法同前。

5月30日四诊：服4月19日方30剂，胸憋闷基本消失，气促不显。下肢肿减轻，右侧明显。舌淡红稍暗苔白，脉滑稍数。血压90/62mmHg。嘱口服倍他乐克减为半片。处方：党参20g、麦冬15g、法半夏10g、瓜蒌15g、薤白15g、茯苓15g、炒白术15g、葶苈子20g、车前草30g、川芎15g、生龙骨30g（先煎）、生牡蛎30g（先煎）、珍珠母30g（先煎）、甘草10g。30剂，水煎服，服法同前。

7月10日五诊：服5月30日方30剂，胸憋闷不显，下肢肿基本消失，已停服倍他乐克1周，继续以中药调理，治疗房颤并巩固疗效，随访半年，慢阻肺症状未复发。

按：本例患者西医诊断为慢阻肺并发房颤，属中医"肺胀""心悸"病，以痰热郁肺、阳虚水泛为主证。初诊方用苓桂术甘汤合瓜蒌薤白半夏汤加党参、黄芪，二方均出自《金匮要略》，两者合用，温阳化饮，宽胸理气，共奏降气化痰之功，且疗胸痹，心肺同治；加党参、黄芪补气健脾益肺，加葶苈子泻肺平喘，鱼腥草清肺降气，浙贝化痰散结，紫苑止咳降逆，桑白皮泻肺平喘，麦冬清心除热养阴，甘草调药和中。二诊时喘促、咳嗽、不能平卧等症状不显，故嘱停服氨茶碱和西药祛痰药，方用生脉散合瓜蒌薤白半夏汤加桂枝，生脉散益气养阴，与瓜蒌薤白半夏汤合用，在宽胸化痰同时兼顾补虚扶正，加入桂枝又是栝楼薤白桂枝汤，增强通阳降逆之功；加苦参燥湿补阴调节心率，茯苓健脾渗湿；葶苈子泻肺平喘；川芎活血理气；生龙骨、珍珠母安神定志，甘草调和诸药。三诊：患者喘促咳痰等症状未再发作，但仍有心病症状，复因睡眠不实等，用天王补心丹加减，该方出自《世医得效方》，用以滋阴清热，宁心安神；加苦参配白茅根清肺泻火调心，燥湿并可补虚；葶苈子通利水道，泽泻利水而补阴不足，桂枝通阳降逆，且调和全方寒热，使之平和不致寒凉伤正；珍珠母与生龙骨重镇安神；甘草调和诸药。四诊：诸症明显好转，故嘱倍他乐克减量服用，方用党参、麦冬合瓜蒌薤白半夏汤，继续益气滋阴，宽胸化痰；加茯苓、炒白术健脾利水，以除生痰之源；葶苈子、车前草泻肺利尿，使痰饮之邪从小便而去，川芎活血行气，生龙骨、生牡蛎、珍珠母安神定悸，甘草调和诸药。四次诊治皆谨守病机，针对慢阻肺及其并发症，心肺同治，整体调节。初诊时以感受外邪引动宿痰与阳虚水泛为主，治疗上标本兼顾，服12剂后，料外感之邪应尽去故而去桑白皮、鱼腥草再服10剂；二诊、三诊、四诊以治疗心肺之症为主，从痰饮之邪实和气阴两虚之本虚论治，喘嗽、咳痰等肺系症状不显后，处方中仍保留泻肺化痰之药，体现了中医"治未病"思想，力求病后防复，并根据病情变化，调整扶正与祛邪的偏重，乃"治病必求于本"之法。

干燥综合征治疗特点与经验

干燥综合征（Sjogren syndrome，SS）是一种以侵犯泪腺、唾液腺等外分泌腺体，具有高度淋巴细胞浸润为特征的弥漫性结缔组织病。临床表现复杂，可累及胰腺、肺、肝、肾多个脏器及血液、神经、消化多个系统，患者可出现全身症状，如乏力、低热、紫癜样皮疹、关节痛、肾损害、肺功能异常等，局部症状表现为口干燥症、干燥性角结膜炎及其他浅表部位外分泌腺分泌减少而出现的相应症状。根据其是否继发于弥漫性结缔组织病，如系统性红斑狼疮（Systemic Lupus Erythematosus，SLE）、类风湿关节炎（Rheumatoid Arthritis，RA）与系统性硬化症（Systemicscleroderma，SSc）等，本病可分为原发性干燥综合征和继发性干燥综合征。

西医对于本病的治疗主要是替代治疗和对症治疗，运用改善口干、眼干的药物如人工泪液、唾液、M3受体激动剂、免疫抑制剂、糖皮质激素等，并结合其他对症处理来治疗本病。对于病变仅仅局限于外分泌腺体分泌过少的患者预后尚佳，对于合并有内脏损害者疗效并不理想，且患者需要长期服药，副作用多，生活质量受到严重影响。中医学整体审查、辨证论治的特点在干燥综合征治疗中具有一点优势，曹洪欣教授治疗干燥综合征疗效显著，现从理论角度，结合实际病例将导师经验总结如下。

一、病因病机

中医古籍中没有"干燥综合征"的相关记载，依据其临床表现，将其归为"燥证""痹证""虚劳"等范畴。本病责之本虚标实，脏腑阴虚为本，火旺化燥为标，在疾病发展的过程中，各有偏盛，伴有痰浊、瘀血等病理产物的堆积。

（一）阴虚为本，与肾、肝、肺、胃等多个脏腑相关

肾为先天之本，肾阴为一身阴气之源，"五脏之阴气，非此不能滋"，肾属足少阴水，其性喜润，肾阴不足，濡润脏腑形体官窍的重要精微物质缺乏，可见形体消瘦，骨蒸发热；肝在体合筋，在窍为目，肝之阴血不足则筋脉不得濡养，双目干涩视物不清；肺在体合皮，在液为涕，肺气宣发津液和水谷之精布散于皮毛，输布肺津所化之涕于鼻窍，若肺津不足，则可见皮肤枯槁，鼻干而痛；胃喜润恶燥，阴液亏虚，胃失濡润和降，则痞胀不舒，灼痛。

（二）燥盛为标，不出内外两端

《王汉皋论老人脉病证治》中提到老人真阴不足，津液既亏，故多燥证，概年老体衰、素体阴亏之人，易耗伤阴津，燥邪内生，此为内生之燥；机体受外邪侵袭，脏腑失于濡润，易生燥证。内外燥邪，合而为病，致使津液耗伤，碍于输布。

（三）因虚、因燥致瘀

阴液亏虚，津液不足，血液浓缩，血行滞缓，可致瘀血。燥证病势缠绵，加重津液损伤，气由津化，津伤气耗，则气津两伤，推动无力，津停血瘀。《读医随笔·虚实补泻论》云："气虚不足以推血，则血必成瘀"，兼加燥邪煎灼血液，除可症见因阴虚而导致的口、眼干燥等症状，还可见因血瘀痰凝而引发的腺体肿大、疼痛。

干燥综合征虽病机多端，但其根本为阴亏气虚，津虚液燥，血瘀痹阻，虚、燥、瘀合而为患。

二、治则治法

治疗干燥综合征，应以中医学整体观念为原则，既考虑患者的整体情况，注重疾病演变的全部过程，又要抓主症，明确当前阶段主要矛盾，辨证施治。根据干燥综合征阴虚为本，燥热为标，兼有瘀血的病因病机，采取滋阴润燥、活血化瘀的治法。《古今医鉴·燥证》言："治之之法，以辛润之，以苦泄之。因虚者，滋阴养血；因火者，泻火软坚；因风者，消风散结。"本病各阶段虚、燥、瘀各有偏重，现结合临床案例分析讨论。

三、验案举隅

（一）原发性干燥综合征

案例1：傅某，女，60岁，2014年3月22日初诊。目干涩无泪，口干而黏2年余，乏力，自汗，口中异味，时心悸，夜尿3~4次，下肢静脉栓塞，高血压病20余年，高脂血症2年。血压：140/80mmHg，舌淡紫暗苔白厚，脉沉滑时律不齐。诊断：

燥证，辨证：气阴两虚，血瘀痰浊证，治法：益气养血，祛瘀化痰，方用会厌逐瘀汤合二陈汤化裁：桃仁15g、红花10g、桔梗10g、生地10g、当归15g、玄参15g、党参15g、竹茹15g、茯苓15g、法半夏10g、陈皮10g、黄芪30g、甘草10g。14剂，水煎服，日1剂，分3次温服。

4月5日复诊：服上方14剂，目干、自汗、乏力减轻，精神好转，时有目眵，仍口干而黏，时心悸，夜尿2次。血压：156/90mmHg，舌紫暗苔薄白黄干，脉沉滑。予会厌逐瘀汤化裁：桃仁15g、红花10g、桔梗10g、生地12g、当归15g、玄参15g、柴胡15g、枳壳15g、赤芍15g、茯苓15g、夜交藤30g、黄柏10g、草决明20g、甘草10g。21剂，水煎服，每日1剂，分3次温服。3周后随访，患者目干不显，心悸减轻，口干、口黏基本消失，自汗，夜尿1次，嘱服知柏地黄丸调护。3月后随访，诸症不显。

按： 此例患者为原发性干燥综合征，患者阴虚故见目干涩无泪，口干；气虚故见自汗、乏力；血瘀痰浊并见，故出现下肢静脉栓塞、高血压病、高脂血症。舌淡紫暗苔白厚，脉沉滑时律不齐，为阴虚血瘀痰浊之象。方用会厌逐瘀汤合二陈汤化裁，行气活血，养血润燥，祛瘀化痰。气不行则瘀血不去，瘀血不去则新血不生，活血与养血并用，行气与祛瘀并重。二诊患者阴虚、气虚、痰浊之病机已去大半，故去党参、黄芪、竹茹、法半夏、陈皮，但血瘀凸显并兼热象，继以会厌逐瘀汤化裁，加黄柏清热，草决明平抑肝阳。服本方21剂后，症状基本消失，予知柏地黄丸调护，清热养阴，巩固疗效。

（二）继发性干燥综合征

多继发于弥漫性结缔组织病，如系统性红斑狼疮、类风湿关节炎等疾病。

案例2：潘某，女，57岁，2007年8月27日初诊。自述口干渴，目干涩，目痛，腰痛，周身关节痛，畏风寒，易感。舌暗红苔薄黄，脉弱。胃镜示：萎缩性胃炎，肠上皮化生。血常规：血小板减少，血沉：34mm/h。抗ENA抗体检测：抗Sm抗体，抗SS-A抗体，抗SS-B抗体，抗Ro-52抗体均呈阳性。诊断：燥证。辨证：湿热内蕴，瘀血阻络。治法：祛湿清热，活血通络。方用上中下通用痛风方化裁：黄柏10g、苍术10g、天南星10g、桂枝10g、威灵仙30g、秦艽20g、桃仁15g、红花10g、石斛15g、神曲15g、穿山龙20g、生地10g、生龙骨30g（先煎）、甘草10g。7剂，水煎服，每日1剂，分3次服。

9月3日二诊：服上方7剂，口干，目干，腰痛减轻。仍有周身关节痛，胃痛，时恶心、头痛。舌暗红，苔薄白干，脉弱。辨证：血瘀内阻，治法：活血养血，行气止痛。予会厌逐瘀汤化裁：桃仁15g、桔梗10g、红花10g、生地10g、当归15g、玄参15g、柴胡15g、枳壳15g、川芎15g、元胡10g、秦艽20g、穿山龙30g、内金10g、忍冬藤20g、甘草10g。14剂，水煎服，每日1剂，分3次服。半月后随诊，患者口干、目干不显，周身关节痛未作，血沉20mm/h，继服会厌逐瘀汤加减2月余，随访半年未复发。

按：此例患者，为继发于系统性红斑狼疮的干燥综合征，系统性红斑狼疮病程长，难以治疗，多器官受累，中医学将其纳入"五脏痹"范畴，其病机常归为风湿热邪内舍，热毒入里，燔灼阴血，其病因可为外感六淫、内伤七情，但必本于正气虚惫。本例患者湿热之邪为患，兼有瘀血阻络，治疗时不可急于补阴，易有闭门留寇之患，故方用上中下通用痛风方化裁，祛湿清热，活血祛瘀为主，辅以滋阴药物，祛邪不伤正，补正不留邪。方中黄柏、苍术清热燥湿；天南星化痰解痉；桂枝温通经脉；威灵仙、秦艽、穿山龙活血通络止痛；桃仁、红花活血通络；生地、石斛清热养阴。二诊患者口干、目干、腰痛症状好转，但仍有周身关节痛、胃痛、恶心、头痛，瘀血与阴虚并见，故以会厌逐瘀汤化裁，活血养血，行气止痛，辅以元胡活血行气，通行经络；加玄参增加清热凉血，养阴生津之力；秦艽、穿山龙祛风通络；内金消食健脾，忍冬藤通络止痛，甘草调和诸药。随诊患者目干、口干不显，周身关节痛消失，血沉减低，效不更方，继服会厌逐瘀汤2月，继随访半年未复发。

　　案例3：刘某，女，58岁，于2013年5月11日初诊。1月4日于上海交大附属仁济医院确诊为"类风湿关节炎""干燥综合征"。现目干、口干甚；手指、足趾关节疼痛、肿胀感，时耳鸣，自汗。言语不甚清晰，晨起3~5时心悸，睡眠不佳。现口服硫酸羟氯喹片0.1g/片，每次2片，日2次；白芍总苷胶囊0.3g/片，每次2片，日2次。舌暗苔薄白黄干，脉弱。诊断：燥证，辨证：湿热蕴结，血瘀痰阻，方用上中下通用痛风方化裁：黄柏10g、苍术10g、天南星10g、桂枝10g、威灵仙20g、桃仁15g、红花10g、龙胆草10g、羌活15g、神曲10g、秦艽20g、玄参15g、生龙骨30g（先煎）、甘草10g。14剂，水煎服，每日1剂，分3次服。嘱停服白芍总苷胶囊，硫酸羟氯喹片减量为0.1g/片，每次1片，日2次。

　　5月25日复诊：服上方14剂，目干、口干、手足关节肿胀疼痛减轻，言语渐清晰，晨起3~5时心悸好转，但时有胃中冷，时手颤，睡眠不实，踝关节周围麻木感，唇周色暗，情志抑郁。舌淡红稍紫苔薄白黄，脉弱。辨证：肝气郁结，气滞血瘀，治法：疏肝理气，通络止痛，予大柴胡汤化裁：柴胡15g、枳实15g、黄芩15g、清半夏10g、白芍15g、元胡10g、郁金15g、炒麦芽30g、威灵仙30g、秦艽20g、桔梗10g、夜交藤30g、生龙骨30g（先煎）、甘草10g。14剂，水煎服，每日1剂，分3次服。嘱停服硫酸羟氯喹片。

6月8日三诊：服上方14剂，手足关节疼痛不显，踝关节灼热麻木未作。睡眠好转，但晨起心悸心烦。胃中冷感减轻，肢冷。舌淡暗裂纹苔薄白黄，脉弱。辨证：气滞血瘀，阳郁不伸，治法：活血化瘀，疏肝行气。予会厌逐瘀汤化裁：桃仁15g、红花10g、桔梗10g、生地10g、玄参15g、柴胡15g、枳壳15g、赤芍15g、百合20g、桂枝10g、炒麦芽30g、夜交藤30g、柏子仁20g、甘草10g。20剂，水煎服，每日1剂，分3次服。随访半年，患者诸症消失，干燥综合征未作。

按： 本例病案为继发于类风湿关节炎的干燥综合征，中医将类风湿关节炎归为"痹症"范畴，本例为湿热蕴结筋脉，留注关节，血瘀痰阻。方用上中下通用痛风方加减，清热化湿，活血祛痰。羌活、桂枝、威灵仙、苍术、天南星疏散湿邪于上；龙胆草、黄柏清泄湿热于下；神曲、桃仁、红花行气消滞于中，兼活血化瘀之功；兼加玄参清热养阴，秦艽祛风湿，通经络，生龙骨平肝潜阳，甘草调和诸药。服上方14剂后，患者复诊目干、口干、手足关节肿胀疼痛减轻，言语渐清晰，晨起3～5时心悸好转，湿邪已去大半，但时有胃中冷，时手颤，睡眠不实，踝周麻木感，唇周色暗，情志抑郁，可知邪犯少阳，肝气郁结，气滞血瘀，方用大柴胡汤调理肝气，加威灵仙、秦艽以增活血通络止痛之功，元胡、郁金活血止痛，行气解郁，生龙骨、夜交藤平肝潜阳，养心安神。6月8日三诊，病证以气滞血瘀，阳郁不伸为主要矛盾，治以活血化瘀，疏肝行气之法，予会厌逐瘀汤化裁，治疗过程中激素逐渐减量，直至停服，随访半年，干燥综合征未复发。

以上两例病案均为继发性干燥综合征，除应注重干燥综合征的病因病机之外，还应着重考虑原发疾病的病程进展规律。系统性红斑狼疮、类风湿关节炎均属于自身免疫性疾病，反复发作，其发病机理都存在湿热之邪内舍，浸淫肌肉骨节，经气不畅，瘀血内停，故治疗选用上中下通用痛风方，湿热乃去，患者仍以阴虚、津燥、血瘀为主要病理特征，一用会厌逐瘀汤化裁，着重滋阴活血养血，一用大柴胡汤化裁，着重疏肝理气。

干燥综合征属难治性疾病，病程长、易反复，患者初诊时常合并激素治疗，曹洪欣教授坚持中西医互补，科学地看待激素在疾病过程中的作用，依据中药治疗效果合理撤减激素，并根据激素加重阴虚的具体情况调整中药配伍与用量，常以经典名方治疗，辨证精准，收效甚佳。

（原载于《中国中医基础医学杂志》2017 年第 11 期）

系统性红斑狼疮治疗经验与学术特点

系统性红斑狼疮（Systemic Lupus Erythematosus，SLE）是自身免疫介导的，以免疫性炎症为突出表现的弥漫性结缔组织病。该病由基因、荷尔蒙及环境因素等原因引发，临床表现复杂。主要由多种原因引起人体异常免疫反应，产生自身抗体或免疫复合物引发炎症，并攻击人体正常组织。因此，病变可累及多组织、器官与系统，病程漫长，缠绵难愈。

中医学对SLE多从"阴阳毒"、"温毒发斑"、"五脏痹"等论治，在控制病情、缓解症状、提高生活质量等方面具有可靠疗效。曹洪欣教授治疗SLE经验丰富，疗效显著，得到广大患者的认可。为丰富中医论治SLE理论、提高临床疗效，现将其经验总结如下。

一、系统性红斑狼疮中医因机证治

曹洪欣教授认为SLE多由先天禀赋不足、肝肾阴虚或七情内伤、饮食劳倦所伤，以致气血失和、瘀血阻络，或热毒内郁、燔灼营血而至瘀血阻络、脉络不通，多由皮肤受损为先，渐及关节、筋骨、脏腑。而体虚及劳倦等导致风湿热邪内舍、与体内热毒相博，燔灼气血，瘀阻脉络与肌腠，痹阻骨节，损伤脏腑，从而形成复杂的临床表现。

本病病位经络血脉，与心肝肾密切相关，病性多为本虚标实、虚实夹杂，病势缠绵难愈、反复发作。以肝肾阴虚为本，瘀血、热毒、水湿为标。在病变过程中，患者多以阴虚内热、瘀热互结为主要病机，治疗以滋阴清热、活血通络为其基本法则。

根据SLE临床发病特点，结合曹师多年临床体会，主要分为以下证候。

（一）热毒炽盛、营血两燔

主症：发病急骤，面部及周身红斑、色鲜红成片，高热不退、烦躁甚则谵妄，伴口干唇燥，舌红绛而干或苔焦黑起刺，脉细数或浮大而数。

治则：清热解毒，凉血消斑

方药：犀角地黄汤、清营汤、三黄石膏汤加减

（二）风湿痹痛、瘀血阻络

主症：病势缠绵，周身关节肿胀疼痛，肌肉酸痛不适，阴雨天及入夜加重，疼痛走窜不定或固定不移。病势瘀痹日久伤阳则可见两手遇冷而变苍白，或双手紫暗下垂益甚。舌暗红或淡暗、淡紫，苔薄白或白腻，脉弦细或弦紧。

治则：祛风除湿、宣痹通络

方药：身痛逐瘀汤、独活寄生汤、黄芪桂枝五物汤加减

（三）肝肾阴虚、阴虚火旺

主症：病程日久，面部红斑色暗、五心烦热、低热不退或潮热盗汗、腰膝酸软、胁肋隐痛、口干唇红、耳鸣目眩、失眠健忘，大便秘

结、小便黄赤，舌红绛少苔、脉细数。女子伴月经量少，男子伴遗精、阳痿等症。

治则：滋补肝肾、清退虚热

方药：知柏地黄丸、上中下通用痛风方加减

（四）脾肾两虚、水湿泛滥

主症：病情反复发作，下肢浮肿，甚或腰腹及周身皆肿、腰膝冷痛、畏寒肢冷、倦怠乏力、纳少便溏，尿少或尿闭，面色苍白或红斑色暗淡，少气懒言、腹胀满，舌淡胖苔白厚或白腻，脉沉无力或弱。

治则：温补脾肾、利水渗湿

方药：清心莲子饮、附子汤、实脾饮、当归芍药散加减

二、主要体会

曹洪欣教授治疗SLE，针对疾病的病机变化，临床辨证准确，且调治用药及时，有方有守，急缓协调，每以经方、古方加减化裁治疗，常有平中见奇之效。不论在SLE还是在狼疮性肾炎（Lupusnephritis，LN）等西医诊断明确的疾病诊治中，十分重视中西医互参：以开放的心态不断吸收现代医学最新研究成果，加深对疾病的全面认识，治疗突出中医诊疗思维，把人、病与证治规律有机结合，达到取长补短、优势互补的目的。因此，在治疗过程中更注重根据病情的不同阶段与受累部位辨证诊治与用药。其诊疗特色主要体现在以下几个方面。

（一）结合SLE分期，分清标本缓急、明辨虚实寒热

SLE根据病情变化通常分为活动期与缓解期。不同时期表现差异很大，中医证候也不尽相同。急性期，中医辨证为热毒炽盛、营血两燔，治疗应以清热解毒凉血、急则治其标为主，达到迅速控制病情、缓解症

状的目的。缓解期患者病情相对稳定，宜标本兼治、防止复发、缓图收功。一般患者多为阴虚内热、脉络瘀阻为主要病机，治疗常宜滋阴清热为主，兼顾活血通络。由于该病为免疫系统疾病，易因劳累及环境变化所引发，迁延日久，缠绵难愈，常见急性发作之势，而见阴损及阳，或损心脾之阳，或伤脾肾之阳，致三焦失司，水湿泛滥。此时则当急治其标，以温阳利水活血法，同时要顾护正气，酌加养阴之品，切不可过用滋腻伤阳，也不宜壮阳损阴，当分清标本缓急，整体调治，急缓相应。

（二）根据SLE合并症病势，准确把握病位、圆机活法

SLE临床症状复杂多变，常累及皮肤、肌肉和关节等多组织，肾脏、心脏等多器官以及血液、内分泌、神经等多系统。由于病变部位不同，曹师强调中医辨证论治也应随时结合西医检查指标与病情变化，根据累及组织、器官及系统及时调整治则与方药，灵活变化，做到中西医互参。针对不同合并症分析把握病位，灵活施治，常获良效。如狼疮性肾炎（Lupusnephritis，LN），肾脏为SLE最常累及的器官，50%～70%SLE患者会出现肾脏受累。LN对SLE预后较差，肾功能衰竭是其主要致死原因。因此，临床对LN的积极治疗可有效控制病情，防止复发与恶化。根据LN的临床表现，多以补益脾肾、清热解毒、活血通络为主，多用清心莲子饮、知柏地黄丸、附子汤等加减。

对心脏损害或致心包积液的患者，根据症状特点治疗时除针对SLE外更兼以益气养心、化痰祛瘀、蠲饮利水入手，方用小陷胸汤合苓桂术甘汤化裁。

如兼有肝脏损害则宜疏肝理气、活血化瘀、清热利湿为主，可用大柴胡汤、复元活血汤加减。如因热毒浸淫，瘀阻脉络、痹阻骨节引起关节病变，则治疗以利湿清热，活血解毒为主。可用上中下通用痛风汤加减治疗。

（三）中西医互补，整体治疗，缓图收功

SLE属难治性疾病，患者临床治疗多中西药同用，特别是SLE急性期或活动期，常使用大剂量激素等药物治疗。曹教授对于使用西药的患者，在临床辨证治疗的同时，兼顾激素对病情的影响。同时，还根据中药起效的快慢与治疗时间的长短，主张科学撤减激素。结合实验室检查指标变化，逐渐减少激素用量，根据激素撤减情况及时调整中医方药，避免因激素撤减而引起病情反复。当患者病情稳定，激素停用后，根据辨证论治坚持中药调治，以巩固疗效，避免复发。

治疗过程中，应对人与疾病有全面认识、整体动态把握病情，分清标本虚实、有攻有守，缓图收功，避免急于求成急功近利，而影响疗效甚至适得其反。

三、典型病例

石某，女，13岁，2013年5月11日初诊。主诉：面部红斑半年，患者于2012年10月因高烧不退确诊为系统性红斑狼疮并经西医系统治疗。就诊前面部红斑，目外眦糜烂反复发作，五心烦热，腰酸，舌稍红苔白黄干，脉沉滑。抗SM（＋），补体C3：0.64，血沉：22mm/h。尿常规：白细胞：144.8；上皮细胞：51.5，红细胞：1463（0～26），尿隐血：+++。服用甲氨蝶呤2.5mg×4片/周，强的松（醋酸泼尼松）10mg/日，赛能（硫酸羟氯喹）0.2g，2次/日，法能（阿法骨化醇）0.25μg/日，替普瑞酮胶囊50mg，2次/日。证属阴虚火旺、湿热内盛，治以滋阴清热、利湿解毒，方药：知母15g、黄柏15g、熟地黄15g、山茱萸15g、丹皮15g、茯苓15g、山药20g、泽泻20g、水牛角20g、黄芪20g、车前草20g、白茅根20g、土茯苓20g、肉桂5g。7剂，水

煎服，日1剂，分3次服。

二诊：服上方14剂，面部红斑减轻，目外眦糜烂好转，五心烦热，腰酸不显。左侧臀部痛肿，大便干，2～3日1行，舌红苔白黄干，脉滑。尿常规：正常。证属阴虚火旺、热盛津亏，治以滋阴清热、增液润燥，方药：玄参15g、麦冬15g、生地15g、连翘20g、天花粉20g、白及15g、赤芍15g、黄芪20g、茯苓15g、白茅根30g、瞿麦15g、萹蓄15g、甘草10g。7剂，水煎服，日1剂，分3次服。嘱赛能减为0.2g/日。

三诊：服上方21剂，面部红斑逐渐减轻，目外眦糜烂两周前完全好转，左侧臀部痛肿消失，时手足心热、腰酸，大便略干，舌稍红苔黄少，脉滑。尿常规：白细胞：144.8，上皮细胞：51.5。证属阴虚火旺、气虚津亏，治以滋阴降火，补气增液。方药：知母15g、黄柏15g、熟地黄15g、山茱萸15g、丹皮15g、茯苓15g、山药20g、泽泻20g、玄参15g、麦冬15g、生地15g、连翘15g、白花蛇舌草30g、败酱20g、肉桂5g、黄芪30g、葛根20g。7剂水煎服，日1剂，日服3次。嘱减强的松6.25mg/日，停服替普瑞酮胶囊。

四诊：服上方28剂，面部红斑基本消失，目外眦糜烂、臀部疖肿未作，腰酸不显，手足心热减轻，偶大便干，余无明显不适。舌红苔白微黄，脉滑。尿常规：正常。证属阴虚火旺，气阴不足，治以益气养阴清热，知母15g、黄柏15g、熟地黄15g、山茱萸15g、丹皮15g、茯苓15g、山药20g、泽泻20g、沙参15g、黄芪20g、白茅根20g、土茯苓20g、白花蛇舌草30g。7剂水煎服，日1剂，日服3次。中药加减治疗3年余。期间，因劳累及感冒尿常规检查有两次异常，但中药加减治疗后多在2周内恢复正常，治疗半年后强的松渐次减量（1.25mg）至停服激素，同时减停替普瑞酮胶囊。治疗1年后血清补体C3：0.87，血沉7mm/h，病情稳定后甲氨蝶呤由4片/周渐次减为1片/周，至1片/2周、1片/月。

按：此患者年幼患病，初诊面部红斑、目外眦糜烂反复发作，辨证以阴虚火旺、湿热内盛为主，故用知柏地黄汤滋阴清热并合利湿解毒药加减治疗，症状缓解、检查基本正常；二诊患者虚热化毒及津亏症状明显，故用增液汤滋阴补液并合清热解毒中药继续治疗；三诊患者症状继续缓解，但尿常规反复，故在滋阴增液、清热利湿基础上佐以温阳益气之品，巩固疗效，至四诊患者症状及检查基本不显。

SLE病情复杂、迁延多变，中医辨证阴虚及湿热常混杂兼见，因此在治疗用药时要滋阴与利湿并用，并兼顾扶正。同时，SLE患者西医治疗用药复杂，包括抗疟药、（肾上腺）皮质激素、非甾体抗炎药、针对重型SLE的免疫抑制剂，以及预防激素引起的骨质疏松使用钙补充剂，抗高血压及他汀类药物等。本例患者即使用了上述药物中的四类及抗溃疡药物替普瑞酮胶囊。因此，中医治疗也要考虑激素等药物对患者证候的影响，并达到增效减毒的目的。很多中西医结合专家在临床治疗中也发现，激素为阳刚之品，大剂量使用易致肾阴虚，应使用滋阴降火中药减轻其引起的阴虚火旺；而免疫抑制剂通常引起白细胞降低等血象变化，此时应配合使用益气养血中药，以防止白细胞减少。本例患者初诊即见阴虚火旺，故治疗以知柏地黄汤滋阴清热为主，不仅针对主证，还可缓解激素引起的相关症状。同时，考虑到患者年幼正气不足，以及免疫抑制剂引起的相关变化，故此在滋阴清热利湿的同时时刻兼顾扶正固本，尤其是在逐步撤减激素过程中，更是加大益气养阴（血）药物的用量，从而减轻或避免激素撤减综合征，防止病情反复。

此外，SLE病程漫长、病情反复，易致患者依从性差，直接影响疗效。有研究显示SLE治疗过程中非依从率高达76%。因此，在疾病治疗过程中，医生还应注意调动患者的积极性以提高依从性和疗效。医生可以通过向患者传输必要的知识，帮助患者正确认识SLE，树立信心、做好长期治疗的心理准备。研究表明，中医药在缓解症状、降低西药毒副作用方法具有一定作用，可提高患者生存质量，有利于提高患者的依从性而提高疗效。

（原载于《中医杂志》2018 年第 2 期）

鼓胀的分期证治

慢性肝病迁延不愈发展为肝硬化，其失代偿期出现腹水、出血、脾大等重症，属于中医"鼓胀"病范畴，临床见腹大胀满膨隆、绷急如鼓、脉络显露、形瘦色青黄，患者3年生存率不足50%。鼓胀多由酒食不节、情志刺激、虫毒感染、病后失治误治导致肝脾肾功能失调，气滞、血瘀、水湿互结，停于腹中而成。鼓胀病机错综复杂，多脏受损，虚实交错，病位广泛，辨证时强调动态把握病情病势，对鼓胀病程进行分期，治疗时理法相应。

一、鼓胀的分期证治

鼓胀多见于肝病日久或暴病突发，急性期腹水骤起，肝病及脾，气滞湿阻，或从阳化热，或从阴化寒，以邪气盛实为主；迁延期则病情漫长、病势缠绵，而气血凝滞，脉道壅塞，致水结瘀阻，虚实并重；疾病后期，肝脾亏虚，心肾受损，致阴阳俱虚，正气日衰。治疗应理法相应，精准选方，用药时疏肝、健脾、补肾、清热、散寒、行气、活血、除湿熔为一炉，权衡虚实寒热，用药各有侧重。其中尤重顾护脾胃，"诸湿肿满，皆属于脾"，脾胃为气机升降之枢纽，治疗时健脾和胃以运化水湿，升降同施以运行气机，体用同调，照顾周全，方能事半功倍。

（一）急性期水热（寒）互结，中满分消法

鼓胀急性期，疾病骤发，以邪气盛实为主。湿邪蕴结中焦，肝气不疏，脾为湿困，水湿内停，见腹大如鼓、腹部胀满膨隆、恶心纳差、倦怠乏力、尿少或无尿；若水与热结而湿热壅盛，则伴面黄潮红、口苦而粘、尿黄、便溏而黏滞不爽、舌红胖苔黄腻、脉滑数或弦滑有力；若水与寒结而寒湿内阻，则伴有面色青黄或苍白、口淡不渴、畏寒肢冷、尿少便溏、舌淡青紫胖大、苔白腻、脉弦缓或沉弦。此时当用李东垣《兰室秘藏》中满分消法，其中湿热壅盛者，方用中满分消丸加减，其中六君子汤健脾化痰，砂仁、草果仁、枳实、厚朴、姜黄温中行气，黄芩、黄连、知母清热，猪苓、泽泻淡渗利水，该方寒温并用，健脾益气与行气利湿同施，热清湿去，腹水乃瘳。对寒湿内阻者，方用中满分消汤加减，川乌、吴茱萸、荜拨、草果仁、益智温中散寒，厚朴、法半夏、木香、青皮宽中理气燥湿，配合黄芪、党参、茯苓、石斛、当归健脾益气和血，升麻、麻黄、黄连、黄柏、泽泻辛开苦降、兼利湿热，诸药协作，清升浊降，寒散湿消，腹水乃蠲。

（二）迁延期水结瘀阻，鳖甲煎丸化裁

鼓胀迁延期多见水瘀互结之证。鼓胀缠绵不愈，水湿内蕴，阻滞气机，久则气血凝滞，脉道壅塞而成瘀血，瘀血与水湿互结，症见肝脏硬结、胸胁刺痛、腹部膨隆、青筋暴露、形体消瘦、唇甲青紫、舌紫暗有瘀斑、脉弦。此时应活血化瘀与健脾利水并用，酌加益气通利之品帮助水瘀消散，体用同调。方取《金匮要略》鳖甲煎丸化裁，药用鳖甲软坚散结，川芎、赤芍活血化瘀，厚朴、草果仁、槟榔燥湿利水，茯苓、炒白术健脾利湿，柴胡、黄芪升阳益气、通利血水，临床根据鼓胀患者腹水情况予以大腹皮、车前子等加强利水逐饮之功。

（三）后期脾肾阳虚水停，茯苓导水汤加减

鼓胀后期经有效治疗，瘀血、水湿等邪气渐去，而正气亏虚征象凸显，虚实夹杂，其中以脾肾阳虚水停为主。症见面色萎黄、纳少腹胀、尿频便溏、腰酸乏力、畏寒肢冷、舌淡苔白腻，脉滑缓无力。此时当健脾温肾、行气利水，方用《医宗金鉴》茯苓导水汤加减，该方在木瓜、槟榔、大腹皮、猪苓、泽泻等化湿利水药之上，加白术、茯苓健脾以助运化，木香、陈皮利气以助水行，桂枝、仙茅、仙灵脾温阳补肾，诸药合用，攻补兼施，使水气经脾之运化、肾之气化、气之推动而去。若见阴虚之征，酌加山茱萸、熟地、山药、黄精等滋补肾阴之品。若水湿、瘀血等邪气消失，以正气亏虚为主时，可用升阳益胃汤调理善后。

二、验案举隅

患者，女，45岁，2009年9月21日初诊。主诉：腹痛、恶心、乏力1年。2008年10月发现脾大，诊断为骨髓纤维化，继则出现肝硬化、腹水等症。症见腹胀满膨隆，时腹痛，恶心，乏力，消瘦，面色黄，口苦，大便秘结，尿少。腹部CT示：肠系膜上静脉、脾静脉、门静脉血栓，继发性门静脉海绵样变，脾大，大量腹水。胸部CT示：左侧胸腔积液。查腹水：大型淋巴细胞。舌暗红苔黄白稍厚，脉滑数。中医诊断：鼓胀。辨证：肝郁脾虚，水热互结。治法：健脾和胃，清化湿热，行气利水。处方以中满分消丸加减：黄芩15g、黄连5g、砂仁10g、厚朴15g、枳实15g、清半夏10g、陈皮10g、泽泻20g、草果仁

10g、茯苓15g、猪苓15g、党参15g、白术15g、大腹皮10g、鳖甲10g（先煎）、甘草10g。7剂，水煎服，分3次服。

9月28日二诊：大便通畅，精神转佳，24日抽取腹水3000mL，仍尿少，腹胀膨隆、痞硬，恶心，舌暗红苔黄，脉滑数。上方继服14剂。

10月19日三诊：腹部膨隆、腹痛减轻，恶心不显，期间抽取腹水2500mL，气短、乏力、少气懒言、低热、下肢无力、尿少，舌淡暗苔白，脉滑稍数。辨证：脾虚水停。治法：健脾行气逐水。处方：茯苓导水汤加减：海藻30g、厚朴20g、茯苓15g、泽泻30g、车前子15g、大腹皮15g、汉防己15g、黄芪30g、猪苓15g、鳖甲10g（先煎）、龟板10g（先煎）、陈皮10g、连翘30g。14剂，水煎服，分3次服。

11月3日四诊：脘腹胀满膨隆、呕吐少量暗黑色血、肢冷、大便2~3日一行、尿少色黄，舌淡紫苔白黄，脉滑稍数。辨证：脾胃虚寒，湿热中阻。治法：温胃止呕，清热除湿。处方：中满分消汤加减：厚朴20g、当归20g、清半夏10g、吴茱萸5g、荜拨10g、石斛15g、草果仁10g、党参15g、黄芪30g、泽泻30g、黄连7g、茯苓15g、酒大黄5g、茵陈20g、甘草10g。21剂，水煎服，分3次服。

11月30日五诊：服7剂，呕吐未作，脘腹胀满、肢冷不显，腹部膨隆明显好转，已1月未抽腹水（初每周抽1次），尿量4000mL/24h，夜尿3次、口腔溃疡、大便色黑、舌淡红苔白黄干，脉滑。处方：鳖甲煎丸合茯苓导水汤加减：鳖甲15g（先煎）、黄芪30g、炒白术15g、白芍20g、川芎15g、草果仁10g、槟榔片10g、厚朴20g、大腹皮15g、茯苓15g、猪苓15g、茵陈30g、车前子15g，甘草10g。14剂，水煎服，分3次服。

12月14日六诊：服上方14剂，患者诉腹部膨隆渐消，尿量

4000～5000mL/24h，大便每日1次，无黑便。处以中满分消丸合五苓散调护1年余，患者腹胀满膨隆不显，病情稳定。

按：本案为骨髓纤维化继发的肝硬化，见腹满膨隆，胀大如鼓，属中医"鼓胀"病范畴。该患者以肝郁脾虚为本，水结瘀阻、水热互结为标，初诊时患者大量腹水、尿少，急当清化湿热、行气利水，方用中满分消丸加大腹皮、车前子、海藻利水渗湿，鳖甲软坚散结。21剂后患者腹水减少，脾虚征象显现，以茯苓导水汤健脾利水，海藻、厚朴加强行气逐饮之功，佐以鳖甲、黄芪益气软坚，连翘宣散水行，兼以清热。其后患者突然出现呕吐黑血、肢冷，此为胃底静脉曲张破裂出血之急症，但腹膨隆、尿少仍在，湿热未尽，急当温胃止呕、清热利湿，方用中满分消汤加大黄、茵陈。服药7剂即呕吐未作，尿量增加，至此已1月未抽腹水，尿量达4000mL/24h，当乘胜追击，针对其肝硬化、脾大病因，继服鳖甲煎丸合茯苓导水汤活血化瘀、软坚散结、健脾利水，腹满膨隆减轻后，以中满分消丸合五苓散加味调护，患者病情稳定。

（原载于《中医杂志》2017年第16期）

中医治疗肿瘤标记物异常探讨

肿瘤是当今世界严重威胁人类健康的疾病之一。据WHO报道，癌症已成为全球主要死亡原因之一，2008年760万人死亡（约占所有死亡人数的13%），预计全世界癌症死亡人数将继续上升，2030年将超过1310万。我国是癌症死亡率较高的国家之一，每年发病人数约260万，死亡180万，癌症死亡人数占我国居民死亡人数近1/4，过去30年我国癌症死亡率增加了80%。

防癌治癌研究已成为世界性课题。自1846年Bence-Jones从浆细胞瘤患者尿中发现第一个肿瘤标记（本周蛋白）以来，肿瘤标记研究已有160余年历史，随着肿瘤研究的不断深入，人们越来越认识到早期发现、早期诊断与早期治疗是有效防治肿瘤的关键，因此，肿瘤标记迅速成为现代肿瘤学中发展较快的一个重要分支，肿瘤标记研究与应用已成为肿瘤防治的重点领域。

中医学是我国医疗卫生保健体系的重要组成部分，几千年来，在维护人民健康、防病治病中发挥着重要作用。中医学的治未病理念、整体调节与个体化诊疗模式对防治肿瘤具有一定的优势，探索中医药治疗肿瘤标记物异常的辨证论治规律，发挥中医药的优势作用，对肿瘤的早期防治、降低发病率、提高疗效具有重要意义。

一、肿瘤标记物的概念及其应用价值

肿瘤标记（tumormarker）是指肿瘤细胞区分于正常细胞的生物学和分子特征；是在肿瘤发生、发展过程中，由肿瘤细胞合成、释放，或宿主对肿瘤反应性释放的一类物质；既可能仅存在于肿瘤细胞的独特的基因或产物（质的异常），也可能是一些在正常细胞存在，但在肿瘤细胞的特殊部位异常表达的基因或其产物（量的异常），或对细胞应激或环境信号反应的功能异常。肿瘤标记可能位于细胞内或细胞表面，或分泌至细胞外间隙，甚至进入血液循环。

理论上通过免疫学方法，应用肿瘤标记可发现细胞数为10^6的肿瘤病灶，虽然目前特异性强的早期肿瘤标记较少，对肿瘤标记的应用还有待统一与规范，肿瘤早期发现较为困难，但肿瘤标记可比一般常规方法提前3～4个月，甚至1年发现肿瘤，其对肿瘤的筛查、辅助诊断、监测、进展、肿瘤疗效和预后判断等方面的价值已被公认。

二、中医对肿瘤标记物的认识

中医认为，人体以五脏为中心，通过经络气血，将六腑、官窍、四肢百骸、筋、骨、脉、肉、皮毛连接成一个有机的整体。肿瘤标记物异常表达不仅是局部性的病变，而且是一种全身性的病理状态在机体局部的反映，其致病因素复杂，各种致病因素均可致脏腑功能失调，阴阳气血失衡，正气亏虚，毒邪留恋，气血津液郁滞而致肿瘤标记物的异常。

运用中医理论结合临床实践我们体会到，脏腑功能失调是导致肿瘤标记物过度表达的重要原因。中医学认为脏腑不仅是具有生理功能的实体器官，又是情志活动的载体，更是人体整体活动的中心。脏腑功能活动的盛衰决定着人体的健康状况，其功能健全协调，则人体可进行复杂的生命活动；脏腑功能失调则导致疾病的发生。反之，疾病的发生又造成脏腑功能紊乱，致使脏腑本身的阴阳、气血失调。

毒邪稽留是肿瘤标记物异常的主要病机。先天禀赋不足或后天失养、情志不舒均可导致脏腑失调，正气亏虚，致气血运行不畅，毒邪内生，稽留不去，郁结不散，久蕴而成毒瘤。明代医家周之干曰："凡毒，血气不足而成；气血凝滞，毒之所由发也。"而七情失和、脏腑功能失调、气血运行紊乱等原因，致使体内生理和病理产物不能及时排出，蕴积成毒，既能加重病情，又可导致变证丛生，表现为初期肿瘤标记物异常，继则肿瘤病灶形成。

三、肿瘤标记物异常的辨证论治思路

脏腑功能失调、毒邪稽留是肿瘤标记物异常的主要病机。辨证论治宜宏观与微观结合、审正虚之部位、察邪正盛衰的程度、依病程病情之轻重，以扶正祛邪为大法，综合调节与兼顾标记物异常特征，及时治疗，防止肿瘤病灶形成，抑制肿瘤发展，提高生活质量。

（一）宏观辨证重脏腑辨虚实

肿瘤标记物作为一种全身性病理状态在机体局部的表现，治疗时当把握整体观，以宏观辨证为主、脏腑病机为基础。如心主火，七情内伤，心火亢盛可致毒热内结；肺主气，肺失宣降，水液停滞易生痰化饮；脾为后天之本，运化失司，则气血亏虚、湿浊内生；肝主疏泄，调畅气机，肝失疏泄，气滞血瘀；肾藏精，为五脏阴阳之本，肾阴肾阳失衡亦可导致多种病理产物内生。因此，宏观辨证当详审肿瘤标记物与脏腑功能失调的密切联系，司外揣内，推究病机，详辨病位，把握病性，早期截断病势，防止疾病传变。如癌胚抗原（Carcinoembryonic Antigen，CEA）升高，症见胁肋胀痛，腹胀，纳少，口苦、口干，大便粘腻不爽，小便黄赤，舌红苔黄腻，脉数。此属肝胆湿热，乃湿热蕴结，肝失疏泄而致。考虑肝与肺、脾胃、肾之间的相互联系，为防疾病传变，多脏受累，加重病情，在疏肝利胆、祛湿清热的同时，还应以补益脾胃、肺肾之法辅之。

（二）微观辨证重特异明病位

辨治肿瘤标记物异常，在宏观辨证的同时还要结合现代诊断技术，运用微观辨证。根据某些肿瘤标记物具有器官特异性的特点，分析其特异性与中医脏腑结构与功能之间的相互联系，把握其病理变化的本质，选择用药，可提高临床疗效。特别是有些患者无明显证候表现，常"无症可辨"，更应结合检测结果而微观辨证。如治疗前列腺特异抗原（Prostate Specific Antigen，PSA）增高的患者，在宏观辨证的同时，可将PSA的特异性与膀胱结构功能特点相结合，针对膀胱"州都之官"，与肾相通，赖肾气化，主排尿、贮尿的生理功能进行分析治疗。

（三）扶正祛邪为治疗大法

扶正祛邪是治疗肿瘤标记物异常的原则，重点是详辨邪正之盛衰，行以攻补之法。正不甚弱，邪毒偏盛，当祛邪以扶正；正气亏虚，毒邪与瘀血、痰饮、水湿、热邪相兼为患，耗损正气，当扶正以祛邪；若正虚邪恋，缠绵难解，宜攻补兼施，于祛邪中顾护正气。如CEA异常升高并伴有腹胀、饮食不当则腹泻等症状者，多热毒为患，若去之不速，易生他变，宜祛邪以扶正，以攻伐邪毒为主并佐以扶正之品，可用大柴胡汤佐以活血之品泻热毒。若邪毒内陷，毒深正弱者，宜攻补兼施，如治疗肺癌患者CEA、CA125异常增高，并伴呛咳，痰少，胸前拘急，气短，背痛诸症，在清热涤痰、活血散结的同时，以益气养阴之品扶正。若肿瘤术后残毒留恋，正气亏损的标记物异常者，可补益正气为主，再酌加祛邪之品，使气旺血行，余毒自消。如前列腺癌术后PSA增高者，可酌情选用滋肾通关法佐以清热解毒之品。

（四）整体调节，引经抑瘤

中医学善于从对"患病的人"的整体状态入手来诊治疾病，以辨证论治为主的个体化诊疗模式亦是中医理论与实践的先进性之一。治疗肿瘤标记物异常当因人论证、因证立方，在整体调节的同时兼顾局部病灶，有针对性地选择用药，引经抑瘤，提高疗效。如半边莲、半枝莲、白花蛇舌草、薏苡仁、莪术等药物经现代药理研究具有一定的抗肿瘤作用。治疗消化道疾病的肿瘤标记物异常在整体辨证的基础上可选用半枝莲、薏苡仁、白花蛇舌草；如肺系疾病出现肿瘤标记物异常可酌加半边莲、白花蛇舌草等；若肿瘤标记物出现在肝部疾病者可选用莪术、薏苡仁等。治疗AFP异常增高者，可针对其病位在肝，且涉及脾、肾、胆、胃，肝脾受损，气滞、血瘀、痰湿、热毒蕴积日久，正气耗损，气血逆乱，致其而生的病机特点。在治疗上当肝脾肾同治顾护胆胃，前期可破结散肿，化痰活血消积；后期正气耗伤，虚象尽呈，再治以扶正祛湿，清热补虚之法肃清毒根；并针对病灶在肝，可选加莪术、薏苡仁等药物，引经抑瘤。

四、问题与展望

肿瘤标记具有定量、无创、能动态监测、易普及和推广等优点，可作为首选的初筛方法。研究证实，甲胎蛋白（Alpha Fetoprotein，AFP）阳性比物理检查可早9个月发现异常。近年来，分子靶向药物的出现，体现了肿瘤的个体化治疗，肿瘤的分子病理标志在肿瘤的个体化诊疗中凸显出重要的意义。肿瘤标记在肿瘤诊断中发挥重要作用，不断涌现的现代新技术手段提供了大量的分子标记。虽然迄今为止，除了少数经典标记（AFP、CEA、PSA等）的临床意义经过大规模临床验证外，极为特异的、能够帮助做出明确诊断的分子标记依然很少，但肿瘤标记的研究在21世纪肿瘤防治研究中仍值得关注。进入21世纪，随着医学模式转变，全球性卫生工作的战略重心由治疗疾病向提高健康素质、减少疾病发生转移。中医辨证论治的个体化诊疗模式、整体观念、整体调节的防治手段与治未病理念指导下的早期干预等理念与方法，在肿瘤标记物异常阶段的防治作用有其独特的优势。遵循中医药自身发展规律，充分利用现代诊断技术，探索中医治疗肿瘤标记物的规律与方法，针对引发肿瘤标记的诸多因素，早期干预治疗，有效阻止、延缓肿瘤的发生，具有重要意义。

（原载于《中医杂志》2012 年第 17 期）

肿瘤标记物异常治疗经验

肿瘤标记物检测对肿瘤早期诊断具有积极意义。然而，在临床上，常常出现肿瘤标记物异常升高，却查不到肿瘤原发病灶。如何使异常升高的肿瘤标记物恢复正常范围，是临床上面对的新挑战。曹洪欣教授运用中医理论指导肿瘤标记物异常临床治疗，不断探索并积累了一定经验。现举验案如下，以飨同道。

一、清热解毒、化痰开结治疗癌胚抗原

癌胚抗原（Carcinoembryonic Antigen，CEA）检测常应用于直肠癌、肺癌、乳腺癌等疗效判定、监测进展及预后评估中。导师治疗肺系疾病出现CEA升高，常以清热解毒，化痰开结为大法，并以半枝莲、半边莲等药引经抑瘤。

验案1：王某，女，72岁，2011年8月9日初诊。患者无明显

诱因呛咳阵作10余日。查肺部CT示：左肺上野病灶，查肿瘤标记物：CEA998.7ng/mL。四诊所见：时呛咳，痰少色白、不易咳出、胸前拘急、气短、背部疼痛、食欲不佳、食后腹满、时呃逆、便干、周身乏力，舌暗红苔黄干，脉弦细。证属肺失宣降，痰热互结，邪毒内蕴。治法：清热解毒，化痰开结。处方：柴胡15g、清半夏10g、川黄连10g、瓜蒌15g、白芥子10g、苏子15g、莱菔子15g、半枝莲15g、薏苡仁30g、川贝10g、款冬花15g、内金15g、甘草10g。14剂，水煎服，日1剂，分3次温服。

10月7日二诊：服上方40余剂，诸症明显减轻，但时胸胁不适，舌稍红苔白黄，脉沉滑。复查CEA：520.46ng/mL。处方：柴胡15g、天花粉30g、当归15g、桃仁15g、红花10g、内金15g、半枝莲20g、白芍15g、桔梗10g、大贝10g、白花蛇舌草30g、薏苡仁30g、黄芪20g、甘草10g。14剂，水煎服，服法同前。

10月22日复诊：呛咳、胸胁不适等症基本消失。守法治疗，服药半年余，CEA逐渐下降至正常范围，病情稳定。

按： 此案患者年事已高，正气不足，邪毒乘虚侵袭，留恋不去，肺失宣降，痰、热、瘀毒搏结，致诸症内生。老师以柴胡陷胸汤合三子养亲汤化裁，用半枝莲引经抑瘤，药后症状大减，CEA亦明显下降。效不更方，复诊观其脉证，乃余毒伏匿，交阻胸胁，虑肺金刑木，酿患无穷，遂以复元活血汤化裁，诸症消失，CEA显著下降至正常范围，属平中见奇案例。

二、疏肝解郁、祛湿清热、化瘀解毒治疗甲胎蛋白

甲胎蛋白（Alpha Fetoprotein，AFP）对肝癌有较确切的诊断价值，作为肝癌高危对象筛检方法之一，可用于肝癌早期发现。导师治疗肝部疾

病出现AFP异常多以疏肝解郁，健脾利湿，化瘀解毒为基本治疗法则，灵活选用莪术、薏苡仁、白花蛇舌草等，每获良效。

验案2：刘某，男，40岁，2011年5月25日初诊。患者右胁下不适半年余，常因情绪波动、饮酒或劳累等加重。腹部彩超示：肝内多发低回声结节，较大者1.0cm×1.9cm（部分考虑肝硬化结节，部分性质待定），查肿瘤标记物：AFP49.58ng/mL。刻见：右胁下不适，时有腹胀痞闷、口苦。患乙型肝炎、高血压病10年余，BP140/90mmHg，舌淡红稍紫苔白黄，脉弦。证属肝郁脾虚，湿热内蕴，邪毒壅盛。治法：疏肝健脾，祛湿清热解毒。处方：柴胡15g、枳实15g、黄芩15g、清半夏15g、白芍20g、郁金15g、茯苓15g、炒白术15g、白花蛇舌草30g、金钱草20g、威灵仙20g、五味子15g、薏苡仁30g、甘草10g。14剂，水煎服，日1剂，分3次温服。

11月7日二诊：服上方40余剂，诸症消失，继则因饮酒、劳累后，时卧则右胸胁痛、舌边灼热、睡眠不实，舌淡红稍紫苔白黄，脉弦滑。处方：柴胡15g、天花粉20g、当归15g、穿山甲10g（先煎）、鳖甲10g（先煎）、桃仁15g、红花10g、茯苓15g、炒白术15g、薏苡仁30g、山药30g、川楝子10g、夜交藤30g、生牡蛎30g（先煎）、甘草10g。20剂，水煎服，服法同前。

11月27日复诊：服药后，右胸胁痛、舌边灼热不显，舌淡紫、苔白腻，脉弦滑，11月11日复查AFP：13.21ng/mL。继以鳖甲饮子加减，服药40余剂，2012年3月20日复查AFP正常，腹部彩超示：肝内低回声结节，最大者1.1cm×1.0cm，核磁示：肝硬化。守法调理至今，复检AFP阴性。

按：此病人患乙型肝炎10余年，肝脾受损，疏泄不利，运化失常，气滞湿阻，郁热内结，久蕴成毒，稽留于肝，故见AFP增高，右胁下不适、口苦、腹胀痞闷诸症。导师以大柴胡汤化裁，用薏苡仁、白花蛇舌草引经抑瘤，诸药共奏疏肝解郁、健脾祛湿、清热解毒之效。药后诸症大减，然虑瘀毒深伏，损阴伤络，改用复元活血汤"去其去，生其生"，诸症悉退，AFP渐至正常，继则以鳖甲饮子散结益气以收功。

三、疏肝健脾，清热解毒治疗糖类抗原19-9

糖类抗原19-9（Carbohydrate Antigen19-9，CA19-9）的含量在胰腺癌、肝胆系癌、胃癌、结直肠癌等患者血清中会升高，目前其对胰腺癌敏感性和特异性相对较高。曹师治疗CA19-9异常增高多结合脾胃、肝胆的功能综合辨证，以健脾疏肝解毒为治疗大法，针对病位选白花蛇舌草、半枝莲等药引经抑瘤。

验案3：苏某，女，40岁，2011年11月16日初诊。半月前无明显诱因出现脘腹连及胁部疼痛，时肢冷，乏力。查：CA19-9285U/mL。舌稍红苔白黄，脉弦滑。治法：疏肝清热，益气建中。处方：柴胡15g、枳实15g、黄芩15g、清半夏10g、白芍15g、茯苓15g、元胡10g、黄芪20g、桂枝10g、白花蛇舌草30g、甘草10g。14剂，水煎服，日1剂，分3次温服。

2012年2月14日二诊：服上方14剂后，胃脘连及胁部疼痛未作，肢冷不显，乏力减轻，时目涩目赤，口干舌燥，略便干。2月13日复查CA19-9：85U/mL，舌稍红苔白，脉沉滑。处方：丹皮15g、栀子15g、当归20g、白芍20g、柴胡15g、茯苓15g、炒白术15g、半枝莲15g、白花蛇舌草30g、黄芪30g、柏子仁15g、甘草10g。14剂，水煎服，服法同前。

3月1日三诊：诸症不显。复查CA19-9正常范围，守法调理服药30余副，随访至今未复发。

按：本案症见CA19-9异常、胃脘连及胁部疼痛诸症，乃肝郁脾虚，疏泄失常，健运失职，热毒之邪内稽而致。导师针对病机，以大柴胡汤合黄芪建中汤为主方加减治疗。方中白花蛇舌草清热解毒、引经抑瘤。诸药恰中病机，奏效甚捷，继则守法以丹栀逍遥散化裁以尽余邪，药后诸症不显，CA19-9恢复正常，临床疗效显著。

四、滋补肾阴、利尿化瘀、清热解毒治疗前列腺特异性抗原

前列腺特异性抗原（Prostate Sspecific Antigen，PSA）是目前早期发现前列腺癌较有价值的生物标记。导师辨治PSA异常，多针对其肾阴不足、膀胱气化不利，湿、热、瘀毒结聚，本虚标实、虚实夹杂的主要病机，以滋补肾阴、利尿化瘀、清热解毒为基本大法，并用白花蛇舌草解毒抑瘤。

验案4：杨某，男，82岁。有脑血栓史，因尿频2年余，白天小便10余次，夜间6次，经导师诊治后病情明显好转。2010年9月19日查肿瘤标记物：总前列腺特异性抗原（tPSA）27.22ng/mL、游离前列腺特异性抗原（fPSA）2.22ng/mL，继求曹师诊治。四诊所见：夜尿3～4次，白天小便次数正常，盗汗，时耳鸣，大便黏滞不爽，舌暗红苔黄，脉沉滑。证属肾阴亏虚，湿热瘀毒下注。治法：滋补肾阴，利尿化瘀，清热解毒。处方：黄柏10g、知母10g、益智15g、熟地15g、山萸15g、丹皮15g、茯苓15g、泽泻20g、山药20g、白花蛇舌草30g、内金15g、地龙15g、车前草20g、肉桂5g。14剂，水煎服，日1剂，分3次温服。

10月29日二诊：服上方40剂，盗汗、耳鸣不显，夜尿2～3

次，大便黏，舌暗红苔黄，脉沉滑。处方：熟地15g、山茱萸15g、石斛15g、麦冬15g、五味子10g、茯苓15g、郁金15g、石菖蒲15g、肉苁蓉15g、内金15g、地龙15g、赤芍15g、泽泻20g、甘草10g。14剂，水煎服，服法同前。

11月13日三诊：服上方后，无明显尿频，PSA正常。遂以桑螵蛸散化裁，调理服药月余，PSA正常，随访半年未复发。

按： 该例患者耄耋之年，肾元本虚，肾阴不足，膀胱气化不利，湿热毒邪下注，遂致尿频、盗汗、PSA异常诸症。因而治疗宜以滋肾化源，引火归元，利尿化瘀，清热解毒为主。导师以滋肾通关丸合六味地黄丸化裁，投之立效，诸症大减，继以地黄饮子加减滋肾阴补肾阳，化瘀利湿通络。真元得补，邪去正安，药后诸症消失。更以桑螵蛸散加减收功，诸症消失而痊愈。

五、讨论

早期发现、早期诊治是防治肿瘤的关键。通过分析肿瘤标记物存在或量的改变可探索肿瘤发生与性质，进行肿瘤早期诊断、分类、判断预后及指导治疗等。尽管对肿瘤标记物异常在诊断上的意义尚存有争议，但不可否认肿瘤标记物目前仍是肿瘤早期发现与筛查的重要工具之一。

临床实践中，我们发现许多肿瘤标记物异常患者，并未发现肿瘤病灶，特别是排除良性疾病等可致其异常因素的高危人群，如行手术或放、化疗等法，易形成过度治疗，造成患者机体损伤、心理伤害等；如不及时干预，则恐病情逐步恶化，瘤灶滋生。中医辨证论治的个体化诊疗模式，整体观念与整体调节的防治手段，以及治未病理念指导下的早期干预等，可有效指导对肿瘤标记物异常的治疗。

曹洪欣教授循古创新，潜心研究肿瘤标记物异常的治疗，认为阴阳气血失衡、脏腑失调，正气内虚、毒邪留恋，气血津液运行失常是导致肿瘤标记物异常的主要机制。因此主张以扶正祛邪为治疗大法，结合不同肿瘤标记物特异性与脏腑之间关系，综合辨证；并根据异常病位选择用药，引经抑瘤，截断肿瘤病势，防止瘤灶滋生；注重整体调节，调动人体自身康复能力，有效提高患者生存质量、防止肿瘤发生。

（原载于《中国中医基础医学杂志》2016 年第 4 期）

不孕症治疗经验

女子婚后,夫妇同居2年以上,性生活正常,男方生殖功能正常,未避孕而未受孕者称不孕症。然而统计显示,生殖功能正常,而未避孕的育龄夫妇,60%在婚后6个月内怀孕,80%~90%在婚后1年内怀孕,所以现代国内外认为,婚后1年以上未怀孕者,即应被怀疑有可能有生殖功能障碍而定为"不孕症"。

中医认为引起不孕症的病因病机有肾虚、肝郁、痰湿、血瘀等,常用方剂有毓麟珠、养精种玉汤、开郁种玉汤、归肾丸等方剂治疗。由于受孕是一个复杂的生理过程,影响受孕的原因往往涉及诸多方面,病理机制不限于一两种因素,况且在不孕症的治疗过程中,根据病情的发展变化,其主次矛盾也在发生变化,所以在遣方用药中,把握主要矛盾,预防和截断可能出现的病理机制,对于治疗不孕症甚至更多疾病有重要意义。

曹洪欣教授治疗不孕症,注重现代医学检查与中医诊疗思维结合,对病机认识深入,遣方用药主次分明,脉络清晰,效果显著,现举验案数则,以飨同道。

一、肾精亏虚，寒凝胞宫证

高某，女，29岁，2011年11月23日初诊。婚后5年，近1年余，欲孕未能，月经45～48日一行，色暗，量少，时有血块，持续5日，经前乳房胀痛甚，经行腰酸痛，肢冷，腰以下冷甚，末次月经10月26日，大便2～3日一行。西医检查：子宫小肌瘤，囊肿，双侧乳腺小叶增生，雌激素水平偏低。舌淡红稍红、苔白，脉弦缓。处方：生地15g、当归20g、沙参15g、杞果15g、麦冬15g、川楝子10g、香附10g、菟丝子15g、五味子10g、覆盆子15g、巴戟10g、王不留行15g、甘草10g，14服，水煎服。

2011年12月11日复诊：便干好转，大便排出无力好转，月经40日一行，12月6日月经来潮，经前乳房胀痛，腰痛，胃脘痛，舌淡红稍暗、苔白，脉滑。处方：川芎15g、炮姜10g、元胡10g、五灵脂15g、白芍20g、小茴香10g、当归20g、菟丝子15g、紫石英15g、覆盆子15g、党参10g、柏子仁15g、甘草10g，14剂，水煎服。

2012年2月25日复诊：月经30日一行，经行腹痛不显，下肢冷，舌淡红、苔白，脉滑。处方：生地10g、沙参15g、枸杞子15g、麦冬15g、当归15g、川楝子10g、菟丝子15g、车前子15g、覆盆子15g、五味子10g、王不留行15g、巴戟10g、冬花15g、紫石英15g，14剂，水煎服。

2012年3月20日复诊：妊娠6周，口干，乳房胀痛，时腰酸，足跟痛，大便干，2日一行，舌淡红稍暗苔白，脉滑。处方：寄生15g、川断15g、菟丝子15g、石斛15g、黄芩15g、炒白术15g、白芍15g、黄芪20g、陈皮10g、女贞子15g、熟地15g、甘草10g，14剂。水煎服。

2012年12月中旬，顺产一男婴。

按：患者月经45～48天一行，为月经后期，又加量少而检查雌激素水平低下，脉缓而舌淡红，故为肾精不足；经前乳房胀痛，查乳腺小叶增生，加脉弦而舌稍红，为气郁化火；经行腰酸肢冷，经行有血块、子宫肌瘤、囊肿，为胞宫血瘀寒凝。上有郁火，下有寒瘀，肾精匮乏，治疗以补精气为主，上清郁火，下通经脉为法。"精不足者，补之以味"，方中一贯煎合五味子酸甘化阴，厚味补精，巴戟天、菟丝子、覆盆子温润填精，合前药气化为精，而川楝子、香附疏肝行气，王不留行行气化瘀，全方补而不滞，标本兼顾。二诊月经周期缩短为40天一行，肾气稍充，而诸痛明显，方以行气化瘀为主，用少腹逐瘀汤温经行通络化瘀，菟丝子、覆盆子、紫石英温养肾精，助气化瘀，党参、柏子仁补养心神气血。三诊诸症好转，仍宗前法，补肾益精。四诊已妊娠6周，然而素体精虚，仍需补益，用寿胎丸加减，补肾填精，益气养血，清虚火、固胎元。后顺产一男孩。

二、胞宫虚寒，肝郁化火证

王某，女，30岁，2012年10月15日出诊，已婚4年，近2年欲孕不能，月经期、色、量正常，肢冷，时尿频，面色苍白，急躁易怒，4月19日超声检查：子宫形态正常，左侧输卵管微通，右侧输卵管通而不畅，舌淡红、苔白黄，脉弦。处方：熟地15g、沙参15g、杞果15g、麦冬15g、当归15g、川楝子10g、菟丝子15g、覆盆子15g、王不留行15g、巴戟天10g、紫石英15g、内金10g、甘草10g，20剂，水煎服。

2012年11月5日复诊，药后口腔溃疡，逢月经来潮腹痛，经血色暗，有血块，舌淡红苔白黄，脉弦稍数。处方：丹皮15g、栀子15g、当归10g、白芍15g、柴胡15g、茯苓15g、炒白术15g、菟丝子15g、升麻10g、炒麦芽30g、葛根15g、甘草10g，14剂，水煎服。

药后未来复诊，查已妊娠，后顺产一男孩。

按： 肢冷、尿频、面色苍白，左侧输卵管微通，右侧输卵管通而不畅，为阳气亏虚，血脉痹阻，急躁易怒、苔白黄、脉弦则提示肝郁气滞，郁而化火。王冰云："善补阳者必于阴中求阳，阳得阴助而生化无穷"，首诊以一贯煎加减补益肾精，以菟丝子、覆盆子、巴戟天、紫石英等药温肾助阳，助阴转气，肾气足则可推动血行，川楝子、王不留行、鸡内金等走少腹、通经脉、化瘀滞、开血痹，其中王不留行性滑善行，鸡内金消食散滞，张锡纯常用其"治疟癖症瘕，通经闭"，均为通经良药。二诊补益之后稍上火，加之肝郁夹火，火势上行而口腔溃疡，脉弦而数，以加味逍遥丸加减，疏肝解郁、清肝降火，又可健脾养血，以缓肝急，合升麻、葛根升散郁火，炒麦芽理肝气而化滞气，使滞留之火无处容身，最后又加菟丝子一味填补肾精，延续前法。后患者检查已受孕，并顺产男婴，药少效宏，谅非易事。

三、湿热停滞，脾肾两虚证

张某，女，34岁，2010年12月21日初诊。已婚7年，归国1年未孕，月经28日一行，色暗红，持续7~8日，经行腹痛，手足冷，时头痛、目胀，心烦易怒，便溏，带下量多色黄。查：双侧卵巢囊肿、子宫内膜异位症、盆腔炎。舌淡红尖赤、苔白黄厚，脉沉滑。处方：白术15g、山药30g、白芍20g、党参15g、车前子15g、苍术10g、荆芥15g、陈皮10g、柴胡15g、葛根15g、败酱30g、制附子6g、薏米20g、甘草10g，14剂，水煎服。

2011年1月11日复诊，12月30日月经来潮，色、量正常，持续6日，经行腹痛不显，带下量减少、头痛目胀减轻，腹胀、便溏好转。感冒发热2日，恶寒，无汗，鼻塞，干咳，咳甚则头痛。舌暗红、苔黄，脉弦滑。处方：一方：荆芥15g、防风10g、茯苓15g、枳实15g、柴胡15g、前胡15g、羌活15g、葛根15g、双花30g、连翘30g、蝉蜕15g、甘草10g，3剂，水煎服。二方：当归15g、赤芍15g、白芍15g、川芎15g、泽泻15g、茯苓15g、菟丝子15g、女贞子15g、覆盆子15g、枸杞15g、五味子10g、巴戟10g、甘草10g、白术15g，10剂，水煎服。

2011年1月23日复诊，失眠，醒后难以再入睡，夜尿频5次，鼻腔溃疡，上唇起疱3天，鼻塞喷嚏阵作，无咽痛，大便稀，腰酸不显，足凉，有过敏性鼻炎病史。舌淡红、苔白，脉滑。处方：生地15g、沙参15g、杞果10g、麦冬15g、当归15g、川楝子10g、菟丝子15g、覆盆子15g、女贞子15g、王不留行15g、紫石英（先煎）15g、甘草10g、夜交藤30g，20剂，水煎服。

2011年5月14日复诊，末次月经12月30日，妊娠4月余。近一月时有下坠感，时轻时重，时有心慌心悸，鼻塞，入睡难，时大便干，舌稍红苔白，脉弦滑。处方：黄芩15g、白术15g、寄生15g、菟丝子15g、川断15g、白芍15g、砂仁（后下）6g、知母15g、女贞子15g、旱莲草15g、荆芥穗15g、柴胡15g、甘草10g，14服，水煎服。

按：卵巢囊肿、子宫内膜异位症常因病变造成盆腔肿块、粘连、输卵管堵塞卵泡发育不好或排卵障碍等因素而导致不孕，是不孕症的主要原因。患者带下量多色黄，舌苔黄厚，提示湿热蕴积下焦，经性腹痛、色暗，提示胞宫瘀阻，肢冷而目胀、头痛、心烦易怒，提示肝郁化火，气血不周。病机复杂，头目繁多，刻诊以控制妇科炎症、清利下焦湿热为主。方以完带汤合薏苡附子败酱散。完带汤补脾疏肝，寓补于散，寄消于升，针对脾虚肝郁、湿浊下注，舒肝气，健脾运，消湿浊，标本同治；薏苡附子败酱散本治肠痈，曹师用以治疗妇科炎症，湿热蕴结较重者，常收良效。本方重用薏苡仁以利湿排脓，附子温阳散结，败酱排脓解毒，寒温同用，效宏利专。二诊腹痛不显，带下减轻，舌苔变薄，治疗炎症初见成效，然值感冒，先救卒疾，后以当归芍药散健脾利湿，和血散瘀，以求改善盆腔内环境，又加五子衍宗丸合巴戟天填补肾精，温阳助气，以调动自身修复能力。三诊，药后上火，余症不显，继以补肾填精，药以一贯煎补肾阴，五子衍宗丸合紫石英既可填精，又可助精归化，又加王不留行滑利通经。4个月后复诊，已妊娠4月余，以寿胎丸加味，固胎元、祛虚火，随访顺产一女婴。本案初诊病机复杂、病情繁重、看似无从入手，然针对盆腔炎，改善盆腔内环境，调动自身恢复能力，层层深入，宛如剥笋，2月间即收良效。

四、肾精亏虚，气郁化火证

田某，女，29岁，2015年3月21日初诊。结婚1年不孕，月经28日一行，色红或暗，持续5日，经前时腹胀，末次月经止3日后淋漓10余日，偶腰酸，背部畏寒，胆囊切除史，舌淡苔白黄，脉滑稍数。处方：黄芩15g、炒白术15g、生地12g、沙参15g、杞果15g、麦冬15g、当归15g、川楝子10g、菟丝子15g、王不留行15g、白芍20g、杜仲15g、甘草10g，14剂，水煎服。

2015年4月13日复诊，经前乳房胀痛不显，腹胀、腰酸减轻，月经来潮，持续5日，量色正常，时脘腹痞满，舌淡红、苔白黄，脉滑。处方：丹皮15g、栀子15g、当归15g、白芍15g、柴胡15g、茯苓15g、炒白术15g、菟丝子15g、王不留行15g、覆盆子15g、炒麦芽30g、甘草10g，14剂，水煎服。

2015年5月10日三诊，月经30余日1行，色量正常，经行小腹胀，舌淡红稍紫，苔白，脉滑。处方：生地10g、沙参15g、杞果15g、麦冬15g、当归15g、川楝子10g、菟丝子15g、覆盆子15g、厚朴15g、王不留行15g、巴戟10g、佛手15g、炒麦芽30g、甘草10g，20剂，水煎服。

2015年6月8日四诊，无明显不适。舌淡红、苔白，脉滑律不齐。处方：炒白术15g、黄芩15g、菟丝子15g、寄生15g、川断15g、黄芪20g、旱莲草15g、女贞子15g、覆盆子15g、葛根15g、甘草10g，10剂，水煎服。

8月11日复诊，妊娠13周。以寿胎丸加减保胎安胎。后顺产一男孩。

按： 月经止后又淋漓10余日，脉滑稍数，提示血热而血不归经，腰酸而背部畏寒，提示肾虚，阳气不展，冲任热而督脉寒，阴阳错综。治疗以温补督脉，清热固冲，首诊应以清热为主，方芩连四物汤减苦寒之黄连、性串之川芎，合一贯煎加菟丝子、杜仲平补肝肾，以防过用阳药而助火妄行，王不留行通经活血。二诊月经正常，仍宗前义，补肾祛火，然值经后月廓空虚，火易上蹿，方以加味逍遥丸加减。三诊，邪火既平，补督益肾为要，方以一贯煎合菟丝子、覆盆子、巴戟天阴阳双补，益肾填精，厚朴、王不留行、佛手、炒麦芽行气化瘀消滞。四诊，无明显不适，曹师以寿胎丸加减，益肾固胎，8月11日来告已妊娠13周，推算四诊时已然受孕。

五、讨论

正常情况下，女子受孕的基础有卵泡发育正常、排出通畅、受精正常、着床正常（内膜≥0.8cm），其中卵泡发育和内膜的增厚需要肾精的濡养，卵泡的排出和输送需要足够肾气的推动和通道的畅通，而受精和着床的过程则受情绪和自身状态等多方面因素影响，总结分析可得出，参与受孕的重要机制有肾精和肾气盛衰、气血通畅、气机调达、阴平阳秘等。《素问·上古天真论》提示，肾精是生命活动的物质基础，也是孕育过程的物质基础。肾精具有阴阳两方面，某一方的过亢或过衰都会牵制另一方。所以在临床中曹师非常重视阴精以及阴精的转化。阴精充足，才赋予阳精的载体，故"阳得阴助，而生化无穷"，所以阴精对于肾精具有重大的物质意义，在补益肾精的过程中，以补肾滋阴之品大补其味，再以一两味补益肾阳的药物，助其气化为精，临床上多以一贯煎补肝肾养阴，而以巴戟天、菟丝子、紫石英等药物补肾助阳。

卵泡的排出和输送运行需要肾气的推动和气血通畅，而血脉遇寒则凝，得温而行，温通血脉而气血流畅，阳气充足而能助气运行，所以在排卵期和经期温通行气药物的应用有助于排卵和内膜脱落。曹师常用少腹逐瘀汤加减活血化瘀，温通经脉；王不留行，《神农本草经》言其"止血逐痛"，《本草求真》"性走而不守"，极具通利之性，然其药势非猛，能够安全有效的通经止痛；妇人肝气郁结，极易化火，血脉空虚，又易受寒，所以临床中常见寒热虚实错杂的情况，既有肾精亏虚，又有胞宫虚寒凝滞，又可见气郁化火、湿热粘滞，曹师根据患者情况常用加味逍遥丸等清热泻火，薏苡附子败酱散、易黄汤等清热利湿，又用二至丸补肾养阴，一贯煎养阴退热，结合病证，使阴阳平和、肾精充实、血脉通畅，而易于受孕。

小儿难治性肾病综合征治疗经验

肾病综合征（NS）是因各种原因引起的肾小球通透性增加而引起尿中蛋白大量丢失，出现大量蛋白尿、低蛋白血症、高脂血症、水肿等一组临床症候群。由于大量蛋白尿损伤肾小球及肾小管，促进肾小球硬化和肾小管间质纤维化，最终发展成慢性肾衰竭。根据病因，肾病综合征分为原发性及继发性。其中引起原发性肾病综合征的病理类型很多，包括微小病变型（MCD）、系膜增生性肾小球肾炎（MsPGN）、肾小球局灶节段性硬化（FSGS）、膜性肾病（MN）等最常见。原发性肾病综合征（PNS）占小儿时期肾病综合征总数的90%，是儿童常见的肾小球疾病。糖皮质激素仍是目前治疗原发性肾病综合征的首选药物，虽然PNS多数对糖皮质激素敏感，但仍有一部分患者对激素仅有部分效应，甚至完全无效或反复发作，而成为难治性肾病综合征，难治性肾病综合征是指肾上腺皮质激素依赖、抵抗或频繁复发的肾病综合征。有研究发现约20%儿童表现为激素抵抗型，成人PNS中敏感者只占19%～26.6%，而40%～50%PNS呈反复发作，从而使病情得不到有效控制，直至进展至终末肾衰。

中医对于小儿难治性肾病综合征具有良好疗效，曹洪欣教授从调理脾肾入手辨证论治小儿难治性肾病综合征，最终达到停服激素及免疫抑制剂，尿蛋白阴性，临床治愈率达90%以上。

验案：患儿田某，男，3岁，2010年5月22日初诊，诊为肾病综合征1年半，每因感冒或劳累后或激素减量时检查尿蛋白+~+++，曾使用环磷酰胺冲击疗法治疗8次，现服强的松龙25mg/日，盗汗，手足心热，时有腹胀，便干，面红胖，近月无明显原因手足抽搐2次，舌淡红、苔黄厚，脉滑数。实验室检查：尿常规：蛋白3+。辨证为：胃热伤阴，下焦湿热。治宜养阴清热、清理下焦湿热。方选增液汤加味，处方：玄参10g、生地10g、麦冬15g、当归15g、连翘15g、白茅根15g、土茯苓15g、厚朴10，白花蛇舌草15g、茯苓15g、瞿麦15g、甘草10g，15剂，水煎两次取汁300mL，分6次服，每日早中晚分3次，2日1剂。

2010年7月4日复诊：患者诉抽搐未作，腹胀、便干不显，时头痛，仍面红胖、手足心热、盗汗。舌暗红尖赤苔白黄厚，脉滑稍数。实验室检查：尿常规：蛋白微量。辨证为：肾阴不足，兼有湿热。治宜补肾养阴，清热利湿，方选知柏地黄汤加味，处方：知母10g、黄柏10g、熟地10g、山萸萸10g、丹皮10g、茯苓15g、泽泻10g、山药20g、沙参10g、麦冬10g、白茅根15g、土茯苓15g、白花蛇舌草15g、内金10g，15剂，水煎两次取汁300mL，服用6次，每日早中晚分3次，2日1剂。

2010年年8月14日三诊：患者诉手足心热、盗汗减轻，时有腹胀，睡眠不实，劳累后症状时有反复，舌淡红苔黄，脉滑数。辨证为：气阴两虚，湿热瘀阻。治宜补气养阴，清热利湿，方选清心莲子饮加味，予党参15g、黄芪20g、莲子10g、地骨皮10g、柴胡10g、茯苓10g、麦冬15g、车前子10g、白茅根15g、土茯苓15g、白花蛇舌草20g、枳实10g、郁金10g、夜交藤20g、甘草10g，15剂，每剂水煎取汁300mL，分6次服，每日早中晚3次，2日服完，共并嘱咐患者激素减至20mg/日。

此后该患者每因劳累或感冒后尿常规检查中蛋白1～3+，症状反复，均遵循调理脾肾，补气养阴，清热利湿之法治疗，并逐渐减少激素用量直至停用。目前该患者已停用激素2年余，尿常规检查蛋白阴性3年余。

脾虚是原发性肾病综合征发病与病机演变的关键环节，脾虚虚弱，清阳不升，精微下注，临床可见蛋白尿；蛋白属于人体精微物质，大量丢失必损伤阴精，导致脾之气阴两虚，临床出现倦怠乏力等虚劳症状。肾虚是原发性肾病综合征演变与转归的必然结果。肾主封藏，受五脏之精而藏之，肾病综合征日久损伤肾气，精关不固，蛋白精微物质不能封藏泄于尿中，日久耗伤肾精，导致肾阴阳两虚，病情加重。故脾肾虚弱是原发性肾病综合征的病理基础，水湿、湿热、瘀血是本病的主要病理产物，虚实寒热夹杂是本病的病理特征。

小儿难治性肾病综合征发病初期多在西医院就诊，予以激素治疗，出现激素依赖或者抵抗者，大多联用免疫抑制剂治疗。此类患儿因大剂量服用激素或免疫抑制剂，出现高血压、高血糖、低血钙、食欲增加等副作用，其作用类似于中药温阳药物，导致阴津耗伤，故患儿多见口干、便干、面红、形胖、手足心热、抽搐、腹胀腹痛等症状。治疗上宜调理脾肾为主，兼以清热利湿活血解毒。临床根据发病时间及症状不同，可与升阳益胃汤、增液汤、清心莲子饮、知柏地黄汤、参芪地黄汤、活血解毒汤等治疗。

疑难病证治验5则

现代医学将病因不清、诊断不清、发病机理不明、无特效治疗药物的一类疾病称为疑难病，此类患者往往经过多种途径治疗后效果仍不甚明显，导致病史较长，病情复杂，治疗颇为棘手。曹洪欣教授善于运用中医药疗法治疗各种疑难病证，笔者有幸伺诊6载，现举验案5则，以飨同道。

一、顽固性头痛

案例1：患者，女，28岁，2007年6月11日初诊。患偏头痛10余年，每于冬季加剧，近2周头痛频繁发作，多次检查脑电图、脑地形图、头部CT，均未见异常。现左侧头痛连及同侧颈部疼痛拘急，痛甚则肢冷恶寒、恶心、呕吐食物或涎沫，时有下肢青紫，舌淡黯，苔白黄稍厚，脉弱尺伏。辨证属寒凝厥阴，相火妄动。治以暖肝散寒、养血通脉。方用吴茱萸汤合当归四逆汤加味。处方：吴茱萸7g、党参15g、茯苓15g、川芎

20g、当归10g、桂枝10g、赤芍15g、葛根15g、藁本15g、仙茅10g、黄连5g、生龙骨（先煎）30g、生牡蛎（先煎）30g、甘草10g、生姜3片。水煎服，日1剂。

6月18日复诊：服上方7剂，1周内头痛仅发作2次，且疼痛程度明显减轻，持续数分钟即止，痛甚恶寒、呕吐未作，下肢青紫不显，头痛从左风池穴上蹿，伴左侧面部灼热感，心烦，略恶心，久视则目花，偶有腰酸，舌淡红，苔黄白，脉弱。处方：川芎20g、柴胡15g、黄芩15g、黄连5g、葛根20g、蔓荆子15g、吴茱萸7g、党参15g、仙茅10g、桑枝10g、藁本15g、赤芍15g、川牛膝15g、甘草10g、生姜3片。水煎服，日1剂。

6月25三诊：服上方7剂后，头痛未作，唯口苦，舌淡红，苔白，脉弦。处方：柴胡15g、黄芩15g、清半夏10g、党参20g、白芍15g、吴茱萸5g、茯苓15g、炒麦芽30g、生龙骨（先煎）30g、甘草10g、生姜3片。水煎服，日1剂。服药7剂后，诸症消失，随访半年未复发。

按： 偏头痛是临床常见病症，病因病机错综复杂。本例患者病在厥阴，因寒凝肝脉，相火妄动，循经上冲而发头痛。肝寒犯胃，浊阴上逆则呕吐涎沫；寒凝血脉，阳气受阻，不能温煦四末，故见肢冷恶寒，甚则下肢青紫；舌脉亦是典型寒凝阳郁之象。故治以暖肝散寒、养血通脉。因病属厥阴经脏同病，故方选吴茱萸汤合当归四逆汤加减。取吴茱萸汤暖肝散寒治其脏寒，当归四逆汤养血通脉治其经寒。《伤寒论·辨厥阴病脉证并治》曰："干呕，吐涎沫，头痛者，吴茱萸汤主之。"方中吴茱萸为君，辛苦大热，暖肝散寒；配伍生姜温中化饮，党参补气健脾。又《伤寒论》第351条曰："手足厥寒，脉细欲绝者，当归四逆汤主之。"以甘温之当归补血和血，桂枝温通血脉。两方合用，切合本病厥阴头痛、血凝经脉之病机。辅以藁本、川芎散寒止头痛；葛根升清阳；仙茅温肾阳；因苔黄，故佐以黄连制其肝火。患者服药1周后，头痛大减，肝寒渐去，而痛势转为从风池穴上蹿，伴颜面灼热感，此为少阳相火上攻所致。因厥阴禀风木而内寄相火，相火郁逆从化太过则病热，故以清空膏清相火，合用吴茱萸汤散肝寒，后以小柴胡汤善后，寒热得平。10余年痼疾，3周而愈。

二、冠心病

案例2：患者，男，71岁，2007年4月9日初诊。有房性早搏史20余年、房颤史10余年。动则心悸，近2个月加重，每于凌晨3~4时睡中憋醒。现心前痛频作，服用硝酸甘油后可缓解。胸闷，气短，动则尤甚，肩背痛，腹胀，晨起睑肿，下肢微肿，畏寒，舌淡紫胖，苔白黄，脉微时促。2007年4月2日心脏多普勒超声示：左心室、左心房、右心房增大，二尖瓣、三尖瓣、主动脉瓣关闭不全。射血分数33%。心电图示：ST段下移、T波倒置、房颤。现服用速尿40mg/d，地高辛0.25mg/d。辨证属阴阳两虚，痰瘀互阻。治以温阳益心、活血化痰。方用生脉饮合瓜蒌薤白半夏汤、枳实薤白桂枝汤加味。处方：西洋参（先煎）10g、麦冬15g、五味子10g、清半夏15g、瓜蒌15g、薤白15g、茯苓15g、白术15g、赤芍15g、川芎15g、桂枝10g、枳实15g、生龙骨（先煎）30g、生牡蛎（先煎）30g、甘草10g、生姜3片。水煎服，日1剂。

4月23日复诊：服上方14剂，仅有1次夜间憋醒，心前痛明显减轻，未服硝酸甘油即缓解。心悸、胸闷、下肢肿减轻，力气增加，睡眠好转，唯气短，略腹胀，舌淡黯胖，苔白，脉沉偶促。嘱停服速尿，地高辛减半。处方：白参（先煎）10g、麦冬15g、清半夏10g、瓜蒌15g、薤白15g、厚朴15g、枳实15g、赤芍15g、川芎15g、茯苓15g、葶苈子（包）20g、生龙骨（先煎）30g、甘草10g、生姜3片。水煎服，日1剂。

5月14日三诊：服上方21剂，夜间憋醒未作，心前痛、心悸、胸闷、下肢肿、腹胀基本不显，略气短，舌淡紫，苔白，脉沉滑。嘱停服地高辛。仍守上方加减，调治3月余。2007年6月3日心电图示：窦性心律，T波倒置。

按：冠心病属于中医"胸痹""心痛"等范畴，病位在心，证属本虚标实。本例患者病已日久，本虚之象尽呈，阴阳两亏，无以养心，则发心悸、心前痛；动则耗气，而晨时阳气内敛，阴血运行更缓，心失所养更甚；阳虚不振，痰浊内生则见胸闷、气短、畏寒；气机不畅则腹胀；影响津液代谢则睑肿、下肢肿；舌脉亦是阳虚不能行血、输布津液之象。故治以益气养阴治其本，活血化痰治其标。方选生脉饮补养心之气阴，合瓜蒌薤白半夏汤治其"阳微阴弦"，合枳实薤白桂枝汤温通心脉、行气化痰。方中加赤芍、川芎活血化瘀；白术、茯苓健脾以杜生痰之源；生龙骨、生牡蛎镇惊安神。全方标本同治，共奏温阳益心之效。复诊时症状明显减轻，效不更法，以白参易西洋参加强温通心脉之功。前后加减续服3月余，全部停用西药，复查心电图已恢复并维持窦性心律，房颤未作，至今病情稳定。

三、病毒性心肌炎

案例3：患者，女，29岁，2007年3月2日初诊。有病毒性心肌炎史1年余。患者心悸，近半月加重，胸闷，偶有心前隐痛。现气短，咽干，咽中拘急不适，头晕，乏力，睡眠不实，舌暗红，苔白黄，脉滑时结。2007年3月1日心电图示：频发房早。证属大气下陷，心失所养。治以益气升陷、养心安神。方用升陷汤加减治疗。处方：黄芪20g、麦冬15g、桔梗10g、升麻10g、柴胡15g、苦参10g、丹参15g、党参20g、白茅根20g、茯苓15g、生龙骨（先煎）30g、甘草10g。水煎服，日1剂。

3月22复诊：服上方21剂，患者心悸、胸闷、气短、咽干、咽中拘急等基本不显，舌淡红，苔白黄，脉滑。2007年4月4日心电图示：心律不齐。续服上方加减50余剂，巩固疗效。

按： 病毒性心肌炎多由温热毒邪伤及肺或脾胃，舍于心脉而发病，而迁延期常见邪毒耗损宗气，或导致宗气生成不足，无力升举，气陷于下。心肺失于奉养，故见心悸、胸闷、乏力等。该患者以气短、咽中拘急、脉时结为主要兼证，这正是大气下陷的特征性症状，亦是宗气不足、心肺失司的重要表现，故治宜益气升陷、养心安神。方选张锡纯所创升陷汤，以黄芪为君，既能补气，又升提气机，且能固表，善举胸中下陷之大气。《医学衷中参西录》中云："柴胡为少阳之药，能引大气之陷者自左上升。升麻为阳明之药也，能引大气之陷者自右上升，桔梗为药中之舟楫，能载诸药之力上达胸中，故用之为向导也。"以麦冬易知母，微苦微寒，清心养阴；加党参培补元气；茯苓健脾养心；苦参清热燥湿，调整心律；丹参养血活血；配伍白茅根清热利尿不伤阴，凉血而不积瘀；生龙骨镇惊安神；甘草调和诸药。全方共收益气升陷、养心安神之功。复诊时诸症基本不显，心电图示房早消失，续服升陷汤加减50余剂后痊愈。

四、慢性肾功能不全

案例4： 患者，男，47岁，2001年11月18日初诊。有肾小球肾炎史6年、肾功能不全史3年余。近2月周身皮肤瘙痒加重，恶心，纳呆，口干而黏，困倦乏力，大便每日二三行，小溲色黄，舌淡红，苔黄白微腻，左脉弦细、右脉沉滑。2001年11月7日查：血肌酐（SCr）283.3μmol/L，血尿素氮（BUN）9.9mmol/L，二氧化碳结合力（CO_2CP）18mmol/L。肾脏多普勒超声示：右肾萎缩，皮质回声增强。辨证属气阴两虚，湿热内蕴。治以益气养阴、清利湿热。方以清心莲子饮加减。处方：党参20g、黄芪30g、莲子15g、地骨皮15g、柴胡15g、茯苓15g、麦冬15g、车前子15g、白茅根20g、土茯苓20g、白花蛇舌草30g、甘草10g。水煎服，日1剂。

12月17日复诊：服上方加减30剂，皮肤痒、口干明显减轻，恶心未作，食欲好转，气力增加，口中黏，小溲淡黄，大便每日2行，舌淡红、苔白黄，脉弦。2001年12月19日查：SCr148μmol/L，BUN5.9mmol/L，CO_2CP23mmol/L。仍以上方加减，续服60剂，巩固疗效。其间感冒1次，病情稳定。

按：慢性肾功能不全病程长，病根甚痼，常虚实并见，寒热错杂，治疗十分棘手。其病位虽有肺、脾、肾、三焦之不同，但脾胃虚弱是病机演变的关键环节。该患者素体脾胃虚弱，气机升降失职，运化失司，湿浊内生，故见恶心、纳呆、困倦乏力；SCr、BUN等代谢废物不能及时排出，蕴积体内，化为热毒，与湿互结，则见皮肤瘙痒、口干而黏，小溲色黄；湿热蕴久必耗伤脾之气阴，二者互为因果，常导致病情缠绵不愈；舌脉亦是气阴两虚、湿热留恋之征。故治以益气养阴、清利湿热。方选清心莲子饮化裁，酌加白茅根、土茯苓、白花蛇舌草以助车前子清利下焦湿热，更加切中病机，符合病情。全方益气养阴，补中寓通，补气培土不壅滞，甘寒养阴不敛邪，清热利湿而不伤正气。复诊时，SCr、BUN均降至正常范围，临床症状不显，脾胃渐旺。效不更方，续服上方60余剂，其间虽感冒1次，但并未引起疾病复发。嘱慎风寒、饮食有节，劳逸适度，以防病情反复。

五、顽固性咽痛

案例5：患者，男，76岁，教师，2007年3月19日初诊。患者咽痛、经常痰中带血18年余，近半年加重。咽痛，每于子夜发作，持续数小时，痛甚则夜不能寐，曾多方求治，但不见好转。现咳痰带血，血色暗红、量少，夜寐3～4小时，盗汗，耳鸣，善叹息，舌暗红，苔白，脉弦滑稍数。辨证属瘀血内阻。治以活血化瘀。方用会厌逐瘀汤化裁。处方：桃仁15g、红花10g、桔梗10g、生地黄10g、当归10g、玄参15g、柴胡15g、枳壳15g、赤芍15g、茯苓15g、夜交藤30g、生龙骨（先煎）30g、生牡蛎（先煎）30g、甘草10g。水煎服，日1剂。

3月26日复诊：服上方7剂，夜间咽痛明显减轻，痰中带血不显，睡眠好转。近2日自觉入夜口腔灼热、耳鸣、盗汗，舌暗红，苔白，脉弦。以上方加减，再服药21剂，诸症消失。

按：本例患者被咽痛困扰18年，每因咽痛而致夜不能眠，苦不堪言，其咽痛多发生在子夜。中医认为，子夜正是阴阳交接之时，故调和阴阳枢机是治疗本病的切入点。该患者久居蜀地，环境潮湿，偏嗜辛辣，日久煎灼阴血；且教师为其职业，言从心出，从喉而发，解惑授业近50载，言多必而耗伤喉关阴血，久病入络，致喉脉瘀阻，则发为咽痛，咳痰带血。方用会厌逐瘀汤，专逐喉脉瘀血，且能疏肝理气、调和枢机。瘀血得去，枢机畅达，咽痛自除。服药30剂，咽痛消失，随访1年未复发。

（原载于《中国中医药信息杂志》2009年第3期）

当归芍药散临床应用

经方是以《伤寒论》为代表的方药论治体系的核心，因其理法方药严谨、配伍精当、疗效显著而被历代医家公认为中医学的精华与典范。曹洪欣教授运用经方当归芍药散化裁治疗临床各科疾病，获得良好疗效。现将其临床经验总结如下。

一、当归芍药散配伍意义

当归芍药散出自《金匮要略》，方由当归三两、芍药一斤、茯苓四两、白术四两、泽泻半斤、川芎半斤组成。《金匮要略》记载该方2次，《妇人妊娠病脉证并治二十》："妇人怀娠，腹中疞痛，当归芍药散主之。"《妇人产后病脉证并治二十二》："妇人腹中诸疾痛，当归芍药散主之。"

本方重用芍药，酸苦微寒入肝、脾二经，养血柔肝，缓急止痛；当归甘温，主入肝、脾经，养血活血，调经止痛，与芍药共同为君药；

白术、茯苓健脾利湿为臣药；川芎辛温，入肝经，活血行气，合芍、归调肝养血，活血止痛；泽泻甘寒，入肾与膀胱利水渗湿，合茯苓加强利渗之功，二者可助君药疏解血水之滞、郁，同为佐药。全方以当归、芍药、川芎入肝调气血，白术、茯苓、泽泻入脾肾运化水湿，共奏养血调肝、健脾利湿、缓急止痛之功。

二、当归芍药散适应病证

《金匮要略》论该方为妇人妊娠和产后腹痛而设，根据其药物组成和配伍规律，以方测证，本方所治病位在肝、脾、肾，病机为气滞、血虚、血瘀、湿阻、水停，核心病机为气郁血虚、血行不畅、脾虚湿阻。曹教授根据该方的组方特点，论治临床各科疾病，如内科脾胃病之腹痛、腹胀、便秘，肝胆病之眩晕、积聚，肾系病之水肿（面虚浮、手足肿、周身浮肿），气血津液病证之郁病、湿阻，肢体经络病之痹证、腰痛，皮科之痤疮，妇科之带下、痛经等，涉及西医消化、泌尿、神经、内分泌、循环等系统以及妇科、皮肤科等各科疾病，用之得法，疗效显著。

三、验案举隅

（一）卵巢癌术后肝郁脾虚，气滞血亏案

吴某，女，36岁，2012年7月15日初诊。2012年5月29日左侧卵巢癌术后，化疗2次，现腹部窜痛，时头晕、自汗、畏寒、纳少、恶心、睡眠不实、偶有夜间惊醒，舌淡暗苔白厚，脉沉滑无力。证属脾虚肝郁，卫表失固，心神不安。用玉屏风合加和胃安神药物14剂。2012年9月1日复诊，患者自述又化疗2个疗程，畏寒、自汗、纳差、恶心、突然站立头晕均不显，睡眠转佳。现左少腹痛，时有痞块，手足趾麻木略胀痛，舌暗红苔黄，脉沉滑。证属肝郁脾虚，气滞血亏。以当归芍药散加减。

处方：当归15g、赤芍15g、白芍15g、川芎15g、泽泻20g、炒白术15g、茯苓15g、枳实15g、薏米30g、制附子5g、败酱30g、丹皮15g、甘草10g。21剂，日1剂，水煎分3次温服。

2012年12月3日三诊。12月1日超声显示：左少腹肿块减小。自觉左少腹疼痛减轻，手指麻胀好转，胃纳转佳。继以当归芍药散合玉屏风散加减治疗3月余，诸症消失。随访半年，病情稳定。

按： 本病属于肿瘤化疗术后，初诊恶心、纳呆、畏寒、自汗属脾虚失健，卫表不固；腹部窜痛属于肝郁气滞；睡眠不实，夜间惊醒属心神不安。用玉屏风对证加减，脾虚心神不安等症消失。患者复经2次化疗后，左少腹痛，时有痞块，手足趾麻木胀痛，此属化疗后复伤气血，少腹部为肝胆经络所行部位，痛和痞块为肝郁气滞。手足四末为脾所主，麻木胀痛为气滞血虚，气血失于濡养则手足麻木，气滞则胀痛。总属肝郁脾虚，气滞血亏，正合当归芍药散方病机。应机而用，方证相应，故获佳效。

（二）多囊卵巢肝火湿阻、气滞血瘀之闭经案

蔡某，女，年龄37岁，2012年2月7日初诊。近3年月经延迟，40～50日一行，渐至闭经。服孕酮后，月经来潮，色鲜红。乳房胀痛，超声：双侧卵巢多囊样变。症见急躁易怒，便干，2～3日一行，腰及下肢冷，晨起目胞肿，面虚浮，舌暗红稍紫苔白黄干，脉沉滑。证属肝郁化火，脾虚湿盛，气滞血瘀。用当归芍药散合桂枝茯苓丸加味。处方：当归20g、赤芍15g、川芎15g、泽泻20g、枳实15g、茯苓15g、炒白术15g、桂枝10g、丹皮15g、柏子仁15g、桃仁10g、生牡蛎30g、甘草

10g。14剂，每日1剂，水煎分3次服。

2012年2月21日复诊，晨起目胞肿、面虚浮、便干好转，腰及下肢冷、急躁易怒减轻，时头晕耳鸣，舌淡红苔白黄，脉沉滑。脾虚肝郁虽缓解，但肝郁化火伤阴，虚阳上扰清空。仍以当归芍药散化裁。处方：桂枝10g、茯苓15g、丹皮15g、桃仁15g、当归20g、赤芍15g、川芎15g、泽泻20g、枳实15g、炒麦芽30g、熟地15g、黄柏10g、黄精20g、甘草10g。14剂，日1剂，水煎服，服法同前。

2012年3月20日三诊，停服孕酮，大便通畅，腰中冷、头晕耳鸣减轻。晨起面虚浮，下肢冷稍反复。舌淡红苔白，脉沉滑。脾肾阳虚，不能化湿。以当归芍药散加减。处方：当归20g、赤芍15g、川芎15g、泽泻20g、白术15g、茯苓15g、枳实15g、香橼15g、丹皮15g、巴戟天10g、王不留行15g、菟丝子15g、柏子仁15g、甘草10g。14剂，日1剂，水煎服，服法同前。

2012年4月28日四诊，晨起面虚浮、下肢冷不显，头晕、耳鸣减，劳累后偶反复。时腰酸，月经34日一行。舌暗红苔白，脉沉滑。以桂枝茯苓丸加温补肾精之品调理21剂，巩固疗效。并继用当归芍药散化裁服药3月余，超声检查，双侧卵巢未见异常。

按：本病初诊躁易怒、便干属于肝郁化火，晨起目胞肿、面虚浮、腰及下肢冷属于脾虚不化湿、水湿流注经络循行部位，卵巢在中医属于肝经所过，多囊为气滞血瘀表现。故用当归芍药散合桂枝茯苓丸加味治疗。二诊，诸症好转，方药对证。复添头晕耳鸣，为肝郁化火伤肝肾阴精，阴虚阳亢上扰清空。仍用当归芍药散合桂枝茯苓丸加熟地、黄精、黄柏滋补阴精，清虚热而抑肝阳。药机对应，三诊时头晕耳鸣减轻。晨起面虚浮，下肢冷稍反复为脾虚湿盛病机仍在，兼见肾阳亏虚，仍以当归芍药散加菟丝子、巴戟天以温肾填精，加强温阳化湿力量。四诊面虚浮，下肢冷基本不显，说明脾虚湿盛病机基本消除；头晕、耳鸣减，劳累后偶反复，时腰酸为肾精血亏虚虽见好转，然肾为先天之本，肾虚非短时可以治愈，多囊卵巢气滞血瘀病机仍在，故以桂枝茯苓丸活血化瘀加温补肾精之品调治。诸症消失后，以当归芍药散化裁治疗，服药3月余，超声检查，卵巢多囊样变消失，说明该方行气化瘀、消症散结的确切疗效。

（三）气血不调，湿阻热郁之痤疮案

王某，女，年龄21岁，2017年1月21日初诊。痤疮反复发作3月余，以下颌、左颧疖肿，色红疼痛，唇周痤疮多发，目胞肿，下眼睑色暗，月经30~40日一行，色暗有块，持续5日，经行腹痛，舌淡胖暗苔黄稍厚，脉沉滑无力。证属气血不调，湿阻热郁。用当归芍药散加味。处方：当归20g、赤芍15g、川芎15g、泽泻20g、炒白术15g、枳实15g、茯苓15g、神曲15g、白芷15g、连翘20g、蒲公英20g、炒麦芽30g、甘草10g。14剂，日1剂，水煎分3次温服。

2017年2月18日复诊。下颌左颧疖肿消失，晨起目胞肿好转。停药后，左颧和右唇外仍有部分红疹。月经30日一行，色暗有块，持续5日，舌淡红稍紫苔白黄，脉沉滑。湿邪渐去，用加味逍遥散加减。处方：丹皮15g、栀子15g、当归20g、白芍15g、柴胡15g、茯苓15g、炒白术15g、炒麦芽30g、神曲15g、连翘20g、白芷15g、川芎15g、甘草10g。15剂，日1剂，水煎服。

2017年3月11日三诊。晨起目胞肿不显，左颧和右唇外痤疮基本消失，但唇周色暗，睡眠不实，时多梦。继续以当归芍药散加减善后。处方：当归20g、赤芍15g、川芎15g、泽泻15g、炒白术15g、枳实15g、茯苓15g、柏子仁15g、丹皮15g、连翘20g、神曲10g、生牡蛎30g（先煎）、甘草10g。14剂，日1剂，水煎服。

按：《脉义简摩·卷八》："左颧肝木部"可见左颧属于肝；《四诊抉微·卷之三》："颏为肾"颏即下颌；《医灯续焰·卷十九》："唇吻属脾。"本病初诊下颌、左颧疖肿，唇周痤疮属湿热蕴结于肝脾肾。晨起目胞肿、下眼睑色暗属于脾虚湿停，水湿流注经络循行部位；经行腹痛，色暗有块为气滞血瘀，故用当归芍药散加连翘、蒲公英等清热解毒之品治疗。二诊，下颌疖肿不显，左颧和右唇外红疹说明肝脾郁热渐去，仍有余焰；晨起目胞肿好转，脾湿已减；月经周期虽然正常，仍然色暗有块，血瘀病机仍在，故用丹栀逍遥散加味治疗。三诊痤疮基本消失，但唇周色暗，时多梦，睡眠不实。肝脾郁热已息，复添心神不安，以当归芍药散加养心安神之品巩固疗效。

（四）肝郁脾虚、气滞水停之特发性水肿案

姚某，女，46岁，2008年3月8日初诊。晨起面虚浮、手臂肿胀、午后下肢肿5年余，并两次月经间期左腹部坠痛，时气短，动则尤甚，食后腹胀，面色黄，颧部暗斑成片。舌淡红苔淡黄脉滑。证属肝郁脾虚、气滞水停。用当归芍药散加味。处方：当归20g、赤芍15g、川芎15g、泽泻20g、枳实15g、茯苓15g、苍术10g、香附15g、栀子15g、神曲15g、党参20g、甘草10g。9剂，日1剂，水煎分3次温服。

2008年3月17日复诊。气短、下肢肿、颜面虚浮均好转，力气增加。时腹胀，舌淡红苔淡黄腻脉滑。湿阻好转，仍有气滞。以越鞠丸合胃苓汤加减。处方：川芎15g、苍术10g、香附15g、栀子10g、神曲15g、清半夏10g、陈皮10g、茯苓15g、党参20g、炒麦芽30g、厚朴15g、元胡10g、甘草10g。7剂，水煎服。

2008年3月24日三诊。两次经期之间左腹痛未作，但仍有坠感，腹胀减轻，睑沉困倦。劳累后时有气短、下肢肿，舌淡胖

苔白黄脉滑。处方：党参20g、黄芪30g、当归15g、赤芍15g、川芎15g、泽泻20g、枳实15g、茯苓15g、郁金15g、元胡15g、炒麦芽30g、益母草30g、甘草10g。14剂，水煎服。

药后诸症消失，继守方加减治疗月余，随访1年未复发。

按：特发性水肿多见于中青年妇女，与内分泌、血管、神经等诸多系统失调有关。中医属于"水肿"范畴。本病初诊面虚浮、手臂肿胀、下肢肿、食后腹胀、面色黄、颧部暗斑等均属于肝郁脾虚，气滞水停，且动则气短，气虚明显。故用当归芍药散合越鞠丸行气利水，加党参益气。二诊气短、下肢肿、颜面虚浮等脾虚湿阻症状好转，时腹胀为气滞。故用越鞠丸合胃苓汤加减以疏肝理气，健脾除湿。三诊经间期腹痛未作，仍有坠感，腹胀减轻，肝郁气滞明显好转。劳累后时有气短下肢肿，睑沉困倦，说明脾气亏虚、湿邪不化，以当归芍药散加党参、黄芪等健脾益气，加益母草、郁金等活血利水，服14剂药后，已无明显不适。守方调理月余，巩固疗效。

综上所述，当归芍药散疗效可靠，临床上可用于多种疾病的治疗，核心是方证相应，精准化裁。曹洪欣教授深悟经方奥旨，把经方运用和人体生命与疾病动态变化有机结合，明察病机，遣方用药，常常平中见奇，堪称精当。尤其是运用当归芍药散论治临床各科疾病的经验，对于扩展经方应用范围，启迪后学临床思维，具有积极的指导意义。

清空汤临床应用

　　清空汤由清空膏化裁而成，清空膏出自李东垣《兰室秘藏·卷中》由羌活、防风、川芎、黄芩、黄连、柴胡、甘草组成。曹洪欣教授运用该方化裁，改为汤剂内服，治疗属肝胆郁热、肝阳亢逆等慢性病，疗效满意，现总结报告如下。

一、清空膏功用与配伍特点

（一）主要功用

　　《兰室秘藏·头痛》"治偏正头痛，年深不愈者，善疗风湿热头上壅损目及脑痛不止"。《医学入门·释方》对清空膏进行了方剂名称的诠释"人首，天之象空虚，药能清头昏，故曰清空"。《医方集解》认为清空汤"此足太阳、少阳药也。头为六阳之会，其象为天，清空之位也"。《医学正传》中有清空膏"治偏正头痛，年深久不愈。又治风温，热气上壅及脑痛，除血虚头痛不治，余皆治之"。《奇效良方》中也有"清空膏乃风湿热头痛药也"。《脉因证治·头痛论》"肝胆有火者,清空膏、柴胡清肝饮、泻青汤"。《成方切用·祛风》"头为六阳之会,其象为天,乃清空之位也。风寒湿热干之,则浊阴上壅而作实矣"。说明该方治疗风湿热引起的头痛或肝胆火盛头痛的膏方。

《银海精微·卷下》中清空散治疗眼及头痛"患眼头痛,偏正头痛,属热痛者"。《杂病源流犀烛》"因风湿热痛者,上壅损目,宜清空膏"。《笔花医镜》有"肝之实。气与风内充也,其症为右胁痛、为头痛……头痛者,清空膏主之"。《卫生宝鉴》有"清空膏,治偏正头痛,年深不愈,及暗风湿热头痛,上壅损目,及脑痛不止"。

可见清空膏主要是针对病程久、病情顽固、病性属实热引起头痛或目疾等的治疗方剂。

（二）配伍特点

（1）热在高位,轻剂抑之。热至清空头部,当以轻剂抑之,从缓治也,慎用大苦大寒之剂,以免上热未除,中寒内生。方中用川芎活血行气、祛风止痛,为治诸经头痛之要药;黄芩、柴胡疏肝清热,入少阳止头痛;羌活长于治太阳经头痛,羌活、防风辛散上行,祛风通络以助止头痛之力;黄连清热除湿;甘草缓急和中。

（2）辛开苦降,寒热并用。此方用羌活、防风、柴胡、川芎入肝搜风,上行而辛解散其邪;又以黄芩、黄连之苦降泻其火。体现了寒温并用,综合调节而缓解疼痛的特点。

二、验案举隅

（一）血管性头痛

张某,女,42岁,2016年3月17日初诊。偏头痛反复发作半年余,时偏左侧或偏右侧头痛,查头部MRI:未见明显异常，西医院诊为"血管性头痛"。近2周因工作压力偏头痛逐渐加重，每日午后偏头胀痛，时偏左侧或偏右侧头痛，痛甚连及目眶、巅顶，晨起口苦，心烦易怒，睡眠不实，便干2～3日一行，舌暗红苔薄黄，脉弦滑。证属：肝胆郁热，肝风上扰。以清空汤加味：川芎15g、柴胡15g、黄芩15g、黄连10g、羌活10g、防风10g、升麻10g、藁本10g、郁金15g、瓜蒌15g、夜交藤30g、茯苓15g、生龙骨（先煎）30g、生牡蛎（先煎）30g、生甘草10g。7剂，水煎服，日1剂，分3次服。

2016年3月24日二诊：头痛未作，守方巩固疗效，继服上方14剂，余症消失。随访1年头痛未作。

（二）三叉神经痛

刘某，女，50岁，2010年8月6日初诊。患者20年前因惊吓导致左侧头面部疼痛，经三级甲等综合医院诊断为"三叉神经痛"，经西药封闭治疗，暂时好转，后疼痛程度和每日发作频率逐年加重。近1年发作频繁，甚则每日发作，口服卡马西平可缓解，左侧头部、太阳穴及面颊部呈阵发性掣痛和电击样痛，疼痛常因紧张和郁怒加重，痛甚则彻夜不眠，口苦、心烦易怒，舌暗红，苔薄黄稍腻，脉弦滑。口服卡马西平和安眠药物，药量逐年加大，现服卡马西平片每日0.4～1.2g。证属：肝胆郁热，风痰上扰。清空汤加味：川芎15g、柴胡15g、黄芩15g、黄连10g、羌活15g、防风10g、升麻10g、全虫3g后下、生白芍15g、夜交藤30g、茯苓15g、生龙骨（先煎）30g、生牡蛎（先煎）30g、生甘草10g。7剂，水煎服，日1剂，分3次服。

2010年8月13日二诊：自诉服药后，头面疼痛程度和发作时间减少，口服卡马西平片每日0～0.3g，未服安眠药，时有睡眠不实，夜寐4～5小时，舌暗红苔薄黄，脉弦滑。效不更方，在前方基础上化裁，继服50服，诸症悉除。嘱其平时可服杞菊地黄丸，随访1年三叉神经痛未见明显发作。

（三）经前头痛

左某，女，46岁，2015年5月16日初诊。近2年月经前4～5日起头痛，至月经来潮缓解。近两月经前头痛程度加重，头项胀痛，连及太阳穴痛，伴心烦易怒、口苦、乳房胀痛、腰膝酸软、入睡难、睡眠不实。月经30～32日一行，色暗红，量正常，末次月经时间5月13日。舌暗红苔薄黄，脉弦滑。证属：肝肾不足、肝胆郁热、肝阳上扰。以清空汤加味：川芎20g、柴胡15g、黄芩15g、黄连10g、羌活10g、葛根15g、升麻10g、鸡血藤20g、香附15g、郁金15g、生白芍15g、夜交藤30g、茯苓15g、生龙骨（先煎）30g、生牡蛎（先煎）30g、生甘草10g。7剂，水煎服，日1剂，分3次服。经前1周服用此方，其余时间服用杞菊地黄汤加味。

2015年6月18日二诊：6月14日月经来潮，经前头痛不显，余症减轻，仍按前方经前服用，经后服杞菊地黄汤加味2个月，诸症消失，随访1年经前头痛未作。

（四）原发性闭角型青光眼

张某，女，52岁，2015年11月14日初诊。原发性闭角型青光眼10余年，5年前因右眼眼压升高药物控制无效，在北京某医院行青光眼激光治疗术后半年右眼失明，近2月因大怒后左眼眼压升高，持续40～60mmHg，有视虹现象，视力下降，西药治疗效果不显，西医建议手术治疗。伴心烦易怒、眼胀、头痛，平素腰痛、口苦咽干、睡眠不实，舌淡暗苔薄黄，脉弦滑。证属：肝肾不足、肝胆郁热、痰热上扰。拟清空汤加味：川芎

20g、柴胡15g、黄芩15g、黄连10g、羌活10g、葛根20g、升麻10g、生白芍15g、泽泻20g、茯苓15g、生甘草10g。7剂，水煎服，日1剂，分3次服。

2015年11月21日二诊：自诉2剂后眼压正常，视虹现象消失，眼胀、头痛不显，略腰酸，睡眠不实，舌淡暗苔薄，脉弦滑。标实症状已消，缓图治本收功，以杞菊地黄汤加味14剂，诸症消失。随访至今青光眼未作。

（五）甲状腺机能亢进

廖某，女，46岁，于2016年3月4日初诊。因工作压力大心悸2月余，近1周加重，伴头痛，身颤，易饥，心烦易怒，烘热自汗，口苦咽干，睡眠不实，腰酸乏力，月经后期。超声：甲状腺弥漫性肿。甲状腺功能：TT3：3.23（1.08～2.49），TT4：165.4（66.9～145），TSH：0.03（0.52～6.89），FT4：9.56（3.69～6.79），甲状腺过氧化物酶抗体：28（0～5.4），TSH受体抗体：2.94（0～1.75）。肝功：丙氨酸氨基转移酶：43.9（5～35）。舌暗红苔薄黄稍腻，脉弦滑。证属：肝胆郁热，痰热上扰，累及肝肾。拟清空汤加味：川芎15g、柴胡15g、黄芩15g、黄连10g、羌活10g、葛根20g、升麻10g、生白芍20g、浮小麦30g、茯苓15g、生甘草10g。7剂，水煎服，日1剂，分3次服。

2016年3月11日二诊：患者心悸不显，仍时有郁怒后头痛，余症均减。效不更方，在上方基础上加减，治疗3个月。

2016年6月10日复诊：除偶有月经后期、经后腰酸外，余症消失，6月8日，甲状腺功能：TSH：0.02（0.52～6.89），其余检查均正常范围。舌暗红苔薄，脉弦滑。继以调补肝肾汤剂，随症加减，治疗4个月，症状均消失，甲状腺功能正常。

三、讨论

前3例头痛皆属于中医学"头痛""头风""偏头痛"范畴。头为诸阳之会，清阳之腑，凡五脏精华之血、六腑清阳之气，皆能上注于头，故六淫之邪外袭，上犯巅顶，邪气滞留，阻郁清阳，导致气血不调而逆乱，瘀阻经络，脉失所养均可发生头痛。治疗用羌防入太阳，柴胡入少阳，皆辛轻上升，祛风胜湿之药。川芎入厥阴，为通阴阳气血之使。甘草入太阴，散寒而缓痛，辛甘发散为阳也，芩连苦寒，以羌防之属升之，则能去湿热于高巅之上矣。凡辨证肝胆风、湿、热与肝火之头痛，使用本方加减均可收效。

案例4为原发性闭角型青光眼，属中医五风内障范畴，即类似于绿风内障。肝开窍于目，绿风内障与肝脏密切相关，多本虚标实。该病急性发作期多属：（1）肝胆火炽、风火攻目者；（2）痰火动风，上阻清窍者；（3）肝郁气滞，气火上逆者。缓解期多属：（1）肝肾不足，精血损耗目失所养；（2）脾虚气血生化乏源，血不养睛；脾虚湿盛，痰湿上阻，睛失所养。本例患者证属肝肾不足，肝经郁热证，风热上扰，急则治其标，故先拟清空汤清热疏肝，症状缓解后，缓则治其本，进一步调补肝肾，以防疾病复发。

案例5是甲状腺机能亢进，病因主要由情志内伤、体质因素、饮食和水土失宜引起。而肝郁气滞，气血运行失常，痰湿凝聚，壅结颈前是甲亢基本病机。甲状腺机能亢进症初起多实，久病多虚。甲亢辨证要点主要有三：一是肝气不疏、痰浊内生、痰与气结，痰气交阻而致；二是气郁日久，肝火内扰，肝阳偏亢，上扰清空；三是久病耗伤阴血，或伤气耗阴引起甲亢。各种病因病机相互影响、错综复杂。本例患者证属肝火内盛，痰热上扰，日久损及肝肾。急则治其标，故先以清空汤清热疏肝，降逆逐痰，症状缓解后，缓则治其本，进一步调补肝肾，以防疾病复发。

四、结语

清空汤能够有效治疗有头痛症状的慢性病，其辨证要点为：一是病本在肝，病位多为肝胆经循行的肢体经络，如多发肝胆经汇聚的头面、甲状腺、肝脏，朱丹溪曰"偏头痛者，少阳相火也"。二是在治疗慢性病时，总体把握疾病证候动态变化规律，凡属肝胆郁热，痰热上扰证候的疾病皆可应用，如神经性耳鸣、过敏性鼻炎、面部湿疹、荨麻疹等均可用清空汤化裁治疗。三是肝胆郁热，日久势必损伤肝肾，故清空汤加味治疗久病患者，症状悉除后，多以调补肝肾方药善后，以巩固疗效，预防疾病复发。

当归拈痛汤临床应用

当归拈痛汤出自张元素《医学启源》，书中指出："下之二方，非治病而设，此乃教人比证立方之道，容易通晓也。"此处"下之二方"即指当归拈痛汤和天麻半夏汤，可见张元素原意是以当归拈痛汤为例示后人制方之道。本方药味虽多，然而制方严谨，兼顾全面。清代医家张璐在《张氏医通》中赞该方为"湿热疼肿之圣方"，后世医家将该方广泛应用于风湿热痹及湿热脚气初起的治疗。

曹洪欣教授应用当归拈痛汤，重视总结病证特点和方药特点，见解独到，常收平中见奇之效。

一、方药分析

（一）理法相应，以风胜湿

当归拈痛汤处方药味虽然繁多，但不驳杂，全方用药紧紧围绕湿热这一病机。湿邪本身就有黏腻的特性，与热邪相合后更是"如油和面"，缠绵难愈，胶着难解。而湿热内蕴，影响脾的运化功能，湿邪内生；湿热之邪留恋日久，必然会伤阴耗液；湿热邪气进一步深入，浸淫血分，阻滞血行，不通则痛。湿性重浊，流于下焦则成湿热痹症及脚气诸证。

清代著名温病学家叶天士在总结温邪夹湿的治疗时提出"或渗湿于热下，不与热相搏，势必孤矣"的方法。这种分消湿热邪气的方法在本方中体现得十分鲜明，只是叶氏所论病证湿邪尚轻，本证湿邪较重，影响血分，故将多种祛湿方法联合应用。

张元素及其弟子李东垣所制诸方中多含有风药，取其散风、胜湿、升阳、引经之功。本方中，张氏亦用羌活、防风、升麻和葛根四味风药，其主要作用为胜湿。风药开泄善行，浅则能达表皮，深则能入经脉，确为除湿之佳品。曹师在运用本方时，极其重视风药的应用。在临床加减中，本方所用的四味风药多用到三味以上。其认为湿邪阻滞经脉血肉之间，风药善于搜剔，此间湿邪，非风药不能达也；湿邪易于下溜，风药除能祛风燥湿之外，还可助阳化气，运化水湿。此外，曹师根据湿邪位置，对风药的应用也有裁度和选择，如上焦湿重，则加秦艽，下焦湿重，常加独活。

方中还应用了不同的祛湿药物。原书自注："湿淫于内，治以苦温"，此处味"苦"之品即指苍术、苦参、黄芩等药物，取其健脾燥湿之功；"治湿不利小便，非其治也"，故方中应用猪苓、泽泻淡渗利湿。此外，方中还选用茵陈等药物芳香化湿，如此多种途径结合，湿邪自化。

由于本证病机较为复杂，湿热、脾虚、瘀血、血虚四者并存，而这四者又互相牵制，清热燥湿则易耗阴动血，养阴活血又有助湿生热之弊，所以这四者关系的协调是本方的另一特色。人参、白术健脾益气，当归养血活血，又能防诸风药耗血伤阴。而本方名为当归拈痛汤，意即突出当归养血和营，又能引诸药入于血分，去湿热所致的瘀滞，取内散外达，养血润燥之意，正如汪昂在《医方集解·利湿之剂》中云："血壅不流则为通，当归辛温以散之。"曹师对于祛风、渗湿、健脾、养血等关系处理，常以当归为君，养血润燥，亦为反佐。根据患者脉证合理配比祛风、渗湿、健脾等药物剂量，以达祛邪不伤正的目的。

（二）病证结合，灵活加减

多种痹证与皮肤疾病如系统性红斑狼疮、风湿性关节炎、痛风、天疱疮以及湿疹等顽疾的病机关键都与湿热相关。以湿疹为例，其发病以皮肤瘙痒、灼热为多见，其病机多为禀赋不足，饮食失节，脾失健运，导致湿热内生，又兼外受风邪，风湿热邪浸淫肌肤所致，与本方病机相符，故常以本方为主加减应用。根据不同情况加减化裁，如在治疗皮肤疾病时，湿邪较重则需加重祛风除湿、淡渗利湿以及苦寒燥湿之品，如羌活、土茯苓、苦参、白鲜皮、地肤子等；若患者瘙痒严重，甚则不能入寐则加入生龙骨、生牡蛎等重镇安神。在治疗痹证时，表现为上肢疼痛为主者常加鸡血藤、桑枝、桂枝、姜黄、秦艽等，而下肢症状较明显者酌加独活、萆薢、地龙、穿山龙、威灵仙等。

二、验案举隅

案例1：湿疹

患者欧阳某，男，43岁，2013年11月3日初诊。四肢斑片状丘疹伴瘙痒反复发作2年余，每于夏季加重。在某西医院诊断为湿疹，治疗1年余，效果不显，求诊于中医。四诊所见：患者手臂及下肢有成片局限性斑块，局部皮肤浸润肥厚，表面粗糙，呈暗红色，瘙痒剧烈，夜间为甚。伴大便黏滞不爽，舌红稍紫苔黄微腻，脉沉滑。辨证：风湿相搏，湿热内蕴。治以清热利湿，祛风止痒。方用当归拈痛汤加味：当归15g、羌活15g、防风10g、升麻10g、泽泻15g、茵陈20g、黄芩15g、炒白术15g、苍术10g、苦参10g、蛇床子10g、地肤子15g、生龙骨30g、甘草10g。水煎服，每日1剂，分3次服。

2013年11月24日二诊：服上方21剂后，未见新生皮疹，其他症状减轻，舌暗红、苔黄白微腻，脉滑。守方加减调治1月余，局部皮疹与瘙痒基本消失而痊愈。

按：此案是反复发作的湿疹，而非湿热之邪痹阻经络之痹症，与原书的主治并不相同。但本证为湿热之邪郁于肌表，且病程较久，波及血分，与当归拈痛汤证的病机似有相同之处，故曹师应用本方化裁，当属典型的"异病同治"。患者四肢湿疹反复发作，夏季加重，手臂、下肢陈旧性局限斑块，色暗红，瘙痒，提示湿热内蕴，外受风邪，风湿热邪郁于肌表，湿热下注；瘙痒昼轻夜重，为风湿热邪浸于血分；舌红稍紫为热邪炽盛；大便黏滞不爽，苔黄微腻，脉沉滑为湿热内蕴；辨证当为湿热相搏，外受风邪。故治以当归拈痛汤加减，去知母以防苦寒之性太过以伤脾胃，加蛇床子、地肤子以清热燥湿止痒。生龙骨以收湿气，安神止痒，《本草纲目》载其能"益肾镇惊，止阴疟，收湿气，脱肛，生肌敛疮"。服药后诸症明显好转，后守方调理2月余，湿疹未作，诸症渐愈。

案例2：经前身痛

患者史某，女，43岁，2008年12月21日初诊。反复经前身痛8年余。患者自述经前腋下瘙痒灼热如虫行，伴周身灼热疼痛，以腰背为甚。大便偏干，尿道灼热，小便黄少。舌淡红苔白，脉滑。辨证：湿热浸淫，血室受邪。治以清利湿热，养血透邪。处方：当归拈痛汤加减：当归20g、羌活15g、防风10g、升麻10g、泽泻20g、茵陈20g、黄芩15g、葛根15g、苍术10g、苦参15g、白鲜皮15g、地肤子15g、生龙骨30g、生牡蛎30g、甘草10g。水煎服，日1剂，分3次服。

2009年1月4日复诊：服上方14剂，周身皮肤灼热疼痛感明显减轻，仍有身热不扬，大便干，尿道灼热等症状，继续守方加减2月余，经前身痛等症消失。

按： 经前身痛反复发作，一般辨证为热入血室，方用小柴胡汤，然而本案患者经前身痛8年余，久治不愈，曹师也曾用小柴胡汤、蒿芩清胆汤加减治疗，虽取小效，仍未得愈。详审此案患者，经前周身灼热身痛、尿道灼热、小便黄少，一派热入血室之象，然而其舌淡红苔白、脉滑，并没有明显的血室受煿之象，脉证不符，故推测其热象受其他邪气所掩，以当归拈痛汤祛湿热、除痹痛、养血活络，试探性治疗，原方去白术以防温燥性太过以伤津液，加白鲜皮、地肤子清热燥湿，祛风止痒；生龙骨、生牡蛎镇惊安神，平肝熄风，潜镇止痒。药后周身皮肤灼热疼痛明显减轻，而转为身热不扬，说明用当归拈痛汤恰对病机，证属湿热浸淫血脉。再守方加减治疗2月余，诸症渐消而愈。

三、结语

当归拈痛汤经过千余年的临床应用，历代医家不断扩宽其适用范围。本方正邪兼顾、气血并调、内外同治、上下分消、祛湿热、止痹痛、活血养血，临床应用应根据病证特点，不拘泥于其原方主治，辨证识机，合理应用，常常能收到满意疗效。

（原载于《中国中医基础医学杂志》2016年第7期）

第三部分

传承与弘扬中医

求实　创新　奉献

　　中医药是中华民族的伟大创造，传承创新发展中医药、为民众健康服务是中医人义不容辞的责任。我是恢复高考后1978年入学的中医专业大学生，黑龙江中医学院相继获得学士、硕士、博士学位，1995年担任黑龙江中医学院（后更名为黑龙江中医药大学）副院长，1997年任黑龙江中医药大学副校长兼附属医院院长，1999年任黑龙江中医药大学校长，2003年到2010年任中国中医科学院院长，从一名青年中医专家成长为中医医疗、教育和科研三个法人单位的院校长，从全国最年轻的中医药大学校长到国家公益性综合性中医药科研机构负责人，如何肩负起历史使命，不辜负组织培养与群众的信任，求真务实、开拓创新、乐于奉献，是自己15年来深入思考和实践的课题，也是不断学习，提高政治素养与管理和业务能力，推进中医药事业发展的动力。

一、自觉学习，不断提高领导能力和水平

自觉学习是领导干部提高理论与实践水平、提高政治修养与驾驭全局能力的有效途径。学习的形式多种多样，一是从书本中学；二是向群众学；三是在实践中学。通过主动学习，我深深体会到：用科学发展观武装头脑，致力于把学习知识转化为提高能力，把握中医发展规律并锐意创新，是胜任本职工作的保障。

一是把学习与提高素养结合起来。领导干部政治素养是影响事业发展的关键。素养决定价值观，素养决定人格，素养决定向心力、凝聚力。不断致力提高政治素养与行为规范，把做人、做事与做官结合起来，处理好当领导与做仆人的关系，全身心地为广大职工服务，为民众健康服务，是胜任本职工作的基础。

二是把学习与提高科学决策能力结合起来。工作中遵循科学决策、民主决策原则，积极发挥中医科学院科技委员会、学术委员会、学位委员会在人才队伍建设、科研立项、成果评审、把握科研方向等方面的咨询作用，推进民主管理与民主监督机制的实施，倡导并实践院务公开，支持职代会履行职责，为实现依法办院、科学办院、民主办院奠定基础。在工作决策上坚持民主集中制原则，落实"三重一大"集体决策制度。按照《中国中医科学院行政工作规则》，发挥院务会对工作制度、行政重要工作等的决策作用。注重在提高科学决策、会议质量与决策落实上下功夫。坚持两周一次院务会、每季院所长例会制，每年两次工作报告制。根据中医药发展需求及年度重点工作，调整院所长目标责任指标，构建院所长考核评估体系，完善激励制约机制。

三是把学习与转变工作作风结合起来。中医科学院有十三个研究所、四所医院、研究生院等相关单位，各院所任务重、工作量大，一方面努力为院所长发挥作用创造宽松环境；另一方面坚持深入基层，带领

班子成员到二级院所调研，积极帮助基层解决实际困难乃至制约发展的关键问题，更有效地支持院所长完成重点工作，致力形成主动为基层服务的工作作风。

四是把学习与提高战略思维结合起来。作为院长形成科学的办院理念与制定可行的发展规划，是又好又快推进工作的有效途径，也是带领广大干部职工共同奋斗的需求。2005年在主持完成国家中医药管理局重点课题《中医现代化发展战略研究》的同时，主持制定我院"十一五"与中长期发展规划；作为副组长参加了国家中长期发展规划——人口与健康中医学部分的研究工作，作为副组长完成"健康中国2020"（中医学组）中医发展战略研究报告，作为组长负责完成了"健康中国2020"战略规划（科技支撑与前沿领域组——中医学组）研究报告，通过发展战略课题研究，提高了推进中医药科学发展的能力。围绕着"坚持中医药主体发展""推进中医药自主创新""发展中医、繁荣中华文化""中医优势病种临床研究"等中医药发展的核心问题在《人民日报》《健康报》《中医杂志》等发表发展战略研究文章20余篇，应邀做专题报告近百场。

五是坚持临床实践，乐于为人民健康服务，不断提高中医防病治病能力。从任校长、院长后，坚持用业余时间为患者服务，起早贪晚，不求名利，立足为病人解除病痛，致力实践"医乃仁术""大医精诚"理念，诊治病人数十万人次，为8个国家的首脑和政界要员提供了保健服务，医德医术深受患者赞誉。

二、把握发展方向、推进中医药传承创新

中医学发展既面临着中医理论与实践的传承创新和发展的自身问题，又面临着提高服务能力、拓宽服务领域、满足社会需求的问题。如何把两个问题统筹协调、全面推进是中医药事业发展关键。

（一）实施《中国中医科学院"十一五"与中长期发展规划》，努力实现全面、协调、可持续发展

在科学论证的基础上，组织制定了《中国中医科学院"十一五"与中长期发展规划》（以下简称《规划》）。《规划》中明确提出我院的中长期发展目标：到2020年，发展成为队伍精干、优势突出，代表国家水平的中医药科学研究与临床基地，全国中医药科学研究中心与中医药科学研究组织中心，高水平中医药人才的培养基地，中医药国际交流合作的主要窗口，创建世界一流的中医科学院。提出并实施1386人才工程与提高中医药防病治病能力和自主创新能力的"岐黄、仲景、时珍"三大工程，《规划》的制定与实施为中医科学院的全面、协调、可持续发展奠定了坚实基础。

（二）处理好改革、发展和稳定的关系，推进科技体制改革

科技体制改革是近年来我院的重点工作，也是难点工作。2000年3月，我院被国家科技部确定为科技体制改革试点单位，2003年上任后即着手推进科技体制改革工作。经过充分论证，制定了院科技体制改革实施方案，于2005年6月全面启动。通过科技体制改革，在保留原5个研究所的基础上，组建体现中医药科研"共享"的医学实验中心和中医特色鲜明的临床医学基础研究所。完成科研机构结构调整和学科优化，推行全员聘用，实行评聘分开，完成首席研究员与学科带头人遴选，健全中医科学院议事和决策制度、职工代表大会监督制和科技委员会咨询制度，制定《中国中医科学院行政工作规则》，构建"开放、流动、竞争、协作"的管理和运行机制。

经过五年的努力，创新体系学科布局和人才队伍配置进一步优化，人才队伍学历、年龄结构达到验收标准，科研条件和环境明显改善，科研人员申报科研项目和参与科学研究的积极性显著提高，"民主办院、

科学办院、依法办院"的管理体制基本形成。

（三）以三大工程为引领，提高继承创新能力

针对中医药发展中存在的问题和民众健康的广泛需求，结合多年来我院中医药科技工作经验，实施体现中医药科技"自主选题，激励创新"机制的"三大工程"，即以丰富和发展中医药理论为主要任务的"岐黄工程"，以提高中医药防病治病能力为主要任务的"仲景工程"，以新药研发与诊疗标准、疗效评价、共性技术研究为主要任务的"时珍工程"。围绕着"三大工程"，率先组织实施《古医籍抢救工程》、中医优势病种临床研究（103项）、中药新药研发综合性技术大平台等专项，以四批自主选题项目（402项）为重点推进"三大工程"实施，我院科技工作取得了突破性进展。在研科技经费由2003年的2800多万元到8亿元；科技奖励由2003年前10年没有国家奖到获国家科学技术进步奖10项，国家技术发明奖1项；成为中医药行业的研究中心和科学研究的组织中心，体现了国家级科研机构的能力和水平。

（四）构建国际交流合作平台，提升中医药学术地位和影响

提出"高水平、多途径、宽领域"的我院中医药国际发展理念。与美国国立卫生研究院肿瘤研究所和补充与替代医学中心开展中医药科技合作；与奥地利欧亚太平洋学术网络组织建立"中奥中医药合作中心"，开展了以"中医药与老年相关疾病"主题的11个合作项目，奥地利资助我院在奥培养10余名博士后，资助我院近百名专家分四批赴奥地利等国开展学术交流或合作研究，奥地利科技部长、卫生部长等多次来我院交流访问，有效地促进了中医药在奥地利的发展；与美国可口可乐公司等机构开展中医药科技研究合作，成立"中可中医药研究中心"；有效地开展了中日、中韩合作项目，组织承办"东盟传统医学培训项目"，强化与东盟国家的学术交流，与斯洛伐克医科大学、匈牙利科学

院等开展实质合作，填补中医药合作空白。在亚洲赠与基金会资助下，主编英文版《中医学导论》《中医大辞典》等，应邀赴30多个国家和地区学术交流、讲学或医疗保健，积极推进中医药学术国际传播。共接待近百个部长级以上代表团，与16个国家的科研机构、大学、企业签订合作协议，与13个国家开展30项科技合作项目，探索出中医药国际科技合作的成功经验和模式。发挥我院三个WHO传统医学合作中心作用，加强与世界卫生组织的合作，推进中医药国际标准建设，在WHO西太区的资助下，组织完成《基于循证医学的中医临床实践指南》；与WHO西太区合作编制发布《传统医学名词术语国际标准》《针灸腧穴定位国际标准》。作为专家组组长，由我院承办申报的"中医针灸"成功列入《人类非物质文化遗产代表作名录》；申报的《本草纲目》《黄帝内经》两部中医药古籍成功入选"世界记忆工程"；成功承办太平洋健康峰会等高水平的国际学术会议；组建了20个国家著名专家参与的中国中医科学院中医药国际科技联盟，我院被国家科技部批准"中医药国际合作基地"。2007年俄罗斯外交部授予我"国际合作发展奖"，2009年获俄罗斯自然疗法协会"盖仑奖章"，2009年得到奥地利卫生部的表扬，2010年日本东京药科大学授予感谢状。

（五）创新中医药人才培养机制，提高人才培养质量

充分利用科技体制改革契机，加强人才培养基地建设，将研究生部发展成为行业内第一个研究生院，健全组织结构，理顺教育体制，创新人才培养模式，发挥我院研究生导师与科技资源优势，着力提高人才培养质量。启动著名中医药专家学术经验传承博士后研究工作，开创中医药继承工作的新途径，受到人力资源与社会保障部表彰。积极筹措资金构建人才成长激励机制，在研究生院完善裴元植奖学金机制的同时，设立一方奖学金、完美奖助学金，中健行传承创新奖；经国家奖励办公室批准面向全国设立了唐氏中药发展奖，结合中医研究特点设立中医传承

创新奖。组织制定我院《继续教育方案》，90%的在职专业人员接受了继续教育培训。组织实施1386工程，遴选聘任25名首席研究员、63名学科带头人，形成一批高水平的中医药传承创新团队。

（六）发挥优势，搭建中医药合作发展平台

倡导主体发展、合和共进的发展理念，2006年组建包括北大、浙大等国内高等院校和科研院所为主体中医药创新体系建设合作委员会，发布合作发展宣言，并在若干大项目上开展了卓有成效的合作。积极探索扶持民族医药发展的有效途径和措施，推进我院"以藏医药为重点，促进维、壮、蒙等民族医学研究平台"的建设工作。与青海省共同主持联合五藏区省份加强"国家藏医药产业创新支撑平台"建设，与西藏医院开展对口支援合作。与新疆卫生厅、新疆维吾尔医院（医药研究所）开展科、医、教全方位合作，民族医药信息平台、人才培养项目全面启动，并被列入卫生部援疆项目，得到卫生部陈竺部长表扬。

在清理上百家虚假合作单位的基础上，全力整合院内资源，着力推进中医新药研发大平台、临床研究基地建设，形成体现我院优势与合力的产学研有机结合中医药传承创新体系。

三、主要体会

1.中医药是中华民族维护健康的宝贵财富，中医药只有在服务民众健康中才能可持续发展，因此提高中医药防病治病能力是发展中医药的关键。

2.党和国家高度重视中医药的发展，必须自觉维护国家利益和不断满足人民群众不断增长的健康需求，有效调动各方面积极性，整合优势资源，形成发展中医药的合力和动力，通过深化科技体制改革与医疗体制改革，解决关系民生、引领中医药进步的重大科技问题，中医药优势才

能得到充分发挥。

3.作为领导干部必须坚持自觉学习，提高驾驭全局的能力与抵御风险的能力，注重提高政治修养与人格魅力，努力做到依法决策、科学决策、民主决策，处理好坚持原则与自觉抵制不正之风的关系，营造自强不息、宽容自信、尊重知识、尊重人才、自主创新的和谐宽松的发展环境。

4.公生明、廉生威，时刻以党员领导干部的标准严格要求自己，廉洁自律，拒腐蚀、永不沾，才能得到群众的依赖和信任，才能承担起组织赋予的责任，为中华民族的伟大复兴贡献力量。

（中央党校第 31 期中青一班从政经验交流报告，2011 年）

推进中医药科技创新

　　屠呦呦研究员获得诺贝尔生理学或医学奖彰显中医药是我国具有原创优势的科技资源与中医药对人类健康的贡献。报告从屠呦呦获得诺贝尔奖启示入手，紧紧围绕落实国家创新驱动发展战略与《中医药发展战略规划纲要（2016～2030）》，阐述推进中医药科技创新的发展思路与重点任务。一是推进中医药理论传承创新。注重中医药古籍文献保护与发掘，加强中医药核心理论现代诠释，挖掘名老中医经验与民间中医药诊疗技术，强化中医药传统知识保护与利用，传承、创新、丰富、发展中医理论。二是推进中医治未病、养生保健与重大疾病防治研究。开展基于全数据的中医防治重大疾病诊疗规律的发现与评价，重大疾病诊疗的共性关键技术研发，中医养生保健加互联网+应用与健康管理，中医特色诊疗设备研发等。三是推进提高中药疗效与质量保障体系建设。全面推进第四次全国中药资源普查，基本查清我国中药资源情况，建立中药资源动态监测信息和技术服务体系，形成中药资源保护和保存体系。推进中药标准化项目，构建中成药、中药饮片生产全过程质量控制标准和优质标准，建设中药质量标准库与第三方质量检测技术平台，形成中药质量保障长效机制。加强中药新药研发，注重基于中医优势病种的中药复方新药与经典名方研发，加强中药院内制剂研制、中药单体成分的新药研发、中药组分配伍的中药新药研发以及中药大品种的再评价，继续推进中药国际注册及国际标准研究。四是加强人才队伍建设。坚持人文与科技、传承与创新、传统与现代相结合，坚持主体发展与协同创新相结合，加强中医科技药领军人才队伍建设，着力提高中医药防病治病能力。注重培养适应综合医院中医科工作的中西医结合人才，推进中西医优势互补。注重面向基层，技能型人才培养，适应面向养生、养老与疾病康复的广泛需求。五是加强科技创新平台建设。努力建设中医药国家实验室与国家重点实验室，建设国家中医临床研究中心。加强国家与省级中医临床研究基地建设，建设一批产研用结合、协同创新的重点研究室。切实转变中医药科技创新思路，使中医药科学研究既重视证实、机理与方法学研究，又能充分利用现代信息技术，向互联网+中医药、有效推广应用转变，切实提高中医药科技对维护健康与社会发展的贡献率，使中医药成为健康中国建设的不可或缺的组成部分，成为支撑经济社会发展的重要力量。

（香港创新科技署主办的中药研发研讨会上的主题报告，2016 年 9 月 20 日）

推动中医药走向世界

非常高兴来到南昌参加这次非常有意义的座谈会，有这么多外国政要到江中药谷了解中医药，研讨我国的治国理政理念和中医药对世界的贡献确实十分难得。刚才几位外国政要的报告非常好，听后感到收获很大。

习近平主席强调：中医药学是中国古代科学的瑰宝，也是打开中华文明宝库的钥匙。如何深入理解中医药学是打开中华文明宝库的钥匙？怎样用这把钥匙有效传承弘扬中医药、为人类健康做出更大贡献？这是我们中医药人必须回答和面对的问题，我主要从三方面报告如下。

一、中医对生命和疾病的认知特色

中医和西医是两种不同的医学体系，中医学是中华民族伟大的创造，是中华民族研究人体生命现象、维护健康和抵御疾病的科学。一是中医对人的认识注重生、长、壮、老、已的动态生命过程，女子以7岁为一周期，男子以8岁为一周期，不同年龄的不同周期，人的生理病理有着明显的差异，防病治病方法因而不同，形成独具特色的动态生命观。二是中医强调人与自然的和谐统一即天人相应，人的形体与精神、意识、思维活动的统一性即形神合一，以及脏腑经络与气血津液的整体平衡状态，这种动态平衡的整体观，既是中医防病治病的优势，又是医学科学的发展方向。三是中医对人的认识方法是司外揣内，运用望、闻、问、切四种诊察方法，通过人体的外在信息，综合分析判断人的健康状况和疾病所处的阶段，从而确定相应的治疗方法，即"辨证论治"，这种诊疗方法有效实现了养生保健、早期干预（治未病）、整体调节与个体化诊疗的目的。四是中医丰富多彩的治疗方法，不仅仅针对致病因素，更重要的是调动机体的抗病与康复能力，整体把握健康与疾病状态而防病治病，实现不得病、少得病、晚得病与不得大病的目的。

中医认知人的生命和疾病的优势，也恰恰是屠呦呦研究员发现青蒿素得益于中医运用青蒿治疗疟疾的理论与实践，得益于"青蒿一握，以水二升渍，绞取汁，尽服之。"煎服方法的启示。屠呦呦研究员获得诺贝尔奖生理或医学奖是中国科学家以中医药为源头研究成果而获诺贝尔奖的历史突破。

二、科学与人文融合是中医理论与实践的整体优势

中医理论来源于临床实践，是在人身上发现问题、提出问题、解决问题而形成的医学体系。几千年来，中医学汲取历代中华优秀文化精华，与人体生命现象和疾病防治规律有机结合，形成人文与科学相融合的知识体系。中医学不仅有效地传承了中华优秀文化，而且弘扬和发展了中华文化，如"医乃仁术"的职业道德、"大医精诚"的医学追求、"仁者寿"的养生观、"扶正祛邪"与"标本兼治"的治疗原则、辨证论治的诊疗思维等不仅有效指导防病治病，而且对社会其他领域具有深远影响。近百年来，随着西学东进，国人文化自信渐失，而中医学不但

没有被湮灭，而是以其宽容的胸怀，在不断与时俱进的自我发展中，形成中西医结合领域。如活血化瘀治疗冠心病、三氧化二砷治疗白血病研究成果令世人瞩目，SARS、手足口病、甲流等突发疾病的中医药疗效得到政府和学术界认可。

三、以健康需求为导向，推动中医药走向世界

几千年来，中医药不仅为中华民族的繁衍昌盛做出巨大贡献，也为世界文明产生深远的影响。青蒿素治疗疟疾、针灸的确切疗效等对人类的贡献有目共睹。随着人类维护健康与防病治病需求的不断增加，中医药走向世界是历史的必然。主要体现四个方面。一是随着医学模式的转变，突发传染性疾病、慢性病以及老龄化社会老年疾病的多发，中医药对人体整体治疗的确切疗效，优势独到。如片仔癀解毒、康莱特治疗肿瘤、地奥心血康治疗冠心病等，再如中国中医科学院西苑医院研究的中药在澳大利亚进行多中心的临床研究，我国知识产权中药在外国进行多中心临床研究，疗效得到国外的认可，是中医药服务人类健康的范例。二是发挥中医治未病优势，把中医早期干预的理念引入服务人类健康领域。如中医注重动静结合，强调安静状态和适当运动结合而不是刻意追求运动；中医讲形神共养，强调不仅要形体健康，身体结构与理化检验指标正常，更重要的是精神意识、思维活动和人的行为的正常状态；所谓"形与神俱而尽终其天年"。三是发挥我国中西医优势互补优势，向世界推广中国中西医结合医疗模式，实践养生保健中医为主体、重大疾病中西医协同、疾病康复以中医为核心的维护健康格局。有效解决目前面临的抗生素耐药、突发传染病与慢性病防治以及提高肿瘤与艾滋病患者生活质量等世界医学难题。四是弘扬青蒿素精神，为人类健康服务。青蒿素精神内涵主要有两个方面：一是科学家发明与举国体制协同攻关的优势；二是服务人类健康的胸怀。因为青蒿素发明，我国科学家并没

有纠结有多少知识产权、青蒿素能赚多少钱，重要的是青蒿素挽救了几百万名疟疾患者的生命，为人类健康做出不可磨灭的贡献。

总之，中医药是传统的，也是现代的；中医药是中国的，也是世界的。发挥中医药在健康中国建设中的作用，不仅需要中医药人的不懈努力，也是每个中国人的责任。推动中医药走向世界，既是中医药服务人类健康的使命，更是世界人民防病治病的需求。共建和谐世界、健康人类与人类健康命运共同体需要全世界人民的共同努力。

（"外国政要看习近平治国理政座谈会暨'推动中医药走向世界'"高端研讨会上的主题报告，2016 年 6 月 11 日，南昌）

整理四大典籍　保护与弘扬中医药

　　中华文明源远流长，博大精深，中医是其中不可或缺的重要组成部分。华夏典籍浩如烟海，中医古籍汗牛充栋，《黄帝内经》《仲景全书》《药王全书》《本草纲目》堪称中医学四大典籍，是中医学术发展史上具有里程碑意义的集大成之作。线装书局联合善品堂藏书积极推进，我们组织有关专家整理出版中医四大典籍，对传播中医药知识、服务民众健康、促进中医药发展具有积极意义。特别是我国著名中医药专家屠呦呦研究员因青蒿素发现获得2015年诺贝尔生理或医学奖，引发国内外学者和大众对于中医药的巨大热情和坚定信心，为中医药典籍的抢救、整理、发掘提出更高要求。

　　《黄帝内经》托名黄帝所作，是现存最早的中医理论专著，是战国以前医学的集大成之作。此书包括《素问》和《灵枢》两部分，总结上古以来的医疗经验和学术理论，结合当时哲学和自然科学的成就，对人体的解剖、生理、病因病机以及疾病诊断与治疗、养生保健预防等，进行全面阐述和系统的理论概括，是中医理论奠基之作。对后世医学影响深远，传播到周边国家和地区，堪称"中医学之祖"。《仲景全书》，即《伤寒杂病论》，为世称"医圣"东汉名医张仲景所撰，是中医临床经典著作。该书编成后不久亡失，经晋代王叔和辑佚为《伤寒论》与《金匮要略》二书，北宋"校正医书局"校刊，历代刻印数十次而流传至今。《伤寒论》是《伤寒杂病论》中有关外感伤寒病症的部分，《金匮要略》是《伤寒杂病论》中有关内伤杂病的部分。这部著作创中医防病治病辨证论治之先河，历史上诸多学者对其理论方药进行探索，留下了逾千种专著、专论，形成中医学术史上甚为辉煌独特的伤寒学派。此书不仅为历代中医奉为临床实践的"圭臬"，而且在日本、朝鲜等国很早以前即被尊为"圣医宝典"。

《药王全书》包括《备急千金要方》和《千金翼方》两部分，为世称"药王"的唐代名医孙思邈所撰。《备急千金要方》是被誉为中国最早的临床百科全书，简称为《千金方》。该书撰成后在国内外影响极广，中、日翻刻影印者达30余次，又有刻石本、节选本、改编本、《道藏》本等刻印者数十种。1974年日本成立千金要方研究所，重新精印南宋本《备急千金要方》，誉为"人类之至宝"。更为日、美、德以及东南亚各国学者和理论研究者所关注。《备急千金要方》成书后，孙氏感其内容尚有不足，而续编《千金翼方》。《千金要方》记有方剂4500余首，《千金翼方》记有方剂2000余首，临床各科病症都选列若干医方，供作临床治疗处方时参考。

《本草纲目》是明代著名医药学家李时珍编撰的医药学巨著，是一部具有国际影响的博物学著作。问世以来，先后刊刻30余次，版本众多，流传甚广，受到历代医家推崇和喜爱。传到日本与欧美多国，先后被译成日、法、德、英、拉丁、俄、朝鲜等10余种文字在国外出版，被誉为"东方医药巨典"。

作为中医学术的重要组成部分，中医四大典籍对人类文明的影响，远远超出中医领域。如《黄帝内经》还是一部伟大的中国传统文化奇书，博大精深，包罗万象，不仅涉及古代朴素的唯物论、辩证法、阴阳五行学说、藏象学说、解剖学、诊断学、病因学、病理学、针灸学、养生学等方面内容，而且涵盖天文、地理、哲学、人类学、社会学、军事学、数学、生态学等领域当时先进的科学成就。《本草纲目》不仅为中国中医药学发展做出了重要贡献，而且对世界自然科学发展也起到了巨大的推动作用，在植物学、动物学、矿物学、化学等方面产生了深远影响。英国著名生物学家达尔文称之为"中国古代的百科全书"。英国近代生物化学家和科学技术史专家李约瑟认为，"明代最伟大的科学成就之一，是李时珍那部在本草书中登峰造极的著作《本草纲目》"，"中国博物学家中'无冕之王'李时珍写的《本草纲目》，至今这部伟大著作仍然是研究中国文化史化学史和其他各门科学史的一个取之不尽的知识源泉"。2011年《黄帝内经》《本草纲目》入选《世界记忆名录》。

中医四大典籍，突出版本甄选、古本辑复、文字校正、经典解读等方面整理研究，整套丛书采用善品堂定制安徽泾县上品纯手工宣纸印刷，传统古法装订，简体竖排，力图在中医古籍原貌恢复、中医经典传世保存和中医文化普及方面有所创新、有所贡献。

古人云，"不为良相，便为良医"。良医悬壶济世，救苦拔难，依靠的是仁心仁术。仁心来源于天地正气，仁术则源自薪火相继的中华智慧。这些智慧的传承发展，凝聚成中医四大典籍这样的医学人文瑰宝。正如习近平主席指出：中医药学是中国古代科学的瑰宝，也是打开中华文明宝库的钥匙。诸君若有心悬壶，请用功于这些经典著作，形成中医理论思维，提高防病治病能力。同时，也可由此门径，探寻中华优秀文化的深厚渊源，为健康中国建设、实现中国梦贡献力量。

第九届、第十届全国人大常委会副委员长、中国文化院院长许嘉璐先生百忙中为《中医四大典籍》作序，我们深表谢意！同时向为此书出版做出贡献的各位朋友致以崇高的敬意！

（原载于《中医四大典籍》2016 年版）

坚持改革开放　建设健康中国

聆听并认真学习习近平总书记在庆祝改革开放40周年大会重要讲话精神，深受鼓舞，催人奋进。总书记全面分析了改革开放的历史意义，系统总结了改革开放取得的伟大成就与宝贵经验，指明了改革开放的发展方向，更加坚定了我们建成小康社会、建设健康中国、建设社会主义现代化国家与社会主义现代化强国的信心与决心。

一、坚持改革开放是健康中国建设的发展动力

习总书记在40周年报告中指出"改革不停顿，开放不止步"，贯穿了改革开放无止境的思想。结合健康中国建设，就必须在完善政策、推进落实上下功夫。40年来，我国人口预期寿命由67.8岁提高到76.7岁，反映了国家经济社会的快速发展与医疗水平的显著提升，更是国家不断深化改革开放的成就体现。习总书记在党的十九大报告中指出"人民健康是民族昌盛和国家富强的重要标志"。提出全面实施健康中国战略，

把人民健康作为全面深化改革，建成小康社会，建设社会主义现代化国家，建设富强、民主、文明、和谐、美丽的社会主义现代化强国坚实基础。《健康中国2030规划纲要》制定了实现健康中国的基本原则是坚持健康优先、改革创新、科学发展、公平公正。在这个原则指导下，切实实现以提高人民健康水平为核心，以体制机制创新改革为动力，以普及健康生活、优化健康服务、完善健康保障、建设健康环境、发展健康产业为重点，把健康融入所有政策，加快转变健康领域发展方式，全方位全周期维护和保障人民健康，大幅提高健康水平，显著改善健康公平的重点任务。只有不断深化改革，才能完成这些任务，实现全民健康水平和预期寿命的有效提高。

二、改革开放促进中医药全面发展

从1978年恢复高考成为一名中医大学生，我经历并目睹改革开放40年我国各行业跨越式发展的历史巨变与国富民强的发展历程，也参与了中医药传承、创新与发展的改革实践。40年来，中医药行业取得令人瞩目的成就：教育、医疗、科研与产业体系渐臻完善，人才队伍能力与水平不断提高，形成一系列标志性成果，为服务民众健康、防病治病做出巨大贡献。从1978年邓小平批示"要为中医创造良好的发展与提高的物质条件"，到2016年国务院《中医药发展战略规划纲要（2016～2030）》颁布、2017年《中华人民共和国中医药法》实施，标志着中医药发展成为国家战略；从青蒿素发现到屠呦呦研究员获诺贝尔生理学或医学奖，以及三氧化二砷治疗白血病、活血化瘀治疗冠心病等一批标志性成果，体现了中医药创新能力的提升；从构建中医医疗体系，向完善中医医疗、养生保健与疾病康复体系、强化提高中医健康服务能力，构建全周期服务民众健康医疗保健体系；从以本科教育为主体，到学士、硕士、博士结构合理、学科齐全人才培养体系完善，形成结构合理的中医药高等教育体系与继续教育体系；从发展中药产业，到保健品、药品、文化、旅游、养生养老等构建中医药健康服务业的转变；从针灸引领中医药国际发展，向中医药全方位服务人类健康的转变。可以说中医药传承创新发展，既受惠于改革开放，也巩固了改革开放成果，成为维护人民健康不可或缺的养生保健、防病治病重要资源。

三、充分发挥中医药在服务民众健康的作用

习总书记重要讲话是新时代中医药改革开放的动员令。2016年国务院颁布《中医药发展战略规划纲要（2016～2030）》，是中华人民共和国成立以来我国政府首次颁布的中医药中长期发展规划，主要目标是要充分发挥中医药"在治未病过程中的主导作用、在重大疾病治疗中的协同作用、在疾病康复中的核心作用"，"协同作用"是中西并重的基本国策，即中西医两种医疗体系优势互补，在重大疾病、疑难病中协同发挥作用，是提高临床疗效的有效途径；"主导作用"与"核心作用"是充分发挥中医药养生保健与疾病康复中独特优势的战略举措。

中医药学蕴含着丰富的中华优秀文化，是人文与生命科学有机结合的系统整体的医学知识体系，体现了人文与防病治病规律相结合，人与自然、形体与精神意识以及脏腑经络官窍和谐统一的动态平衡生命观。建设健康中国要致力发掘中医药在养生保健、疾病防治、健康养老、疾病康复等方面的理论、方法与技术，如中医养生与治未病的早期干预方法、整体调节与个体化诊疗模式，药物与非药物疗法等，能够有效帮助民众维护健康、防止从亚健康向疾病转变，将慢性病控制在发病前，将感染疾病控制在感染前，从而实现不得病、少得病、晚得病、不得大病的目的。

深入学习、认真领会、贯彻落实习总书记的重要讲话精神是我们面临的重要任务。作为中医药专家学者，首先要全面把握新时代改革开放

的精神实质，争做落实讲话精神、勇于改革创新、服务民众健康的先锋示范。其次以讲话精神指导改革开放实践，结合中医药"一带一路"建设，"走出去""引进来"，构建中医药服务人类健康的命运共同体。最后紧紧把握中医药发展机遇、主动迎接挑战、勇于担当，拓宽深化中医药科学研究与服务领域，把人才队伍建设、提高防病治病能力、保障中药质量、有效服务民众健康作为中医药发展的根本出发点，从我做起，为中医药知识普及，发挥养生保健、疾病防治与康复、健康养老等优势作用，为健康中国建设贡献力量。

（原载于《人民政协报》2019 年 1 月 9 日）

中医药事业传承创新发展40年

2018年是我国改革开放40周年，也是我从事中医药事业的40年。在这40年中，自1978年我考入黑龙江中医学院（1996年更名为黑龙江中医药大学）系统接受中医本科、硕士与博士研究生教育，从事博士后研究工作，还先后担任硕士、博士研究生导师、副校长兼医院院长、黑龙江中医药大学校长、中国中医科学院院长以及国家中医药管理局规划财务司司长、科技司司长、中华中医药学会副秘书长等职务，在教育、医疗、科技与管理岗位上深刻体会并见证了改革开放以来中医药发展的历程与实践。曾担任第十一届、第十二届全国政协委员与全国政协教科文卫体委员会委员，多次深入一线调研，为推进中医药事业全面发展建言献策。

改革开放的40年，也是我国中医药事业传承、创新与发展的40年。40年来，中医药行业取得令人瞩目的成就——教育、医疗、科研与产业体系渐臻完善，人才队伍能力与水平不断提高，形成一系列标志性成果，为防病治病、服务民众健康做出巨大贡献。回顾40年中医药事业的发展历程，我认为突出成绩可以概括为以下六个方面的根本性转变。

一、中医药发展，从国家重视上升为国家战略

我参加高考的1978年，正是"文革"结束、百业待兴的历史时期。中发〔1978〕56号文是"文革"后党中央为中医工作颁发的纲领性文件，邓小平同志亲笔批示"要为中医创造良好的发展与提高的物质条件"，这是我国中医事业走向恢复发展新起点的标志。此后，国家相继颁布多份文件扶持促进中医药事业发展：1996年《中共中央、国务院关于卫生改革与发展的决定》颁布，对于中医事业走向全面振兴发展，具有里程碑意义；2003年10月《中华人民共和国中医药条例》颁布实施，2009年国务院颁布《关于扶持和促进中医药事业发展的若干意见》（国发22号文），为促进中医药事业发展发挥了重要作用；2015年国务院办公厅颁发《中医药健康服务发展规划（2015～2020）》《中药材保护与利用发展规划（2015～2020）》，全面规划中医药健康服务重点任务与中药材保护、利用与质量保障的发展战略；2016年国务院发布的《中医药发展战略规划纲要（2016～2030）》，是中华人民共和国成立以来国家首次颁布的中医药15年中长期发展规划，全面规划了中医药发展方向、战略重点与主要任务；2016年中共中央、国务院发布《健康中国2030规划纲要》，首次从国家层面提出健康领域中长期战略规划；2017年7月《中华人民共和国中医药法》颁布实施，形成中医药保护与促进、继承与创新、规范与发展的法律保障，实现依法保障促进中医药发展的历史跨越。

可以看出，国家对中医药事业传承发展的支持力度逐步加大，实现了从最初的重视发展到上升为国家战略根本性转变。正如习近平总书记所指出"中医药学是中国古代科学的瑰宝，也是打开中华文明宝库的钥匙"，中医药事业的传承、创新和发展，既受惠于改革开放，也巩固了改革开放的成果。

二、中医药教育从本科教育为主的人才培养模式，向完善高等中医药教育体系、全方位人才培养格局转变

1977年恢复高考后，中医药人才培养以本科教育为主体。1978年，全国只有中国中医研究院等几所中医院校招收硕士研究生；1983年，国家批准3所中医院校招收博士研究生；到2018年，全国已有25所中医院校招收博士生，中医药人才培养实现了本科、硕士、博士层次分明、结构合理、多学科协同发展的局面，中医药高等教育体系建设得以完善。

在院校教育基础上，中医药继续教育也得到持续发展。如国家开展六批全国老中医药专家学术经验继承工作，通过四批全国中医优秀临床人才研修项目，培养一大批中医临床一线骨干力量；评选三届国医大师90名、全国名中医100名、教学名师60名，大力弘扬"大医精诚"精神。这些举措，实现了中医药人才培养以高等教育为主体与突出中医药人才成长规律的多元化培养相结合的格局，更大范围吸纳优秀中医药人才发展中医药事业。

三、中医药服务以构建中医药医疗体系，向强化中医药服务能力、完善中医医疗、养生保健与康复体系及构建全周期服务民众健康体系转变

20世纪80年代，国家启动7所省级中医医疗机构重点建设项目，进入新世纪又相继启动地市中医院建设项目与县中医院建设工程，形成全面加强中医医疗机构条件建设格局，中医医疗机构基本建设、设备条件得到明显改善。目前，全国有中医类医院4566个，中医类门诊部、诊所49632个；全国中医药卫生人员总数达66.4万人，其中中医执业（助理）医师52.7万人，中药师（士）12.0万人；全国中医医疗卫生机构总诊疗达

10.2亿人次，出院人数3291万人。

通过条件建设显著提高了中医药防病治病能力。以基层中医能力提升为例，其也是发展中医、服务民众健康的关键。"十二五"期间，国家中医药管理局等部委启动基层中医药能力提升工程，有效推进基层中医药能力建设。作为全国政协委员，2012年我牵头提交的"加强中医基层能力建设"提案获全国政协优秀提案奖。2017年末，我国提供中医服务的社区卫生服务中心已经占到同类机构的98.2%。在社区卫生服务站、乡镇卫生院、村卫生室，提供中医服务的机构占比分别为85.5%、96.0%和66.4%，基层中医药发展的活力逐步加强。

近10年来，国家还相继启动中医治未病工程和中医康复专项，加强中医药养生保健服务能力建设，全面构建中医药健康服务体系。与此同时，国家注重发挥中医治疗突发性传染性疾病作用。如2003年中医药防治SARS作用得到WHO的认可；中医药治疗甲流、手足口病疗效确切，治疗艾滋病等也取得可喜进展，标志着中医药防治突发传染病的能力显著提升，中医药防治传染病的体系渐臻完善。

四、从青蒿素发现到屠呦呦获得诺贝尔生理学或医学奖，中医药创新体系得以完善，中医药引领科技创新发展的局面得以显现

1978年10月，青蒿素抗疟研究课题获全国科学大会"国家重大科技成果奖"。1982年，屠呦呦研究员以抗疟新药——青蒿素第一发明单位第一发明人的身份，在全国科学技术奖励大会上获发明证书及发明奖章。2015年，屠呦呦研究员以发现青蒿素获诺贝尔生理学或医学奖，实现了诺贝尔奖设立115年来中国本土科学家获诺贝尔自然科学类奖的历史突破。2016年，屠呦呦获国家最高科技奖，2018年被授予"改革先锋"，2019年被授予"共和国勋章"，这对于中医药人而言是至高无上的荣誉和鼓励。

几十年来，一批以中医药为源头的科技成果，如三氧化二砷治疗白血病、小檗碱治疗代谢性疾病等也得到国内外医学界认可。从2003年陈可冀院士以活血化瘀系列研究首次获国家科技进步一等奖，到近5年中医药成果获国家科技进步一等奖5项，体现了中医药是我国具有原创优势的科技资源，标志着中医药科技创新成果服务民众健康的历史跨越。

与此同时，中医药研究机构的数量增加和能力明显提升。如遵循中医药发展规律，国家资助建设的首批23所国家中医临床研究基地建设任务基本完成，第二批17所国家中医临床研究基地建设项目全面启动，这些项目在中医优势病种临床研究方面取得可喜进展；由中央资助启动10所省级科研机构与100所地市中医院创新能力建设工程，立足全面提升中医药创新能力；目前，全国中医类研究机构已达45所，中医药创新体系建设渐臻完善，中医药科技创新能力显著提高。

五、中药产业，从防病治病向文化、养老、旅游等全方位健康服务转变

2017年，我国中药工业产值突破8000亿元，中药健康产业规模近2万亿元，其产业范围覆盖药品、保健品、文化、旅游、养老等方面，基本体现了民众生命全周期的健康服务。中医药健康产业既关乎民生福祉又影响经济发展，受国家政策影响较大。我国中药工业产业的稳步可持续发展，与国家经济发展和政策支持密不可分。如正在全面推进的第四次全国中药资源普查，已完成全国31个省（区、市）1332个县的资源普查，今年还将重点推进710个县的普查工作。这项工作，既为中药资源保护与可持续利用夯实基础，也为中药产业健康发展建立长效机制提供重要保障。同时，国家推进的重大新药创制中药研发、中药标准化行动、中药炮制工程等，在促进中药新药研发、提高中药疗效与保障中药质量方面发挥了重要作用。

结合落实中医药法，2018年国家中医药管理局发布《古代经典名方目录》（第一批），国家药品监督管理局发布《古代经典名方中药复方制剂简化注册审批管理规定》，依法保障中医经典名方研发新路径。2017年公布首批国家中医药健康旅游示范区创建单位15家，2018年发布第一批国家中医药健康旅游示范基地创建单位73家，展示了中医药康养产业蓬勃发展的新局面。

六、中医药对外服务，从医疗服务向为人类健康服务转变

目前中医药已传播到183个国家和地区，我国与外国政府、地区和国际组织已签订80余项中医药合作协议，获得世界范围内的广泛认可。如中医药先后在澳大利亚、加拿大、奥地利、新加坡、越南、泰国、阿联酋和南非等国家或地方政府立法；2008年WHO《针灸临床研究指南》颁布，90%以上的穴位采用中国标准；2011年《黄帝内经》《本草纲目》成功入选《世界记忆名录》，"中国针灸"入选《世界非物质文化遗产名录》，对世界范围内传承、保护与利用中医药起到积极作用；2018年，传统医药（中医药）纳入《国际疾病分类》（ICD11），实现了中医疾病分类与诊断走向世界的历史突破。

党的十八大以来，以习近平同志为核心的党中央，提出一系列医药卫生工作的重大科学决策与发展中医药事业的重大措施，得到政府各部门、各省市与社会各界的积极响应，形成通力合作、共同推进的自觉行动。如国家有关部门协同出台"中医药科技创新""中医药健康旅游""中医药健康养老""中医药健康服务与互联网融合"等指导意见，部分省市提出建设中医药强省、大省战略、中医药健康服务发展战略等，这些既是中医药发展取得显著成效的宝贵经验，也是中医药服务健康中国建设的不竭动力。

"人民健康是民族昌盛和国家富强的重要标志。"总结成绩的同时

我们还需要看到，当前民众健康需求与中医药发展不平衡不充分的矛盾还比较突出。如中医药主体传承创新能力与防病治病能力有待提高，中医药人才队伍、研究平台与中医药知识普及亟待加强，中医药养生与康复的优势作用尚未得到充分发挥等。因此，对于落实健康中国战略，发挥中医药服务人民健康的作用，有四点建议：

第一，必须强化人人是维护健康第一责任人的意识，切实从被动治病向主动维护健康转变，全面提高国民健康素养与水平，充分发挥中医药治未病的主导作用、重大疾病治疗的协同作用、疾病康复的核心作用，形成人人享有中医药服务的发展格局。

第二，大力营造中医药发展的良好环境，全面推进中医药法落实，依法保障中医药在服务民众健康中全面发展，形成了解中医、享受中医、发展中医的社会风尚。

第三，落实中医药事业发展的政策机制，遵循中医药发展规律，推进中医药保护、传承与利用，全面提高防病治病与科技创新能力，大力推进中医药知识普及传播，为民众健康提供全方位全周期的优质服务。

第四，深化中医药教育教学改革，大力培养体现中医全科优势、科学与人文融合、面向基层的中医药人才，着力解决中医药优势人才资源不足与基层人才短缺的现状，为健康中国建设、为实现社会主义现代化强国的目标贡献力量。

（原载于《人民政协报》2018 年 7 月 14 日）

推动中医药健康服务发展

日前，国务院办公厅印发《中医药健康服务发展规划（2015～2020年）》（以下简称《规划》），为使广大读者与业界人士更加清晰地理解这份文件的含义与影响，曹洪欣教授就该《规划》进行了权威解读。

1.国务院为何要在此时出台这个文件？有什么重要意义？

中医药健康服务需求广泛，发展迅速，涉及众多领域。国务院出台这个文件，对明确中医药健康服务定位、发展目标与重点任务、完善发展政策与保障措施等意义重大。

中医药健康服务是运用中医药理念、方法、技术维护和增进人民群众身心健康的活动，主要包括中医药养生、保健、医疗、康复服务，涉及健康养老、中医药文化、健康旅游等相关服务。

建成小康社会与健康中国建设必须实现全民健康的基本目标，中医药作为我国独具特色的医疗卫生与健康服务资源，在养生、保健、医疗与康复等方面，以及养老、旅游、文化等领域，对维护民众健康具有不可替代的作用。国务院办公厅印发《中医药健康服务发展规划

（2015～2020年）》，是落实2013年国发40号文《国务院关于促进健康服务业发展的若干意见》任务一项重要举措。对于深化医改，发挥中医药在防病治病与提高全民健康素质等方面具有积极作用。同时，对促进养生养老、健康旅游、文化产业、科技服务业发展，以及推进"大众创业、万众创新"战略实施具有重要意义。

2.该《规划》，是否为我国首个由国家层面制定出台的关于中医药健康服务的发展规划？如果是，这意味着什么？

《规划》是我国首个由国家层面制定出台的关于中医药健康服务的发展规划。我认为具有四方面作用：第一有利于进一步发挥中医药在健康服务中的作用；第二有利于以健康为主体的医疗卫生发展战略的推进；第三有利于拓宽健康服务领域，构建具有中国特色的健康服务体系；第四有利于促进全民身心健康，加快建成小康社会与健康中国的建设。

3.《规划》中最突出的亮点或特点是什么？

我认为最突出的亮点或特点可概括为四个方面：一是构建以人为本的健康服务链，促进动态把握人体健康与疾病的生命过程，提高健康质量；二是发挥中医药养生保健特色优势，完善中医药健康服务体系建设；三是推进政府引导、发挥市场对资源配置的决定作用，从政策导向上，调动社会力量发展中医药健康服务积极性和创造性。四是完善政府监管、行业自律的中医药健康服务质量保障体制机制。

4.对七大重点任务布置的深入分析。

《规划》中确定了七项重点任务。我想重点从两个方面举例分析如下：

在中医养生保健服务能力建设方面。在支持相关机构建设、规范服务项目、注重健康管理的基础上，一方面注重个人在健康促进中的作用，提高全民主观追求健康的意识和能力；另一方面体现重心下移，构建社区、家庭、个人协调互动的健康服务模式。同时强化中医"治未病"理念指导下的方法、技术、标准与产品的研发和应用，大力推广中医养生保健理论与实践，达到不得病、晚得病、少得病的目的。

在发展中医药健康养老服务方面，注重医养结合，创新服务模式。一是创新特色养老机构，如在疗养院、护理院等开展中医药防病治病服务；二是强化中医医疗机构在老年病防治中的作用，在二级以上医院加强老年病科室与老年慢病治疗能力建设；三是发展养老服务新业态，如推进中医特色老年人健康管理、开展社区与家庭中医药健康养老服务等。四是发挥中医药院校作用，加强适应中医药养老服务业需求的技能型人才培养。

5.《规划》提出的各项目标任务将如何落实？

落实《规划》提出的目标任务，一是强化政府责任，发挥各地区中医药管理部门的牵头与多部门协调推进机制，制订实施方案，确保七项重点任务完成与主要目标的实现。二是注重市场驱动，《规划》提出的各项政策性支持与全民健康需求，有利于调动社会资本投入、促进中医药健康服务业发展。三是突出属地化管理与行业自律机制的建立，保障中医药健康服务任务落实、质量保障与水平提高。

（原载于人民网 2015 年 5 月 8 日）

发挥中医药在健康中国建设中的作用

　　党的十八届五中全会首次提出"推进健康中国建设"的目标，该目标的提出说明我国从疾病防治向全民健康发展的战略转变。2016年8月19日，中共中央召开的全国卫生与健康大会全面部署了健康中国建设的重点任务。一周后，中共中央政治局审议通过《健康中国2030规划纲要》。党的十九大，习近平总书记在报告中明确提出"实施健康中国战略"，强调指出"人民健康是民族昌盛和国家富强的重要标志"。

　　健康中国建设成为加强社会主义现代化建设的一个重要战略。总书记报告指出"要完善国民健康政策，为人民群众提供全方位全周期健康服务"，那么应该完善哪些政策，这些政策如何支撑"为人民群众提供全方位全周期的健康服务"的主要任务？报告中还提出"坚持中西医并重，传承发展中医药事业"。"坚持中西医并重"是我国国策，那么怎样传承发展中医药事业才能更好地在健康中国建设中发挥作用呢？这些问题是摆在我们面前的重要任务。

　　实施健康中国战略为建成小康社会，建设社会主义现代化国家，建设富强、民主、文明、和谐、美丽的社会主义现代化强国奠定了坚实的基础。因为没有人民的健康、国家的富强，中国梦的发展目标就不可能实现。

《健康中国2030规划纲要》制定了实现健康中国的基本原则：坚持健康优先、改革创新、科学发展、公平公正。在这个原则下真正实现以提高人民健康水平为核心，以体制机制创新改革为动力，以普及健康生活、优化健康服务、完善健康保障、建设健康环境、发展健康产业为重点，把健康融入所有政策，加快转变健康领域发展方式，全方位、全周期维护和保障人民健康，大幅提高健康水平，显著改善健康公平的任务。其中，"把健康融入所有政策"与十九大报告中提到的"完善国民健康政策"相对应。政策得到完善，就能为"全方位全周期保障人民健康"创造条件。如何理解报告中提出的"全方位全周期"？既然"把健康融入所有政策"，全方位就应该是无论教育、科技、文化、环境、社会保障等各个领域，都要围绕为人民健康提供服务。至于全周期，从中医的角度讲，指的是从胎儿孕育到出生，人的生、长、壮、老、已的整个生命周期都应该享受到健康服务。同时十九大报告强调"坚持预防为主，深入开展爱国卫生运动，倡导健康文明生活方式，预防控制重大疾病"，这些举措为人民不得病、少得病、晚得病、不得大病创造了有利条件，为实现人民健康打下了坚实基础。

为了更好地发挥中医药在健康中国建设中的作用，2016年国务院颁布《中医药发展战略规划纲要（2016～2030）》（以下简称《纲要》），这也是中华人民共和国成立以来我国政府首次颁布的中医药中长期发展规划，其基本目标是发挥中医药治未病的主导作用，中医药治未病就是未病先防、既病防变、病后防复的一个养生保健过程。《纲要》指出，要充分发挥中医药"在治未病过程中的主导作用、重大疾病治疗的协同作用、疾病康复中的核心作用"。其中，"协同作用"是指中西并重的基本国策，即中西医两种医疗体系应该优势互补，在重大疾病、疑难病中协同发挥作用；"核心作用"是指要发挥中医药在疾病康复中具有的独到优势。2017年7月1日《中华人民共和国中医药法》颁布实施，则从法制角度保障了中医药更好地为人民健康服务，为健康中国建设的发展方向提供法律保障。

要发挥中医药在健康中国建设中的作用，就应该发掘中医药在"全方位全周期保障人民健康"方面的优势。中医药是我们国家、民族创造的一门自然学科，体现了医学和人文的相结合，也是人与自然、形体与精神意识的和谐统一的系统整体的医学知识体系。因此，我们要充分发掘祖先留下的宝贵中医药知识在养生保健、疾病防治、健康养老、疾病康复等方面的优势作用。以中医养生与治未病的早期干预为例，中医对人的诊治是一个动态平衡的过程，强调根据内在脏腑功能的变化对人体整体进行调节，以达到平衡的状态，而不是头痛医头、脚痛医脚。更为重要的是，中医讲究辨证论治，根据人体的精神意识、思维活动、人体外在表现、舌象脉象变化等来进行个体化诊疗。通过倡导养生保健、个体化诊疗，能够有效帮助人们防止人身体从亚健康向疾病转变，将慢性病控制在发病前，将感染疾病控制在感染前，从而实现不得病、少得病、晚得病、不得大病的目的。

健康中国建设应该从我们每个人做起，在了解中医对生命、健康和疾病认知与中医养生原则的基础上，采取必要的方法维护自身健康，本身也是在落实十九大对于"实施健康中国战略"的要求，是在推进《健康中国2030规划纲要》《中医药发展战略规划纲要（2016~2030）》的实施，也是为建设健康中国贡献力量。

人人享有健康是国家的责任、社会的责任、家庭的责任，更是自己的责任。我曾发表过《健康中国人人有责》《健康中国从我做起》与《健康中国从家庭做起》等文章，也是作为全国政协委员的部分提案，目的是唤起民众维护健康的责任意识。每一个家庭中都应该有一个能够负起责任的健康管理员、监督员，这种做法不但能强化健康管理员本人的责任意识，还能及时发现各个家庭中存在的健康问题并及时解决问题。比如亚健康状态，只要及时调整治疗，就不会发展成疾病。最近北京市因为感冒咳嗽造成肺部感染的患者特别多，早期症状表现为咳嗽、咳痰，持续两三天以后开始发烧、嗓子疼，接着就住进医院。如果家庭中能有这么一位健康管理员，就能在咳嗽的阶段及时去找中医进行中药治疗，两三副中药即可痊愈，省去了住院治疗多遭罪及多花费的过程。小病在家调理，大病才进医院，争取在一般的门诊看病就达到治愈的目的，及时把个人健康维护在一个良好的状态，这样就能够很好地实现建设健康中国的目标。设立健康管理员的办法，提高个人对健康的责任意识，在单位团体也同样适用，如果单位团体的领导能够担当这一角色，在维护职工健康、促进社会发展方面往往能取得意想不到的效果。

健康中国战略的实施，要求传承和发展中医药事业，这就对中医药工作提出了更高的要求，作为中医药人一定要树立坚定的理论自信、实践自信、学术自信。理论自信就是要对中医理论指导养生保健、防病治病充满自信。实践自信就是要重视自己、家庭及周围人的健康状况，把中医药知识运用到生活中去，切实维护大家的健康。比如我学习中医30多年，一直长期坚持用中医药帮助身边的人调理身体，使许多朋友、患者都有过很多年不住医院治疗的经历；还在自己的家庭中充当起了健康管理员、监督员的角色；这就是实践自信，能够用中医理论指导实践，为自己、家庭及社会带来健康。学术自信就是通过理论实践不断发掘中医药的宝贵精华，不断提高中医药防病治病的能力，使中医药能够更好地为人民健康服务。

随着党的十九大提出"实施健康中国战略"与《健康中国2030规划纲要》的实施，标志着我国的医疗卫生健康模式逐渐由过去的疾病治疗向健康维护转变。这种转变要求中医药人不断发掘、拓宽、深化中医科学研究、服务领域及人才培养。如去年部分中医院校扩展了中医养生保健专业、中医康复专业，专业领域的人才培养可以让人们加深对中医药的了解和信任，同时也寄托中医能满足人民健康的美好需求。虽然现在养生保健行业还比较混乱，但是相信随着社会的进步、社会治理体系与治理能力的提高，乱象终会得到遏制，养生保健给人民健康带来的福祉会越来越凸显。

中医药只有做到有效的服务民众健康，才能在建设健康中国中发挥应有作用，也才能得到更好的发展，同时从服务国民到逐渐走向世界，服务人类健康。"一带一路"倡议的实施，为中医药国际发展提供机遇，要积极推进中医药走向世界，造福全人类。在服务人类健康过程中，中医药传承中华优秀文化的作用彰显，为中华民族的伟大复兴奠定基础、贡献力量。

落实十九大精神，推进"健康中国战略"各项任务的实施，建设具有中国特色社会主义特色的医疗卫生保健服务体系，形成相应的中医药全科队伍与中医药质量保障体系，才能更好地为人民健康服务。同时，每个人都应掌握必要的中医药知识来把握自身的健康状况，维护自己的健康，进而维护家庭、社会的健康，形成合力，为健康中国建设贡献力量。

全面实施健康中国战略，对医务工作者和中医药工作者来说都是必须承担重大的责任、艰巨的任务。因为真正提高国人的健康素养、达到形体健康和精神健康，是构建良好社会环境、促进经济社会发展的关键，也是建设富强、民主、文明、和谐、美丽的社会主义现代化强国的基础。

党的十九大报告提出中国特色社会主义进入新时代的重大判断，中医药也同时迎来了一个全面发展的新时代。适应新时代发展，我们要全面落实习近平总书记指出的"切实把中医药这一祖先留给我们的宝贵财富继承好、发展好、利用好"，让中医药为国民健康、国富民强、构建人类健康命运共同体发挥更大作用。

（原载于北京市讲师团宣讲家网 2017 年 12 月 21 日）

推进中医药文化创造性转化创新性发展

习近平总书记指出，中医药学是中国古代科学的瑰宝，也是打开中华文明宝库的钥匙。中华文明宝库蕴含着深厚的哲学思想、文化知识与经济社会资源，凝聚着丰富的中华传统文化精华，是中华民族的血脉和灵魂。中医药理论的形成与发展及其历代名著的问世，既汲取当代中华文化的先进理念，又有机地结合对人的生命与疾病发生发展规律的认识，有效地保障中华民族的生生不息、繁衍昌盛，为传承弘扬中华优秀传统文化发挥了重要作用。

一、中医药文化的历史价值与作用

中医药根植于中华文化，中医药文化是中华优秀传统文化不可分割的组成部分。中华传统文化是中医药理论产生、形成与发展的基础，深受中国古代哲学思想的影响，是一种生命文化，是有关生命与疾病的认知文化。中医药理念与《周易》相通，注重人体"象"与"道"的把握，融入儒、释、道文化精华，吸收历代自然科学成果，形成人文、生命与疾病防治规律相融合的医学知识体系。

中医药文化是中医药学发生发展过程中形成的精神财富和物质形态的总和，是几千年来中华民族认识生命、维护健康、防治疾病的思想和方法体系，是中医药理论与实践的内在精神和学术基础，充分展示中华优秀传统文化的当代价值与世界意义的精髓。如中医认为人体内外是一个有机的整体，"天人合一"指自然界和人是一体的，相互联系、相互影响；"形神统一"就是说人不是单独存在的形体，还有"神、魂、魄、意、志"，包括精神、意识、思维活动等；"脏腑和调"即脏腑、气血津液、经络、体窍的协调平衡，共同维持着人体的生命活动。中医诊疗理念不是对抗治疗，而是讲究中和、协调人与自然、形体与精神和脏腑气血经络平衡，调动人体自身的抗病能力而防病治病。如中医治疗肿瘤，不仅是单纯抗肿瘤，而且是调动人体正气抑制肿瘤发展，实现带瘤生存、提高生活质量的目的，这是中医药文化和西医治疗理念的不同。

中医药文化贯穿于其理论与实践中，如中医学"治未病"的早期干预思想、以人为本的个体化诊疗模式，以及整体调节、扶正祛邪、急则治其标、缓则治其本的治疗观念等在防病治病中具有疗效确切、不可替代的作用。推进中医药文化知识的传播，是弘扬中华优秀文化、服务健康中国、维护人类健康、促进中华民族的伟大复兴的战略选择。

二、中医药学是打开中华文明宝库的钥匙

几千年来中医药学不断汲取历代中华文化精华，有效与人的生命和疾病防治规律相结合，形成了人文与生命科学相融的系统整体的医学知识体系。一方面理论与实践至今有效地指导着人们的养生保健、防病治病；另一方面蕴含着丰富的中华优秀传统文化，凝聚着中华民族从传统走向现代过程中维护健康、抵御疾病的人文与科学智慧。

核心内容主要体现在：第一，中医药是中华优秀文化的宝贵资源。中医药学把中华优秀文化与健康维护的实践有机结合，升华了中华文化内涵，形成鲜明的中医药文化特色。如生、长、壮、老、已的动态生命观，阴平阳秘的平衡观，以及整体调节、扶正祛邪、疏通经络的治疗法则等，有效地升华了中华优秀传统文化的内涵。第二，中医药是中华优秀传统文化的重要载体。在防病治病实践中，传播与弘扬中华优秀文化。如"仁者寿"的道德健康理念、"医乃仁术"的医德观、"大医精诚"的职业追求等。第三，中医药是中西文明对话的窗口。西学东渐对中华文化的冲击，民族文化自信与自觉丧失，中医药以包容的胸怀，通过中西汇通、中西医结合吸取西医科学理念，并没有被西医淹没，在现代化时代，其理论与实践不断丰富发展，自觉走向世界，在服务人类健康中逐渐被世界人民认可而发挥其应有作用。第四，中医药是传统知识创新的优势领域。如青蒿素治疗疟疾对人类的贡献——屠呦呦研究员获诺贝尔生理学或医学奖、三氧化二砷治疗白血病、黄连素治疗代谢性疾病等均源于中医药，中医药治疗慢性病、疑难病、肿瘤与突发性疾病的作用，彰显中医药知识创新的优势领域。

三、发掘中医药精华为人类健康做贡献

在全面深化改革、建成小康社会、建设健康中国的伟大实践中，不断完善中医药事业发展的政策和机制，推进中医药知识保护、传承与利用，坚持中医药主体发展与协同创新，不断丰富发展中医药理论与实践，提高防病治病能力，创新中医药医疗保健服务模式，满足人民不断增长的维护健康与医疗保健需求。

运用传统方法与现代科学技术发掘中医药宝库精华，发挥中医药"治未病"养生养老、亚健康调理以及防治慢性病、疑难性疾病、突发传染性疾病与疾病康复的优势作用。推广中医药文化知识，提高中医药

知识的认知度，营造了解中医药、享受中医药的良好社会氛围，引导民众应用中医药防病治病的技术和方法，达到不得病、少得病、晚得病与不得大病重病的目的，使中医药在民众养生保健与医疗服务中发挥更大作用。

加强中医文化资源开发利用，研发新型文化产品，打造中医药文化品牌，促进中医药文化产业发展。加强中医药文化普及基地建设，发挥新传媒作用，在养生保健、防病治病、疾病康复、旅游养老等方面，为民众提供全方位全周期的健康服务，推进中医药文化多元化、创造性转化与创新性发展。

立足国家利益，服务人类健康，以中医药服务"一带一路"建设为契机，全面规划中医药国际发展战略，拓宽中医药走向世界的领域与途径，展示中医药的安全性、有效性、科学性、特殊性及其与西医药的互补性，使中医药在服务人类健康中促进中华优秀文化的广泛传播。同时有计划地在国外建设一批高水平中医临床基地，构建中华优秀传统文化可持续传播平台；充分利用现代信息技术和网络技术，借助新媒体、国际会议等，促进中医药知识与中华优秀文化广泛传播。加强中医药世界非物质文化遗产和世界记忆工程的保护与利用，建设国家中医药博物馆，推进《中华医藏》编撰，着力培养一批临床能力强、科研水平高、具有对外交流能力的人才队伍，为中医走向世界、弘扬中华优秀传统文化奠定坚实基础。

围绕落实《中医药发展战略规划纲要（2016～2030）》《健康中国2030规划纲要》各项重点任务与主要措施，依靠《中医药法》，完善中医药文化全面发展的保障机制与措施，把中医药学是打开中华文明宝库的钥匙精神落到实处。以历史的责任感和使命感，推进中医药走向世界，弘扬中华优秀文化，在服务人类健康中，形成文化认同与共识，为实现中华民族的伟大复兴贡献力量。

（原载于《人民政协报》2018 年 8 月 29 日）

传承和弘扬"大医精诚"精神

　　"大医精诚"一词出自隋唐名医孙思邈所著《备急千金要方》。孙思邈在著作开篇以单独篇章提出"大医"必备素质，从博学精勤、仁慈恻隐、澄神定志等方面阐述了"大医精诚"的丰富内涵，被后世奉为医生道德医术修养的圭臬。"大医精诚"是高尚医德、精湛医术的集中体现，是中华优秀传统文化的一部分。

一、"大医精诚"理念的形成

　　"大医精诚"理念是在隋代分裂统一的社会背景下，基于民众对政策开明、律法完备、社会公德的需求，将儒、释、道优秀文化及先贤诸家先进思想兼容并蓄，并结合当时医学发展现状与需求而产生的。

（一）隋唐时期社会政治、经济的影响

　　孙思邈主要生活在隋代至唐代前期，《备急千金要方》约在唐高宗

永徽三年（652年）成书，其学术思想的形成受隋唐时期社会政治和经济情况的重要影响。隋代结束了近300年的分裂局面，隋唐时期国家在政治、经济、文化等方面都进行了巨大变革。"仓廪实而知礼节，衣食足而知荣辱"，国家逐步繁荣昌盛，民众道德意识日益增强，有志之士著书立说呼吁德行回归，加之政治开明，律法完备，对德行具有一定约束和引导作用。同时，社会也需要道德意识的提升来促进繁荣稳定。医学作为关乎性命的"至精至微之事"，断不能求"至粗至浅之思"。孙思邈正是在这种社会背景下，提出"大医精诚"理念，并作为其著作中论医德和医生行为的开篇之作。

（二）隋唐时期医疗制度及相关律法的影响

隋唐时期，医疗制度和机构快速发展，成立制度严谨的行医和授业机构太医署。《宋大诏令集》辑录隋朝历史，有"医术优长者……以实太医之署"的论述，从业人员分工也逐渐明确。至唐朝太医署职能更加清晰，制定《医疾令》等相关律法文书，不仅有教育分科、教学方法、药物管理、公费医疗等方面律条，还有严苛的教学考试、升级制度及违法行为制裁制度，并对医师欺诈、法医检验不实等均有明确处罚条例。《唐律疏议》载："诸医违方诈疗病，而取财物者，以盗论。"这些严明律法促进医疗从业人员的道德医术的提升，"大医精诚"理念正是基于此形成的。

（三）儒、释、道与先贤思想的影响

隋唐时期盛行学习北齐、北周，以儒为本，道、释为辅，三教齐立，对民众的思想、德行产生重大影响。孙思邈年幼"善谈庄、老及百家之说，兼好释典"。"精诚"一词出自《庄子·渔父》"真者，精诚之至也，不精不诚，不能动人"。"大医精诚"篇中贯穿"仁"的理念是儒家思想的核心，而"澄神内视""人行阳德，人自报之""大慈恻隐之心""普同一等"等继承了道、佛思想。

《伤寒杂病论·序》载"怪当今居世之士，曾不留神医药，精究方术""但竞逐荣势，企踵权豪，孜孜汲汲，惟名利是务，崇饰其末，忽弃其本"。张仲景谈及宗族因伤寒病死亡骤多，良医难求，而"勤求古训，博采众方"，精究医药，以神农、黄帝、扁鹊、仓公等医家为楷模。孙思邈深受先贤思想的影响，在《备急千金要方》序中大段引用仲景之言，"大医精诚"篇与之遥相呼应，"博采群经，删裁繁重，务在简易"，著成《备急千金要方》。"大医精诚"理念的形成深受儒、释、道思想以及先贤医家优秀思想的影响，是时代背景下个人修养与优秀文化智慧相结合的集中体现。

二、"大医精诚"精神的现实意义

孙思邈"大医精诚"篇被称为"东方的希波克拉底誓言"，从"博极医源、精勤不倦"的学习方法，到"先发大慈恻隐之心"的为医态度，再到遇到患者"澄神内视，不皎不昧"的诊疗方式，为医疗卫生从业人员提供切实的成长方法。篇中对医生的若干劝慰和要求足以作为整个医学从业人的德行准则。"大医精诚"思想精髓涉及医生的行为规范，强调对人的关怀和重视，对于提高医疗从业人员素质和水平，发扬我国传统优秀文化、造就大医及改善医患关系乃和社会风气具有重要作用，是促进健康中国建设的优秀文化动力。

习近平总书记指出，"文化自信，是更基础、更广泛、更深厚的自信""不数既往，不能知将来；不求远因，不能明近果"。中华优秀传统文化是中华民族的精神命脉。在大力倡导文化自觉与文化自信的当代，弘扬"大医精诚"的医德医术风范，构建良好的医疗保健环境，是实现健康中国建设目标的关键。

当今抨击国人素质的文章不断出现在各杂志、网络上，国人也在不断寻求改变之法，然道德和与之相应的行为规范的产生并非一朝一夕。个人素质修养尚不可一蹴而就，国家和民族的核心价值观更需几代人来沉淀，只有在一定的物质文化氛围中，才可养成一种德行习惯。我们儿时熟背"先天下之忧而忧"等篇章，倘若诸如"伤寒论序""大医精诚"等医学篇章也能成为儿时诵读篇目，熟烂于心，将会是怎样的一种劝诫。孙思邈"大医精诚"是站在人文乃至哲学高度，在汲取先贤诸家和儒、释、道优秀文化思想的基础上强调诸如精学、慈心、澄神等优秀德行，是为"大医"之道，更是可治国平天下的"大儒"之道。

建设健康中国，需要坚持文化自信，汲取优秀中医文化。正如《中国的中医药》白皮书指出："孙思邈提出的'大医精诚'，体现了中医对医道精微、心怀至诚、言行诚谨的追求，是中华民族高尚的道德情操和卓越的文明智慧在中医药中的集中体现，是中医药文化的核心价值理念。"因此，倡导把"大医精诚"精神作为国家文化建设策略，以设立"大医精诚日"为国家医药卫生行业德行约束提供有效载体；其次，增加医药卫生环境正能量，树立"大医精诚"社会风尚，培养尊医重人的社会风气；同时考虑把"大医精诚"相关内容纳入医药卫生人员就职宣言，制度上引导医务人员毕生追求"大医精诚"精神。

中医药人有责任继承、弘扬"大医精诚"的优秀文化，在维护民众健康的同时，促进中医精神在健康中国建设中不断发扬光大。

（原载于《中国中医药报》2017 年 8 月 25 日）

学习中医知识有利于维护健康

在古代，中医不仅是治病救人的职业，凡是仁人志士都要懂些中医知识，所谓"文人通医"。张仲景在《伤寒论》序中讲："怪当今居世之士，曾不留神医药，精究方术，上以疗君亲之疾，下以救贫贱之厄，中以保身长全以养其生。"古人把自己和家人的养生保健看作应尽的义务，而不是简单推给医生或医院。

随着经济社会的发展，医院的诊疗技术越来越好，大医院特别注重先进仪器设备的引进，社会上普遍把诊疗设备状况作为衡量医院水平的标志，似乎仪器设备能解决人们健康需求的所有问题。然而恰恰相反，设备越好，费用高，病人健康需求与费用升高的矛盾日益突出。医院不可能解决人们健康需求的所有问题，简单把健康交给医院、交给医生，而不是自我自觉行动是最大的失误。

健康中国，人人有责，必须强化人人是健康维护第一责任人的理念，了解必要的中医知识，把维护健康作为个人的自觉行动，才能不断有效提高人们健康水平和预期寿命。如果把我们的生命之本——身心健康依附他人，期望医疗行为解决自己健康的所有问题，而不是从我做起，从养生保健做起，不仅是一件很愚蠢的事，而且这也意味着对自己身心健康维护的责任缺失。一旦生病就像束手就擒的俘虏，完全失去应对能力，特别是当医疗无效时，更加焦虑、不知所措、甚至无奈而绝望，或把责任全部推脱给医生，真是不可思议。

随着中华文化的自觉与自信，中医防病治病的理论与实践优势更加凸显，《内经》云："恬淡虚无，真气从之，精神内守，病安从来？""正气存内，邪不可干，邪之所凑，其气必虚。""阴平阳秘，精神乃治。"等为指导我们健康维护指明了方向。注重运用中医药知识养生保健是历史的必然和时代的需求！以中医药与健康为核心，以了解中医、享受中医、发展中医为重点，运用中医药知识维护健康，实现健康中国的目标，要从我做起，从现在做起，立足不得病、少得病、不得大病，成为每个人的自觉行动，实现健康人群数量、质量、结构与预期寿命的不断提高，共同建设我们富强民主文明和谐美丽的社会主义现代化强国！

（原载于凤凰网 2018 年 4 月 17 日）

图书在版编目（CIP）数据

心悟中医 / 曹洪欣著 . -- 北京：中国文史出版社，

2019.6

（政协委员文库）

ISBN 978-7-5205-1355-5

Ⅰ . ①心… Ⅱ . ①曹… Ⅲ . ①中医学—文集 Ⅳ .

① R2-53

中国版本图书馆 CIP 数据核字（2019）第 218200 号

责任编辑：胡福星

出版发行：中国文史出版社

社　　址：北京市海淀区西八里庄路 69 号　　　邮编：100142

电　　话：010—81136606　81136602　81136603（发行部）

传　　真：010—81136655

印　　装：北京地大彩印有限公司

经　　销：全国新华书店

开　　本：787mm×1092mm　1/16

印　　张：21.75　　　插页：2

字　　数：290 千字

版　　次：2019 年 10 月北京第 1 版

印　　次：2019 年 10 月第 1 次印刷

定　　价：68.00 元